国家级精品课程教材

安徽省普通高等学校“十一五”规划教材

医学社会科学研究方法

YIXUE SHEHUI KEXUE YANJIU FANGFA

主　编　叶冬青

副主编　苏　虹

编　者　（以姓氏笔画为序）

方雪晖　叶冬青　张　宁

李文先　李连红　苏　虹

周雨生　黄　芬

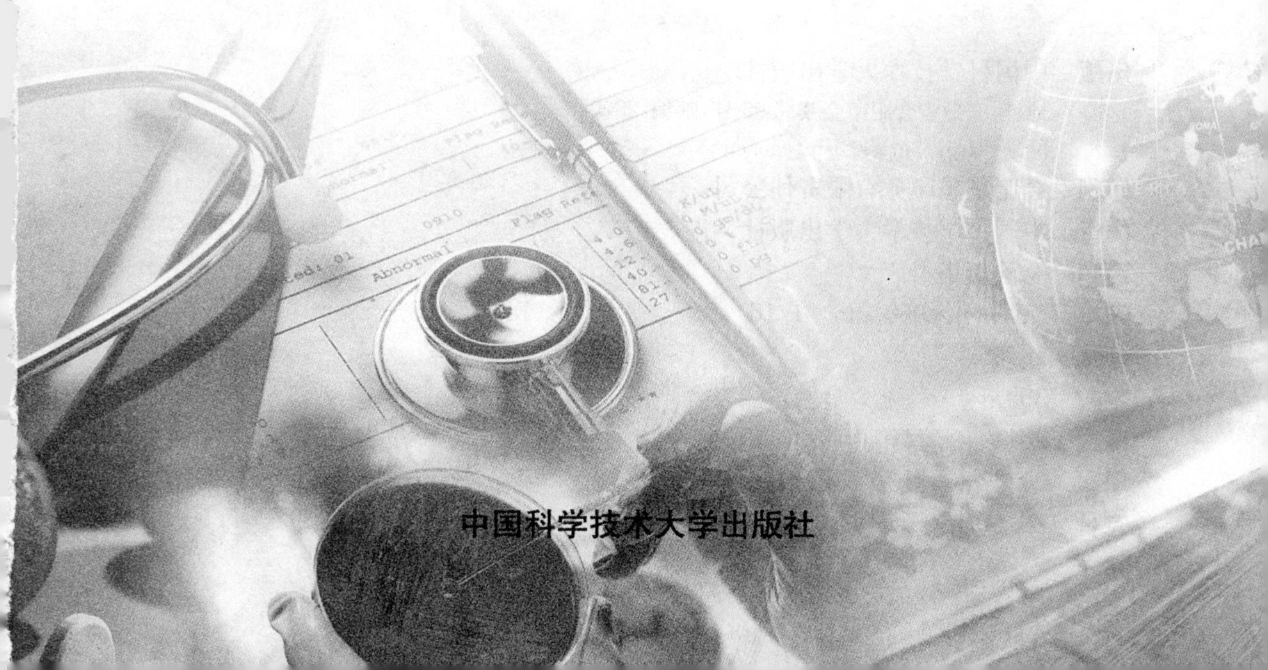

中国科学技术大学出版社

内 容 简 介

现代新的医学模式注重环境、社会、心理等因素对健康的综合影响，更加关注人的社会性。医学社会科学作为研究医疗卫生行业和人类社会关系的科学，在实际工作中不断面临新问题、新挑战，只有选择正确的研究方法，才能得到正确的结果。

本书把社会学研究引入医学研究的领域，把医学研究渗透到社会学研究之中，并贯穿了流行病学研究方法，理论结合实际，详细讲述了医学社会科学研究的理论与方法。

本书既可作为高等医学院校各专业本科生、研究生的教科书，也可作为医学专业人员从事相关医学社会科学领域研究的指导书，并可供一线的临床、公共卫生、卫生管理、预防保健人员等作为工具书来参考使用。

图书在版编目(CIP)数据

医学社会科学研究方法/叶冬青主编. —合肥：中国科学技术大学出版社，2011. 7
ISBN 978-7-312-02745-1

Ⅰ. 医…　Ⅱ. 叶…　Ⅲ. 医学：社会科学—研究方法—医学院校—教材　Ⅳ. R-05

中国版本图书馆 CIP 数据核字(2010)第 248535 号

出版　中国科学技术大学出版社
地址：安徽省合肥市金寨路 96 号，邮编：230026
网址：http://press. ustc. edu. cn
印刷　合肥华星印务有限责任公司
发行　中国科学技术大学出版社
经销　全国新华书店
开本　710 mm×960 mm　1/16
印张　18. 25
字数　358 千
版次　2011 年 7 月第 1 版
印次　2011 年 7 月第 1 次印刷
定价　29. 50 元

前　言

随着医学科学的发展和人类社会的进步，医学模式已从传统的生物医学模式转化为“社会—心理—生物”医学模式。新的医学模式不仅关注人的生物性，而且关注人的社会性，深入认识到了环境因素、社会因素、心理因素对健康的综合影响；不仅重视生物个体本身，而且重视影响个体和群体健康的社会、心理和精神状态。社会因素对于个体、群体乃至整个社会的健康发挥着极为重要的作用。社会因素一方面可能导致人类的疾病和失能的发生，如由不健康的生活方式带来的严重的健康问题；另一方面，通过倡导健康生活方式和避免高危行为，也可以促进疾病预防和维护人群健康。

医学社会科学是社会学的分支学科，是研究医疗卫生行业和人类社会关系的科学。广大医学社会科学研究者在实际工作中难免会遇到新问题，只有针对不同的研究选择不同的方法，才能充分提高研究效率，得出真实可靠的结论。根据教育部“十一五”规划教材要求，为推进安徽省高等教育高水平、高质量教材建设，确保高质量教材进课堂，进一步提高教育教学质量，我们按照安徽省“十一五”规划教材要求编写了本书，希望对读者朋友能够有所启发和帮助。

本书把社会学研究引入医学研究领域，把医学研究渗透到社会学研究之中，并贯穿了流行病学研究方法。全书共12章，第一章至第三章主要介绍了医学社会科学研究的概念、特点、发展简史、类型、方法以及一般研究步骤；第四章详细介绍了抽样的相关知识；第五章主要阐述了医学社会科学调查研究方法及常用流行病学方法；第六章主要讲述了医学社会科学实验研究方法；第七章针对医学社会科学文献研究方法展开讨论；第八章详细介绍了医学社会科学研究的常用技术；第九章对资料的整理与分析做了具体说明；第十章和第十一章分别阐述了医学社会研究的评估以及结果报告的撰写；第十二章举出3个案例，生动地体现了医学社会科学研究方法在实际工作中的应用。

由于水平有限和时间仓促，书中的不足之处在所难免，恳请同行专家和广大读者朋友不吝赐教。最后，感谢李迎春等老师的帮助和指导，感谢参与本书编写工作的研究生。

安徽医科大学
叶冬青
2010年7月

目　录

第一章　绪　论

本书的目的是介绍医学社会科学这门学科，阐述所有社会和群体的健康状况与各种社会因素之间的复杂关系，它是整个社会学领域的一个重要分支学科。作为一门学科，社会学关注的是人类行为的社会原因和社会后果，因而医学社会科学的研究内容是健康和疾病产生的社会原因及其影响（Cockerham & Ritchey, 1997）。医学社会科学运用社会学的观点、理论和方法来研究健康以及医学实践中的问题。其主要研究领域包括：健康和疾病的社会特征、卫生服务提供者和利用者的社会行为、卫生组织和机构的社会功能、卫生服务的社会模式以及卫生保健提供体系与其他体系的关系。

第一节　医学社会科学的发展史

医学社会科学最早出现在20世纪40年代的美国。1894年，查尔斯·麦金太尔（Charles Mc Intire）在论述关于社会因素对健康的重要影响的一篇文章中第一次使用了"医学社会学"这个名词。另外，较早的著作还有1902年美国的伊丽莎白·布莱克维尔（Elizabeth Blackwell）和1909年詹姆斯·沃巴斯（James Warbasse）发表的有关医学与社会之间关系的文章。但这些早期的文章均出自那些关注医学多于社会学的作者之手。直到1927年，伯纳德·斯特恩（Bernard Stern）才出版了《医学发展中的社会因素》一书，这是第一部从社会学的角度来探讨医学社会科学的著作。尽管20世纪30年代的一些著作，如1935年劳伦斯·赫德森（Lawrence Henderson）在文章中把医生和患者论述为一个社会系统，这对其后的帕森斯病人角色概念的形成产生了重要影响。但直至第二次世界大战以后，美国联邦政府拨出大量的经费用于社会医学研究时，医学社会科学才得以发展。

在美国国家精神卫生研究所的支持下，精神病学研究领域最早出现了社会学与医学的联合。1939年，罗伯特·法里斯（Robert Faris）和H·沃伦·邓汉姆（H. Warren Dunham）在芝加哥进行了一项有关城市精神卫生的早期研究，这为精神病学家与社会学家的合作奠定了基础。随后，在 1958 年出版的由奥古斯特·霍林斯海德（August Hollingshead）和弗里德里克·雷迪克（Frederick Redlich）合著的《社会阶层与精神疾患：一项社区研究》一书，是精神病学家与社会学家合作的重要尝试。这项在康涅狄格州纽黑文进行的里程碑式的研究为以后的研究提供了重要的证据，提示社会因素可能与精神障碍的类型以及人们接受精神保健的方式有关系。一般来说，社会和经济状况越差的人，其精神障碍的发生率也越高，而且精神分裂症这种最严重的精神疾病在社会和经济状况差的人群中发病率特别高。这项研究引起了国际上广泛关注，因为它是当时世界上有关精神障碍与社会阶层关系的一项最著名研究。这本书在 20 世纪 60 年代美国的一场辩论中起到关键性作用，该场辩论最终导致了美国社区精神卫生中心的建立。此外，此书对精神病学家和社会学家的其他合作研究项目，如利奥·斯罗尔（Leo Srole）及其同事们在曼哈顿市中心进行的研究（1962）也起到了一定的作用。

同时，美国联邦政府和私人组织的经济支持也促进了医生与社会学家合作，共同研究身体健康的社会医学问题。1949 年拉塞尔·塞奇（Russell Sage）基金会资助了一个项目，该项目的成果之一就是提高社会科学研究在医学实践中的应用，并出版了《医学中的社会科学》（Simmons & Wollff，1954）一书。随后，塞奇基金会又资助了其他的一些研究项目，其中包括爱德华·萨奇曼（Edward Suchman）出版的《社会学和公共卫生领域》（1963）。在大规模的资金资助下，美国医学社会学工作朝着应用和解决实际问题的方向发展，而不只是单纯地研究理论问题。

这种状况对医学社会科学的发展产生了重要影响。19 世纪晚期社会学创始人十分重视法律、政治、宗教、经济等社会制度，但却忽视了医学，认为医学并没有对社会的结构和本质产生任何影响。尽管埃米尔·涂尔干（Emile Durkheim，1951）在 1897 年分析了欧洲自杀率；卡尔·马克思和弗里德里希·恩格斯在 1845 年出版的论述中把英国工人阶级的不良健康状况同资本主义联系起来。但是涂尔干、马克思、马克斯·韦伯和其他著名的经典理论家并没有意识到医学在社会中所起的作用。直至二战后，医学社会科学的发展才真正开始，而到 20 世纪 60 年代才取得了一些突破性进展。所以，在社会学总的发展过程中，医学社会科学作为一门学科在社会学的演变过程中发展相对较晚，并且缺乏经典理论家对健康和疾病的论述。随后医学社会科学进入了一个知性时期，它与产生于 19 世纪末 20 世纪初的经典社会学思想完全不同，所以在医学社会科学发展过程中面临着与其他主要社会学分支学科很多不同的环境。

目前，政府和医学机构要求把医学社会科学的成果应用于医学实践和卫生政策的制定，这种要求的巨大压力对医学社会科学的快速发展产生了极大影响。卫生管理和政策决策者们对纯粹的社会学理论兴趣极少或根本不感兴趣，他们影响或控制着对医学社会科学研究资金的投入。然而,假如没有政府对应用性研究提供经济上的实质性资助,近年来美国和欧洲的医学社会科学就不太可能快速发展。医学社会科学在美国得到最大限度的发展就是一个很好的例子。20 世纪 40 年代末,国立卫生研究所的发展大大促进了医学社会科学的迅速发展。曾经参与过一些早期研究项目的霍林斯·海德(1973)提出:“国家精神卫生研究所的建立尤为重要,这个机构旨在鼓励和资助一些医学和社会学的合作项目。”马尔科姆·约翰逊(Malcolm Johnson,1975)曾经指出:“由于资金注入的推动,社会学家和医学专家改变了他们之间的关系,共同加入到了医学社会科学领域。”阿尔文·古尔德纳(Alvin Gouldner,1970)在讨论社会科学是财政状况好的政府帮助解决二战后西方工业化社会及其福利国家的问题所做出的贡献时,采用的典范就是医学社会科学。

然而,1951 年发生的一个重要事件使美国的医学社会科学开始重新定向为朝着理论的方向发展。这就是塔尔科特·帕森斯的一本名为《社会系统》的书的出版。这本书描述了一个比较复杂的社会结构功能模型。在这个模型中,社会系统与其相对应的个性和文化系统相联系。这本书中包含着帕森斯的病人角色概念。与以前大多数社会理论家不同的是,帕森斯用他的社会观分析了医学的功能,他描述了一个西方社会的人是如何对患病做出反应的理想情景。帕森斯“病人角色”概念的价值在于:它将一系列适用于患病状态的期望状况模式化,对有关的标准和价值观进行了定义,它既适用于患者本人,同时也适用于与患者互动的人。帕森斯指出,医生被社会赋予了社会控制功能,也就是控制偏离功能,对于病人这个角色而言,患病是一种与社会的偏离。人们不希望处于偏离状态的本性激励着人们去追求健康。

帕森斯的病人角色理论,是将其本人的观点同社会学两位重要的经典理论家即法国的埃米尔·涂尔干与德国的马克斯·韦伯的观点联系起来。帕森斯是第一个在经典社会学理论的范畴中论证医学在宏观社会系统中行使控制功能的人。有些人认为,帕森斯的病人角色理论是迄今为止对医学社会科学最重大的理论贡献(Fox,1989;Wolinsky,1988)。此外,帕森斯的理论被确立为医学社会科学中第一个主要理论。这引起了社会学家,尤其是大学中的社会学家对这个新兴分支学科的关注。帕森斯的病人角色概念不但“从独特的社会学视角对疾病进行了深入且恰如其分的分析”(Freidson,1970),而且人们普遍认为,20 世纪 50 年代,帕森斯及其学生就已经给未来所有的社会学打上了帕森斯社会模型的烙印。但同时,帕森斯的观点,包括他的病人角色理论也受到了严厉的批评。批评者认为,帕森斯不过是提供了一种研究医学社会科学的理论思路,同时是引导美国医学社会科学在早期发展阶段所必需的一种理性认识罢了。

在美国，大学是支持社会学研究的场所，因为在大学里建立学科比世界其他任何地方都更稳固。如果没有学院派的研究，没有罗伯特·默顿(Robert Merton)、霍华德·贝克尔(Howard Becker)以及欧文·戈夫曼(Erving Goffman)这些著名的主流学院派社会学家的积极参与，不论是在大学还是在应用领域，医学社会科学都会缺乏现在拥有的资格和学术地位。虽然帕森斯的社会观可能不是解释患病最合适的概念，但是帕森斯却使医学社会科学获得了学术上的尊重。

罗伯特·施特劳斯(Robert Straus, 1957)较好地概括了医学社会科学在早期发展过程中的方向。他认为，医学社会科学已经分裂成为两个领域：医学中的社会学(sociology in medicine)和医学的社会学(sociology of medicine)。这两个领域彼此独立而又相互联系。

医学中的社会学是从医学的角度，研究与某种特定健康障碍有关的社会因素，试图直接应用于病人的医疗或直接解决公共卫生问题。医学中社会学家的部分工作是分析病因或引起健康问题的原因；分析与健康有关的社会态度差异以及分析与某个健康问题的发病率和患病率相关的社会变量，包括年龄、性别、种族、社会经济地位、受教育程度和职业等。这些工作有助于卫生工作者了解并解决人们的健康问题。因此，医学中社会学的特征是对主要由医学问题而不是某个社会学问题引发的应用研究及分析。医学中的社会学工作者们通常在临床医学院、护理学院、公共卫生学院、教学医院、公共卫生部门和其他卫生组织等医疗卫生部门就职。他们还可以在政府部门工作，例如，在美国健康和人类服务部或疾病控制预防中心担任统计学家、卫生计划制定者、管理人员或顾问。

相对而言，医学的社会学有着不同的侧重点。它的研究对象包括组织、行为准则、角色关系、价值观以及作为一种人类行为的医学实践的信念。它的重点是研究医疗场所中出现的社会过程以及这些社会过程在狭义上如何帮助我们理解医学社会科学，在广义上如何有助于我们更好地理解社会生活。医学社会科学与其他领域中的社会学有着同样的目标，即：从社会学角度对医疗环境进行研究与分析。

尽管医学社会科学的工作内容已被划分为医学中的社会学和医学的社会学，但这种划分仍然产生了分歧。由于附属于大学社会学系的医学社会学家们在产生成果方面处于权威地位，这使得社会学家们认为它是一门好的社会学。但与在非医疗机构工作的社会学家相比，在医疗机构中工作的社会学家则拥有更多的参与医学实践和研究的机会，由此产生了两种医学社会科学的工作哪个更重要的分歧。尽管分歧仍在持续，但已经出现了以下两种解决分歧的趋势。

首先，医学社会科学研究领域向卫生工作者与政策制定者有关的研究领域转化。这种转化在很大程度上是政府机构和私人组织的意愿，即他们只愿意资助那些关于解决卫生问题或改善卫生环境有关的研究。假如不考虑医学社会学家的工作单位是医疗机构还是大学，那么当今在此领域进行的大部分研究课题都具有实用性。其次，医学社会科学和普通的社会学出现了融合的趋势。所有的社会学家均受到同样的理论训练，他们在科研中都采用同样的方法和策略（Mechanic，1989）。社会学中常用的理论原则也正被更多地反映在医学社会科学的工作中（Cockerham，Abel & Iüschen，1993；Cockerham，Rütten & ABEL，1997），尽管医学社会学家在研究卫生问题时也需要社会医学以外的社会知识（Pescosolido & Kronenfeld，1995）。例如：美国的医疗改革研究就需要参阅更大范围内的社会学文献，包括社会变迁、政治过程、权力、社会机构与社会经济因素之间的联系（Navarro，1994；Skocpol，1995；Starr，1982，1994）；开展紧张的研究时就需要熟练掌握职业结构（Fenwick & Tausig，1994）。因此，伯尼斯·佩斯克索里多和珍妮·克罗内费尔德（Bernice Pescosolido & Jeanne Kronenfeld，1995）指出，医学社会学家"需要了解社会变迁和社会机构的一般本质，以便认识、描述和分析其对健康、疾病和康复过程的影响"。因此，医学社会学能否在未来取得成功，很大程度上取决于能否将其研究发现和观点应用到实际工作中，同时也取决于其是否能对一般社会学有所贡献。

尽管由施特劳斯（1957）描述的关于医学社会科学的界限在美国正在被淡化，但是在其他国家这种划分也从未得到真正的发展。与其他欧洲国家相比，虽然医学社会科学在英国、荷兰和德国发展的好些，但也只是局限于医学院校（Claus，1982）。在日本，尽管医学社会科学家也在医疗机构和社会学系工作，但是这其中大部分还是医学院的教师。与之前不同的是，在世界范围内医学社会科学已经进入了这样一个发展阶段：即允许其从一个独立的社会学视角来审视医学问题。当代医学社会科学家并不太在意自己的工作到底是属于医学的社会学还是医学中的社会学，而是更多地关注医学社会科学在多大程度上促进我们对社会因素与健康之间复杂关系的理解。

目前在美国和西欧所有从事社会学研究的人当中，医学社会学家群体是最大的，而且是最具活力的一个群体。在美国，医学社会学家是社会学协会中第二大组成部分；而在英国和德国，医学社会科学则是社会学协会的第一大组成部分。美国每十个社会学家中就有一个是医学社会学家；而德国医学社会学协会（专门为在医学社会学领域的工作人员设立的组织）的成员比德国整个社会学协会的成员还要多。在欧洲，27 个国家有医学社会学家（Claus，1982），这个群体是 1983 年成立欧洲健康与医学社会科学协会的基础。早在 1974 年，日本就成立了健康与医学社会科学协会（Sonoda，1988）。就像雷内·福克斯（Renee Fox，1985）陈述的那样，当健康、疾病和医疗问题已成为社会普遍问题并引起媒体广泛忧虑时，不仅是医学社会学家的数目会不断增加，而且与医学社会科学有关的研究领域也会明显扩展。

医学社会科学研究是一项复杂的认识和研究活动过程。在这种研究中，研究者会面临一系列问题，例如，如何确定具体的研究问题，应采用何种研究方法来解决特定问题，如何收集和分析研究资料等。因此，为了解决这些问题，研究者就需要对医学社会科学的研究方法有具体的了解和熟悉。

医学社会科学研究方法根据具体方式可分为四种类型：调查研究、实验研究、实地研究和文献研究。其中每一种方法不仅具备某些基本的元素和特定的语言，而且可以独立地完成一项具体社会研究的全过程。例如，调查研究的基本要素包括抽样、问卷、统计分析、相关关系等；实验研究的构成要素包括操纵与控制、实验组、对照组、前测、后测、实验干预、因果关系等；实地研究包括参与观察、研究者的角色、投入理解和扎根理论等；而文献研究则包括内容分析编码与解码、二次分析、现有统计分析等。从总体看，这四种研究方法反映了两种方法论倾向：以实验研究、调查研究和文献研究为代表的定量研究方式，比较集中地体现了实证主义方法论的倾向；而以实地研究为代表的定性研究方式，则集中体现了人文主义方法论的倾向。与此类似，基于不同的研究目的采用不同的研究方法：当需要描述一个大的总体的状况以及探讨不同变量之间的相关关系时，经常采用调查研究；当探索和证明两个变量之间的因果关系时采用实验研究；实地研究则更多地是在深入理解社会现实以及在提炼和构建理论方面发挥作用；而文献研究常常被用于帮助研究者去探讨那些既不会引起研究对象的任何反应，又是其他方式在时间和空间上无法达到的社会现象和问题。

第二节　医学社会科学的概念、研究对象及内容

一、定义

“医学社会科学”是社会学的分支学科，是一门研究医疗卫生职业和人类社会关系的科学。医学社会科学一词最早在1894年由美国医学家麦金太尔提出。他认为医学社会科学是以医生作为特定的社会人群来研究的科学，是从总体上研究医疗卫生职业和人类社会关系的科学。主要研究与医药卫生事业直接有关的“特定人群”（包括病人或接受健康检查及咨询者、医生、药师、护士、医技人员、疾病预防控制、环保、妇幼保健工作者、医学管理、科研、教学及后勤人员等）和“特定机构”（包括医院、药厂、药店、疾病预防控制、妇幼保健、卫生行政、科研、教学等单位）内部相互之间以及其他社会机构（如政府、社团等）、成员之间的关系以及他们同一些

其他社会现象之间相互关系的一门学科。

医学社会科学之所以非常重要，是因为社会因素对于个体、群体乃至整个社会的健康发挥着极为重要的作用。社会因素一方面可能导致人类疾病和失能的发生，但是，另一方面也可以促进疾病预防和维护人群健康。当前，对人类健康和躯体的最大威胁主要源于不健康的生活方式和高危行为，不健康的生活和行为方式已经给现代人带来了诸如心脏病、肥胖、肿瘤、艾滋病等严重的健康问题。另一方面，通过倡导健康生活方式和避免高危行为，也可以使人们生活得更健康。

当为了攻克健康危险因素、提供医疗保健而利用社会资源时，社会因素同样非常重要。个体和社会对健康问题的态度与其文化背景、社会规范和价值观相一致。唐纳德·莱特（Donald Light）认为"医疗保健和卫生服务是政治哲学的体现"（Light & Schuller，1986），因此，社会和政治价值观影响着卫生政策的制定、卫生机构的建设以及卫生资金的投入水平。包括美国在内，世界各国都有自己卫生保健提供的特定方式。事实上，健康不仅仅是纯生物学的问题，社会、文化、政治和经济等因素对其都会产生影响。

二、研究对象及内容

（一）医学社会科学研究对象与内容的历史演变

从学科性质看，医学社会科学与卫生社会学、健康社会学等基本上是同义词。某一学科研究对象与内容的变化，既反映了人类认识的变化，同时也是学科发展的重要标志。当然，由于各国的文化背景、社会制度、文化素养和健康水平的差异，人们在医疗卫生保健中面临的社会问题也是多种多样的，其中有相似的问题，也有不同的问题，这就导致了不同国家、不同地区医学社会科学研究的对象与内容会有差异。

美国医学家麦金太尔认为，医学社会科学是把医生本身作为特定人群加以研究的学科。这一定义强调了对医师职业整体的研究，而忽略了对医学与社会变革中其他问题的研究。

法国社会学家托伊德尔认为，特别需要把社会学和医学结合起来进行研究的领域有：疾病的社会文化因素、医学职业和医学人口学、医疗服务和卫生保健政策。他既强调了对医学中社会现象进行宏观研究，又注意到对医学中社会问题进行微观研究，从而为深刻理解健康与疾病的社会属性奠定了基础。

德国著名社会学家温特认为，医学社会科学的研究对象是群体生活方式对医学中社会问题的微观研究。他这一观点虽然强调了对实际问题解决的必要性，但却忽略了对医学中社会现象的宏观分析。

美国行为学家帕迪谢尔认为，医学社会科学是行为科学的一个分支，是一种多学科研究。医学社会科学和行为科学应该是一门基础性的科学，并且是对医学的所有领域都有意义的基础科学。虽然这种观点有失偏颇，但与健康保健有关的行为问题的确也是医学社会科学所要研究的重要内容。

美国学者 F·D·沃林斯基认为医学社会科学最常见的 12 个研究领域是：社会流行病学对健康和疾病的社会文化反应；医生与患者的关系；医疗机构的组织结构；医院的社会学；社会对社会保健的利用；卫生行业社会学；医学教育的社会学；美国社会的医学化；社会精神病学；紧张和应对行为的社会学；社会政策和卫生保健。

我国有学者认为，医学社会科学的研究对象分为两个部分：关于医学发展的社会规律的研究和关于医学中社会问题的研究。前者侧重于对医学发展的社会规律进行客观分析，是从医学外部进行的研究，是一般社会学理论在卫生保健系统中的应用，也是运用社会学的一般原理，把社会卫生系统作为整个社会系统的一个子系统加以研究，是运用社会学观点对医学本身存在的社会问题进行研究。医学社会科学的研究内容包括：卫生人才的社会流动研究；医学发展的社会动因研究；关于医疗保健行为社会控制的研究；关于医疗实践中人际关系的研究；医学的社会化问题研究；社区保健组织与制度的研究；健康与疾病的社会学研究以及各种角色、行为的研究等。

综观医学社会科学的演变历史，可以发现，其研究对象与研究内容是逐步由微观转向宏观，然后又进入到更为广泛的、微观与宏观相结合的领域，对社会和政府的卫生改革和卫生决策的影响也越来越大。美国等一部分国家的医学社会科学研究领域包括社会医学的内容。在我国，医学社会科学已从预防医学中分化出来，作为一个独立的学科存在，它主要研究社会卫生状况及其变动规律以及改善社会卫生状况、提高人群健康水平的社会卫生对策、影响健康的社会文化因素和维护、增进健康、预防、治疗疾病的社会措施和实践。了解这些特点，对结合我国国情，深入开展医学社会科学研究，逐步完善学科体系，解决医学发展中的社会文化问题，广泛进行国际学术交流都有着积极意义。

（二）医学社会科学研究的主要对象、内容

从医学社会科学发展史来看，可以认为医学社会科学就是运用社会学的观点、理论、方法来研究医学系统和社会大系统之间的关系以及医疗系统内部各种关系、行为、角色的一门交叉学科。

1. 医学社会科学的主要研究对象和研究内容是“关系、行为、角色”

医学社会科学的研究主要是围绕与人类卫生保健有关的“各种社会关系、行

为、角色"展开的。

(1) 社会学应用学科最主要的特征是把各种社会关系作为研究对象 医学社会科学研究的各种社会关系包括:① 社会大系统与卫生保健子系统的相互关系。在这一互动的关系中,医学的发展、人类的健康水平的提高与社会政治经济文化等多种社会因素有着密切的关系。其中,社会制度、社会观念、社会文化、医疗保健体制的变革会对医疗资源的公平分配、疾病谱的改变以及人类健康水平的提高产生重要影响。同时,医学的发展、新的医学技术的发明与应用也会给现代文明和社会伦理、法规带来新的挑战和课题。② 卫生保健系统内部的各种相互关系。随着市场经济的发展和我国社会医疗保险制度的改革,卫生保健系统内部增加了更多的竞争性。医患关系、医疗行政部门与业务部门的关系以及卫生保健机构之间的关系将成为研究的重点。

(2) 开展对医疗活动中各种角色的研究 卫生保健作为人类发展的重要社会文化现象,涉及医疗卫生人员、病人和病人家属以及所有健康人等众多社会角色。医学社会科学不仅要研究现有医疗卫生人员角色的社会定位、社会化等问题,也要研究如何培养适合于不同社会层次的新型医疗卫生人才,还要研究职业角色的内涵、社会义务和责任等。与传统的医学社会学不同,病人角色将成为医学社会学研究的重要内容。同时,医学社会科学还把关注的视角投向健康人,这也是20世纪末医疗卫生服务的重要转变。医疗活动的场所由传统的以医院为中心逐步转向以社区为中心;医疗的主题由原来的以医务人员为中心转向以病人为中心,乃至以健康人为中心;医疗的任务由传统的以治疗为中心,逐步转向以预防保健为中心。

(3) 卫生保健服务活动中的各种行为是医学社会科学研究的重要方向 医学社会科学不仅研究卫生保健人员非技术行为对人们康复和保健带来的各种影响,而且研究制定何种职业规范和利用什么样的社会监督机制来调节和监控卫生保健人员的职业行为,从而能更为合理地满足社会要求。病人就诊、治疗期间的行为极为复杂,这种行为不仅是对患病状况的一种反映,也是对病人个体心理素质、文化素质的反映,而且还是社会卫生保健观念、生死观在个体心理活动中的折射。研究这些现象对于更准确地理解和把握病人的社会本质有着重要的意义。健康人的保健行为也将成为医学社会科学研究的重要内容。在21世纪,人类已经越来越清醒地认识到:健康是人类最重要的财富,也是人类最理想的生命状态。保护健康、促进健康已经成为21世纪人类最关注的研究课题。

2. 动态与静态是医学社会科学研究的不同状态

卫生保健事业如同其他事物一样,是在不断变化发展的。为了解事物的性质,我们需要从某一个时间段或某一时间点对卫生保健与社会的相互关系以及卫生保健系统内部的相互关系进行定性或定量研究。分析其基本保健需求;某一社会体制下的医疗保险模式分析；中西不同文化背景下的健康观比较；某一社区人群的健康状况调查；医患关系现状分析等大都属于医学社会科学的静态研究。

由于事物本身的矛盾运动，变化和发展是绝对的。为了解和分析这种变化发展的内部动因和外部影响等因素，探究事物变化发展的规律和趋势，医学社会科学就必须开展各种动态研究。这种研究的特点是要了解事物变化发展的整个过程及其影响因素，如对医生职业的社会化研究；不同文化背景下，中西医发展的比较研究；健康观的历史演变；医学模式转变的过去、现在和未来；中国卫生保健制度的变革及展望等都属于医学社会科学的动态研究。

在医学社会科学研究中，动态与静态的相互结合将有助于我们更准确地把握研究客体的本质特征，进而寻求更有效的工作对策。

3. 宏观与微观是医学社会科学研究的不同层面

传统医学社会科学的研究更关注微观层面的内容，这可能与研究者自身的专业知识结构有关，这种影响至今仍然存在。

日本医学社会学家认为医学社会科学的研究内容包括：医患关系；医疗保健制度的各种问题；医疗保健领域的扩大与社会化的关系；医疗技术的高度发展与医疗分工；各种疾病机制的变化与社会因素的增长。

美国医学社会学家麦肯尼克(O. Mckanic)在他的《医学社会学》一书中，列出了15个主要的研究课题：对疾病的文化和社会反应；疾病的分布和病因学；医疗的社会——文化侧面；社会流行病学；死亡率；社会卫生组织；医疗的社会学；治疗职业的社会学；医学教育的社会学；社会变动与医疗保健的关系；紧张状态与疾病的关系；公共卫生；社会精神学和保健改革学。

从医学社会科学的发展趋势看，宏观层面的问题也逐渐被人们所关注。为此，医学社会科学将认真探讨卫生保健系统与社会大系统的相互关系，这里涉及的问题有：政治、经济、文化等因素对人类健康和医疗卫生保健事业的影响；医疗技术的发展与文化冲突；不同社会文化背景下的疾病观与健康观；社会卫生保健体制与卫生保健服务的公平性；不同社会体制下的卫生保健模式等。

当然，医学社会科学仍然重视微观层面的研究。这些内容包括：医疗技术的应用问题；我国的医疗保健体制改革和医疗保健体制的具体形式；股份制医疗结构和农村的合作医疗制度；医患交往技巧；实现病人权利的社会基础等。

从实践的角度看，宏观研究与微观研究的相互结合将有助于医学社会科学的进步。当然，更为重要的是，这种结合不仅有助于解决医疗实践中的具体问题，而且不同层次的研究本身对卫生保健制度的改革与发展也将起到积极的推动作用。

第三节 医学社会科学的特点

可以认为医学社会科学就是运用社会学的理论、方法，研究医学系统和社会大系统之间的关系以及医疗系统内部各种关系和角色的一门交叉学科，因此，医学社会科学具有以下特点：

一、整体的特点

医学中各种社会观点不是孤立存在的，而是互为因果、互为条件，存在着多种复杂、内在的联系。因此，在医学社会科学研究中，我们应当通过调查、分析等手段，努力做到对研究对象与研究内容有一个全面了解，避免片面或以偏概全，更不能简单地照搬照抄。在对医学模式的研究中，应充分考虑国情，分析和研究不同社会文化背景下，不同经济水平、文化素质、医疗体制对医学模式带来的影响。在对医生职业角色的研究中，既要有横向的比较，也要有纵向的对比，要在社会分工合作的整体中全面衡量医生职业的特点和社会职位。只有这样，我们才能得出科学的研究结论。

二、系统的特点

在研究中，我们应认识到，社会大系统包含政治、经济、文化、医疗卫生等诸多子系统。这些子系统之间相互联系、相互影响，而且在这些子系统中各要素之间也是相互联系的。建立这种观点就是要避免孤立地看待某一事物或社会现象。如在进行中西医发展的比较研究时，在剖析医务人员收受“红包”的现象时，在探讨新医疗技术给社会带来的影响时，尤其要注意这些现象与其他社会要素之间的相互联系，并通过这些关联去把握现象背后的本质。

三、发展的特点

任何事物都在不断变化发展，人的生命现象也是如此，卫生事业更是如此。因此，在社会医学研究中不能只用静止的、定性的研究方法分析研究卫生中的社会现象，还要用动态的、发展的观点去研究事物变化发展的规律，如对疾病谱变化规律的研究；对卫生政策的历史回顾；对特定社会卫生健康状况的动态分析；对医学模式的纵向比较研究都有助于我们更好地认识与人类有关的医学社会科学现象与规律，从而对未来的卫生工作进行更好的规划。

四、辩证的特点

认识的发展过程是由感性上升到理性，再由理性认识回到实际，人们的认识与实践就是在这样一个循环往复的过程中，由不完善逐步到完善，由低层次走向高层次。这就提示我们，无论是对卫生实践中存在的问题，还是对我们研究中出现的不足，应当辩证地、一分为二地看待出现的各种问题，并逐步加以解决。

五、理论与实践相结合的特点

科学研究的目的是为了更好地指导实践，医学社会科学的研究也是如此。只有结合医学和医疗卫生事业发展中的各种实际问题开展深入研究，并把研究的理论和成果用于指导实践，不断改进卫生工作，满足社会的卫生需求，提高人民群众的健康水平，医学社会科学才有其发展的生命力和现实价值。

总而言之，认识和了解医学社会科学的研究对象、内容，掌握其基本观点，对于理论联系实际，加强学科建设，开展医学与社会互动关系的研究以及推动当前的医疗卫生事业改革，有着重要意义。

第四节　医学社会科学产生的必然性

随着社会的发展和医学的进步，社会学与医学之间的关系已达到了“你中有我”、“我中有你”的程度。其突出表现就是由两者相互渗透而产生的“社会医学”和“医学社会科学”这两门既有紧密联系又有明确区别的新兴边缘学科。社会医学是医学的一个分支学科，属于医学的范畴；医学社会科学是社会学的一个分支学科，属于社会科学范畴。它们的关系可用图 1.1 表示。

“医学社会学”这一名词是美国医学家麦金太尔于 1894 年在论述社会因素对健康的重要作用的文章中首次使用。1927 年，伯纳德·斯特恩出版了第一部从社会学角度探讨医学社会学的著作《医学发展中的社会因素》。但直至第二次世界大战以后，医学社会科学才得以迅速发展和迅速普及到世界各地。此时，医学社会科学才真正作为一门学科产生。

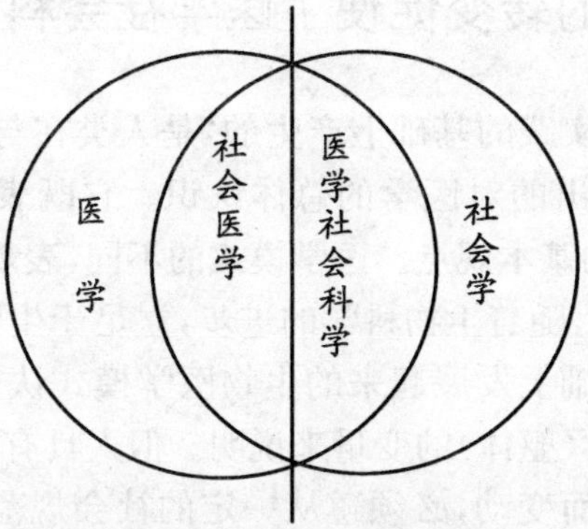

图 1.1　社会学与医学之间的关系

社会是由人和人群构成，而人是自然的生物人与社会的经济人的统一体。所有的人和群体以及社会的健康状况，与各种社会因素之间存在着客观而又复杂的相关关系，正是对于这一问题重要性的认识，才使得医学社会科学的发展成为整个社会学领域中的一个重要分支学科。

一、医学的社会性

许多人都把医学看成是自然科学。其实，医学不全是自然科学，医学也带有社会科学的性质，具有社会性特点。表现在：医学的对象是人，是人的生老病死，而在这一过程中却包含了许多社会性的内容。医学的目标是社会的，即要保持社会的正常运转。在这一运转过程中，医学的主要目标就是要保持社会中的个体与社会环境之间的适当调适，使个体成为对社会有用的社会成员，以促进社会的协调与发展。如果社会中的个体发生疾患，出现了偏离行为时，医学就要担负起重新调适个体的责任。也就是说，在与疾病的斗争中，医生每天应用自然科学的方法是为了实现一个社会的目标。有著名德国病理学家就提出："医学科学就其内在的固有本性来说，乃是一门社会科学，只要这一点还没有在实践中被认识到，我们就不能充分地享有它的益处，就会是虚假的空壳。"1848 年他提出了著名的公式化思想："医学是一门社会科学，政治只不过是在大尺度上的医学。"正是在这一思想指导下"人们的健康是社会要直接负责的义务；社会和经济条件对于人们的健康和疾病有着重要的影响，并且常常是决定性的影响；为了促进人们的健康所要采取的措施必须既是社会的又是医疗的，或者说社会措施和医疗措施同样重要。"这一观点就成为以后所产生的医学社会科学的重要理论基础。

二、医学模式的转变促使了医学社会科学的产生

医学模式是在医学实践的基础上产生的，是人类在与疾病抗争和认识自身生命过程的无数实践中得出的对医学的总体认识。它既表现了医学的总体结构特征，又是指导医学实践的基本观点。医学模式的不同，表现在对健康和疾病的看法上的差别。19 世纪以来，随着生物科学的进步，立足于生物科学，尤其是在分子生物学和细胞生物学的基础上发展起来的生物医学模式认为，疾病完全可以用偏离正常的、可测量的生物学（躯体）的变量来说明。但人具有社会性，人的生物性活动首先要随着社会的变动而变动，必须遵从一定的社会规范。人的终生都在进行着适应社会的努力，人们在社会适应过程中遇到的种种问题都会反映到心理和身体的变化之中。因此，人类的健康问题绝不仅仅是生理活动所能够完全解释的。20 世纪，随着现代工业化水平的提高，人类的疾病谱和死因谱发生了重大变化，与心理性、社会性因素有关的现代疾病的病因日趋复杂，发病机理难以确定，过分专科化的医生无法确切诊断某些慢性非传染性疾病的病因。在治疗和预防方面逐渐显现出医学的无能为力，使得那种认为必须彻底明确生物学病因才能进行有效预防的生物医学模式思想，逐渐地被控制疾病危险因素才能进行有效预防的生物—心理—社会医学模式思想所取代。正是由于医学模式的转变，才使医学社会科学具备了产生与发展的理论基础和现实需要。

三、健康的新概念开阔了医学视野

健康的新概念：把医学和社会学紧密地联系在一起。过去，人们把是否健康与有无疾病等同起来，认为健康等于无疾病，无疾病等于健康，把医学的目标仅仅限定于消除躯体上的疾病。世界卫生组织在其创立之初的宪章中明确指出："健康是不仅身体无疾病或无体弱，而是身体、心理健康和社会适应同时处于完好状态。"在这一新的健康定义中，显示出了积极的健康观，包括了 3 个层次的健康内涵：一是躯体健康，是指躯体的结构完好和功能正常；二是心理健康，又称精神健康，是指人的心理处于完好状态，包括正确认识自我、正确认识环境和及时适应环境；三是社会适应能力，它包括 3 个方面：即每个人的能力应在社会系统内得到充分的发挥；作为健康的个体应有效地扮演与其身份相适应的角色；每个人的行为与社会规范相一致。也就是说，健康的完好状态不仅仅是没有疾病或残疾，社会因素、宗教信仰、经济发展、个体特征和医学水平等因素都会影响健康，健康不等于没有疾病，没有疾病只是健康的一个部分或者还不能算作健康。由此，健康的新概念就开阔了

医学的视野，把医学和社会学紧密地联系在一起。鉴于以上原因，作为“通过研究人们的社会行动以揭示社会结构和过程的规律性科学”的社会学，就能在人和人群的社会行动中，寻求所有社会依从和社会偏离行为的社会原因和社会后果，为医学实现人们的健康目标，发现社会因素；为医学这一特定的场景所出现的社会活动和社会过程提供理论和方法。由此，医学社会科学便应运而生了。

（叶冬青）

第二章　医学社会科学研究的类型与方法

医学社会科学研究是一项复杂的研究过程。在此过程中，研究者将面临一系列问题，并要进行抉择。比如，具体的研究问题该如何确定？为了寻找特定问题的答案，应采用什么样的研究方法？怎样对所收集的资料进行分析和解释？如何将研究结果清晰明了地陈述。研究设计则是确定问题的解决途径、策略、手段和方案。

第一节　研 究 类 型

医学社会科学研究是一种有着不同层次和方面的综合性研究体系，这一体系包括众多的内容，它的各个部分之间有着紧密的内在联系。只有根据不同的研究类型，才能有效地选择研究方法或研究途径。因此，研究设计应当首先从各种角度确定研究类型，并制定相应的策略。从设计的角度看，主要可以从研究目的、研究的时间性、研究对象的范围这几个方面来划分和确定研究类型。

一、探索性研究

探索性研究(exploratory research)是一种对所研究的现象或问题进行初步了解，以获得初步印象和感性认识，同时为后面进行更周密、更深入的研究提供基础和方向的研究类型。探索性研究一般常用在两种情况下：一是当研究者准备研究的问题或现象本身比较特殊，且很少有人进行研究；二是研究者本人对所要研究的内容或现象不太熟悉，了解很少。比如，对现今社会中的吸毒、同性恋等问题所进行的探索性研究就属于第一种情况。因为，在我国主流人群中此类问题并不是很普遍。又如，在进行农民工生命质量研究中，虽然有不少学者对此进行了研究，但对于一个从未涉及生命质量研究的研究者来说，这就属于第二种情况，他可能也需要进行一项探索性研究。

探索性研究在方法上要求相对比较简单，它通常采用参与观察和无结构式访问等方法收集资料，研究对象的规模比较小，所获得的研究结果，并不用来推论研究对象所来自的总体，也不能检验某种理论假设。该方法主要给人们提供一个大致的轮廓或印象，“探测”某类现象或问题的基本范围，“提示”深入研究这一现象或问题的可能途径，“尝试”可用于这一现象或问题研究的合适的方法与工具。

探索性研究可以为更深入、更系统、更周密的研究提供指导依据和线索。探索性研究可以形成关于研究现象或问题的初始假设；可以用于发展和尝试更为深入研究的方法；可以探索更为系统、更为周密的研究。正是在这些意义上，探索性研究常常成为一种先导性的研究——这种研究的成果往往为后继的研究开辟道路、指示方向和提供途径。需要注意的是探索性研究得到的各种结论和结果，都只是关于某种现象或问题的“初步印象”，对研究的现象或问题它难以提供比较系统、肯定和满意的答案。

二、描述性研究

医学社会科学研究的主要目的之一是对医学社会现象的状况、过程和特征进行客观、准确的描述，即描述社会现象是什么，它是如何发展的，它的特点和性质是什么。描述性研究（descriptive research）所关注的焦点通常不在于为什么存在这样的分布，而在于回答这种分布是怎样的。描述性研究同探索性研究一样都没有明确的假说，主要是收集资料、发现情况、提供信息，特别是从杂乱的现象中揭示某种现象的状况、规律和特点。例如，“中国农民工的生命质量研究”详细地描述了中国农民工的客观生活状况、健康状况、主观生活满意度以及具有哪些特点等。描述性研究尽管没有明确的假说，但在进入观察阶段之前必须有一些初步的设想，以避免观察的盲目性。这些设想主要包括以下几个方面：

1．研究的时间性

是了解社会现象的当前状态，还是了解它的历史状况或发展过程？例如，在“中国农民工的生命质量研究”中，了解在我国经济发展和改革开放不断深入、当前大量农村居民涌入城市工作和生活的社会情况下，农民工的生命质量如何？

2．研究的空间范围

是了解几个地区或城市还是了解整个国家的状况？是对现象整体进行描述还是把整体划分为不同部分然后分别进行描述和比较？

3．研究主题和内容

虽然研究课题已经提出所要研究的问题，但应具体化，以确定本次研究究竟是要描述什么。例如，研究题目是“中国农民工的生命质量研究”，在该题目下有各种主题和具体内容，如农民工的客观生活状况、健康状况、主观生活满意度、社会支持等。一项研究可描述其中一个主题,也可以选择多个主题。

4. 研究层次和角度

研究者可以在经验层次上描述具体现象,也可以在抽象层次上说明这些现象的普遍意义。例如,可具体到农民工的经济收入和家庭背景,也可以描述整个社会在农民工问题上的观点变化和农民工同城市居民的社会关系等。研究层次可以是宏观的也可以为微观的,前者可以是描述目前农民工生命质量存在的一般状况和特点,后者可以描述导致农民工生命质量低下的具体原因。

5. 具体化和操作化

在确定了研究主题后,要对所使用的概念作出具体定义。例如,"中国农民工的生命质量研究"中农民工的定义,是指没有城市户口,而在城市就业和工作的,具有农村户籍的农村进城务工、经商人员。

6. 研究对象的选取

是对研究范围内的所有人都进行调查,还是只选取其中一部分人或某几个典型人物做调查?如果是抽样,那么还要确定抽样的方法和程序。

当然在设计阶段,这些设想并不一定很明确、完善。描述性研究的特点在于不受假设的束缚,它可以在实际研究中进一步完善这些假设或改变原有的设想。事先设计严谨,研究者可以少走弯路,研究成功可能性较大。

描述性研究在方法上与探索性研究有较大的差别,这种差别表现在描述性研究所具有的系统性、结构性和全面性上。描述性研究通常需要采取严格的随机抽样方法来选择研究对象,研究对象的样本量比探索性研究的样本量要大很多。描述性研究中资料的收集主要以封闭式问题为主,问卷调查所获得资料需经统计学分析,得出数量形式的研究结果,然后推论到样本所来自的总体。

描述性研究的应用范围比较广泛,它可以提供有关现实的资料,也可以对医学社会现象的属性及其相关联系进行分析,通过描述性研究还可以发现一些新的现象和问题。总之,描述性研究在认识医学社会现象上,比探索性研究前进了一大步。如果说探索性研究只是对现象的一种初步的"探测",那么,描述性研究则可以说是对一种现象的全面的"清查"和系统的"反映";如果说探索性研究所得到的只是某种"提示"、某种"印象",那么,描述性研究所得到的则应该是有关这一现象的"整体照片",或者说是一幅缩小的"总体模型"。

三、解释性研究

解释性研究的主要目的是说明社会现象的原因、预测事物的发展趋势或走向、探寻现象之间的因果联系,从而解释现象为什么会产生,为什么会变化。解释性研究(explanatory research)指的是那种探寻现象背后的原因,揭示现象发生或变化的内在规律,回答“为什么”的社会研究的类型。解释性研究的目标是回答“为什么”,是解释原因,是说明关系,往往理论色彩较强。它通常从理论假设出发,经过深入实地,收集经验材料,并通过对资料的整理和分析来检验假设,最后达到对某种社会现象解释的目的。

在研究方法上,解释性研究除了与描述性研究一样具有系统性和周密性外,它还比描述性研究更为严谨,针对性更强。在分析方法上,解释性研究往往要求进行双变量和多变量的统计分析。

四、纵向研究

纵向研究是在不同时点或较长的时期内观察和研究医学社会现象。例如,对农村留守儿童的心理健康,包括农村儿童的儿童期存在的心理问题,一直进行观察到儿童期的心理问题对成人期的影响。纵向研究包括3种类型。

1. 趋势研究

是对研究对象随时间推移而发生的变化进行的研究。例如,每隔一段时间就调查一次控烟措施对居民吸烟行为的改变。

2. 同期研究

是对同一时期同一类型的研究对象随时间推移而发生的变化的研究。例如,调查困难时期出生的人群在不同年龄阶段的慢性病发病情况。

3. 追踪研究

是对同一批研究对象随时间推移而发生的变化的研究。追踪研究注重个体特征,在各次调查中要调查同一批研究对象。

纵向研究的特点在于,它能了解现象的发展过程,能比较不同时期的变化。由于它的各种变量时间顺序清楚,因此容易作出逻辑上的因果判断。

五、普查、抽样调查

1. 普查

普查(census)是指为了了解某医学问题或社会现象,在一定时间内对一定范围人群中的每一成员做调查或检查。需要注意的是,普查过程的时间一定要控制好,不能太长,即便是大规模的调查也不宜超过2～3个月,否则人群中的疾病、健康状态或社会现象会有所变动,影响调查结果。特定的范围可以是某居委会的全体居民,也可以是某地区某年龄或从事某职业的人群中的每一个人。

普查可以全面地了解某种疾病或社会现象的整体情况，把握整体的一般状况、得出具有普遍性的概括。另外，通过普查可以较早发现某些社会问题，从而使一些社会问题较早得到解决。普查的特点是，普查资料的标准化程度高，可统计汇总、分类比较和分析，调查的结论具有较高的概括性和普遍性，可反映总体的一般特征，但由于样本量较大，调查的内容比较有限、缺乏深度，工作量也较大，所花费的人力、物力比较多，在一般的医学社会科学研究中运用较少。

2．抽样调查

抽样调查是指仅调查某人群中一部分有代表性的人群，即统计学上所说的样本人群，根据对该样本人群的调查结果，可估计出该人群某疾病的发生情况或某些特征的情况。通俗地说，它是以少窥多，以小测大，以部分估计总体的研究方法。

在医学社会科学研究中，由于客观条件的限制或由于研究目的的要求或研究经费的限制，往往无法或没必要对每个研究对象进行调查。一般来说，如果被调查的样本是采用科学的抽样方法从总体中抽取的，那么样本的研究结果就能较好地反映总体的情况。具体的抽样方法见第四章。

抽样调查的特点是，它比普查要节省人力和物力，资料的标准化程度较高，可以进行统计分析，能了解总体的一般状况和特征，调查的结果具有一定的客观性和普遍性，应用范围广泛。但它的调查内容不如个案调查那样深入、全面，工作量也比较大，在资料处理和分析方面也需要较复杂的统计技术。

六、个案调查和病例报告

1．个案调查

个案调查(case investigation)是指对研究对象一个或几个个体(如病人、病人家庭、企业或社区)进行深入、细致的调查。它的主要作用是详细调查某事件的全貌，了解事物发展变化的全过程。与抽样调查相比，个案调查不是客观地描述大量样本的同一特征，而是主观洞察影响某一个个案的独特因素。个案调查主要通过深度访谈、参与观察、个人文献分析和现场调查等收集资料，除应调查一般的人口学资料外，需注重调查案主的生活环境、个人经历、社会关系等，探讨现象或事件的全貌和发展。例如，140 多年前，德国医生 Zenker 进行的一项个案调查极富启发性。1850 年 1 月，他收治了一名“伤寒”病人——年仅 20 岁的旅馆女服务员。患者上一年圣诞节发病，元旦开始卧床不起。1 月 20 日到医院就诊，一周后不治身亡。尸检时他发现尸体肌肉里有许多旋毛虫，他立即到该旅馆调查。得知该旅馆老板娘与服务员差不多同时发病，老板和屠宰者后来也同样发病。而且就在上一年 12 月 21 日该店自己屠宰了一头猪，从剩下的猪肉中取样，Zenker 发现猪肉里有许多有包囊的猪旋毛虫。Zenker 根据上述事实得出结论：那些发病患者都是因为吃过被旋毛虫污染的猪肉而患病的。Zenker 的成功是从对发病现场进行了流行病学调查研究开始的。当然，在一般情况下不必对每个病例都作个案调查，但是有时进行个案调查对辨别疾病或现象的原因，预测其发展趋势，有很实际的意义。

个案调查能详细地解剖某一案例，能够获得详细的实际状况，能深入了解社会行为的背景和发展过程。但资料难以标准化，只能依靠主观判断得出研究结论，结论的客观性和普遍性难以检验。

2. 病例报告

病例报告(case report)是临床上详细地介绍某种罕见病的单个病例或少数病例。借此，新出现的或不常出现的疾病或疾病不常见的临床表现，能引起医学界的注意，从而形成新的假设。它是医学和社会科学的一个重要的连接点。

艾滋病(AIDS)与某些特定的社会方式相联系，它成为一种社会病的原因是它根源于社会生活行为，并且它在全球范围内改变人类规范、价值观、性生活习惯和生活方式的潜在力量是巨大的。艾滋病的发现，很能说明病例报告在识别新的疾病和形成有关病因假设上的作用。艾滋病的发现始于美国临床医师的病例报告。1981 年，美国 Gottlieb 等报道 1980 年 10 月和 1981 年 5 月间，洛杉矶的 3 家医院收治了 5 例患一种罕见的卡氏肺囊虫肺炎的年轻同性恋患者，他们同时伴有巨细胞病毒及白色念珠菌黏膜感染。同时，美国疾病控制中心(CDC)的 Friedman Kien 博士等报告了自 1979 年 1 月至 1981 年 7 月的 30 个月中，他在纽约及加州发现 26 例同性恋男性患卡波济肉瘤，其中纽约 20 例，加州 6 例，年龄为 26～51 岁，平均为 39 岁。全部病例都是根据皮肤病变、淋巴结或其他器官肿瘤的组织病理学检查结果做出诊断的。其主要临床表现为皮肤或黏膜呈现斑点或结节蓝紫色病变。7 例卡波济肉瘤病人确诊后发现有严重的感染，6 例患有肺炎，4 例活检证实为卡氏肺囊虫肺炎。这种肺炎以往只在免疫系统受抑制的老年癌症病人中发生，通常是由化疗引起的，并且男女发病机会相等。这些报告引起了美国疾病控制中心的重视，提出假设并开始了一项监测项目来定量地分析这个问题。该项目的实施很快证实了同性恋者中存在发生这种综合征的高度危险。病例报告对发现艾滋病发挥了很重要的作用。以后的病例报告又提示艾滋病还可以在静脉注射毒品者及接受输血和血液制品者中经血传播。随后，又认识了许多艾滋病的特殊危险因素，并证实了人类免疫缺陷病毒(HIV)传播艾滋病的事实。

第二节 医学社会科学研究方法

我们通常把医学社会科学研究方法分为4种主要类型，即调查研究、实验研究、实地研究和文献研究。其中每一种研究方法都具备某些基本的元素或特定的语言，构成一项具体医学社会研究区别于其他医学研究的明显特征。同时，每种医学研究方法可以独立地完成一项具体的医学社会科学研究的全部过程。比如，调查研究的基本要素包括样本、抽样、问卷、统计分析、相关关系等；实验研究的基本要素包括实验对象、对照、实验因素、实验效应测量等；实地研究包括参与观察、研究者的角色、投入理解、扎根理论等；文献研究则包括内容分析、编码与解码、二次分析、现有统计分析等。从大的方面看，这4种研究方法反映了两种方法论的倾向：以实验研究、调查研究和文献研究为代表的定量研究方式，以实地研究为代表的定性研究方式(表2.1)。

表2.1 医学社会研究方法简介

研究方法	资料收集方法	资料分析方法	研究的性质
调查研究	统计报表 自填式问卷 结构式问卷	统计分析	定量
实验研究	自填式问卷 结构式问卷 结构式观察 量表测量	统计分析	定量
实地研究	无结构观察 无结构访问 个案调查	定性分析	定性
文献研究	官方统计资料 他人原始数据 文字声像文献	统计分析	定量

一、调查研究方法

调查研究(survey study)是当前普遍使用的一种医学社会研究方法，它在医学社会科学研究中占有非常重要的地位。调查研究是指采用自填式问卷或结构式访问的方法，系统地、直接地收集样本的量化资料，并通过对这些资料的统计分析来探讨和认识医学社会现象及其规律的医学社会科学研究方法。它的主要特征是：研究内容的广泛性、资料获取的及时性、描述的全面性和概括性、实际应用的普遍性等。

询问、抽样和资料的统计分析是调查研究的3个基本元素，同时也是从事调查研究的三个基本环节。询问是一个科学测量过程，是人们进行信息交换的一种有效方法。在调查研究中，询问是一种科学的测量过程，无论是自填问卷，还是当面访谈或电话访问，都要求有标准化的询问规范。在调查研究中，如果不是普查，而是从总体中抽出一部分来询问，就要要求抽出的样本能够代表总体，这样抽样就成为调查研究成功的关键。资料的统计分析是完成调查研究的必要环节。

调查研究可以用来描述某一总体的概况、特征以及进行总体内各个组成部分之间的比较，还可以用来解释不同变量相互之间的关系。调查研究可以迅速地、高效地提供某总体的丰富的资料和详细的信息，并且精确度较高。因而，调查研究应用相当广泛，受到了广大医学和社会科学工作者的高度重视。但调查研究也具有局限性，主要表现在：在探讨和分析变量的因果关系方面，论证强度不及实验性研究强度高；在对事物理解和解释的深入性方面以及在研究所具有的效度方面不及实地研究；另外调查研究收集资料采用的是自填式问卷或结构式访问的问卷形式，限制了被调查对象对问题的回答，使所得的信息表面化、简单化，很难深入到被调查对象的思想深处。

有关调查研究的具体内容见本书的第五章。

二、实验研究方法

实验研究（experiment study）是自然科学研究的主要方法，并在自然科学研究中得到充分的应用。实验研究是一种经过严谨的设计，并在高度控制的条件下，通过操纵研究因素，来研究变量之间因果关系的方法。实验性研究是定量研究的一种特殊类型，它比其他几种医学社会科学研究方法更直接地基于实证主义的背景和原理。尤其在对检验变量之间的因果关系方面，具有很高的论证强度。

在实验过程中，研究者通过对研究对象施加研究因素，来观察和分析研究因素对研究对象产生的实验效应。因而，实验性研究有3个基本要素：研究对象、研究因素和实验效应，这3种要素构成了实验研究所具有的独特的语言。

实验研究同调查研究的主要区别是：调查研究是在自然环境中观察自然发生的事件或现象，而实验研究是在人为控制的研究条件下进行观察和询问；调查研究所得到的结果是调查对象所固有的，而实验研究结果是人为施加研究因素使前后调查对象发生的效应变化。

实验研究可以通过随机化选择研究对象，对研究对象随机地分组，建立实验组和对照组，通过施加实验因素，测量实验前后的实验效应，最后通过统计学的比较和分析，达到令人信服地揭示变量和现象之间的因果关系的目的。这是实验研究的魅力所在。但由于实验研究所具有的高度控制性和严格的程序性等特点，在一定程度上使研究脱离实际，影响了研究结果的推广和运用。另外，这些特点，也使实验研究在伦理、道德和政治上受到限制。正是由于这些原因，实验研究在医学社会科学研究中使用的并不多。

有关实验研究的具体内容见本书的第六章。

三、文献研究方法

文献研究是历史学研究的主要方法，它利用现存的第二手资料，侧重从历史资料中发掘事实和证据。文献研究方法（document study）是一种通过收集和分析现存的，以文字、数字、符号、画面等信息形式出现的文献资料，来探讨和分析各种社会行为、社会关系及其他社会现象的研究方法。在医学社会科学研究中，文献法是必不可少的，这不仅指在初步探索阶段需查阅文献，为大规模的社会调查做准备，而且在无法实行调查研究的情况下利用文献资料开展独立的研究。

前面介绍的研究方法都具有一个共同的特点，即需要接触研究对象，需要收集和使用直接从研究对象那里获得的第一手资料。而文献研究的特点在于研究者不直接与研究对象接触，获得研究所需的资料。而是去收集和分析现存的，以文字、数字、图片、符号以及其他形式存在的第二手资料——文献资料。这样不会由于接触研究对象而产生“干扰”，不会造成资料的失真。文献研究的另一特点是它的资料收集方法是与分析方法相联系，研究者一般是在确定分析方法之后，再去查找某种类型的文献。根据研究的具体方法和所用文献类型的不同，可以将文献研究划分为三种方式：现存统计资料分析、二次分析和内容分析。这三种文献研究方法的基本特征和内在逻辑都是相同或相似的。只是在具体应用上，他们各自的侧重点有所不同：现存资料分析是对各种官方统计资料进行分析研究；二次分析是直接利用其他研究者为其他目的所收集的原始资料进行新的研究；内容分析是一种对文献内容进行客观、系统和定量描述的研究。

文献研究的优点是：不会对研究对象产生影响；省时省力省钱；可以研究无法接触的研究对象。但文献研究也具有一些缺点：首先是许多文献质量难以保证，从而影响研究的结果；其次文献研究对文献资料要求较高，要求有标准化的资料，并要求资料容易获得;再次文献研究还存在效度和信度的问题。

有关文献研究方法的具体内容详见第七章。

四、实地研究方法

在医学社会科学研究的4种方法中,实地研究是唯一的具有定性特征的研究方法。无论是其所具有的方法论背景、研究目标,还是其研究的策略、资料设计方法以及资料分析方法等,都与几种定量研究方法有着较大的差别。本节将从实地研究的类型、实施过程及实地研究中两种基本的资料收集方法等内容进行介绍。

(一) 实地研究的概念

实地研究(field study)是一种深入到研究对象的生活背景中,以参与观察和无结构访谈方式收集资料,并通过对这些资料的定性分析来了解和解释所观察现象的一种研究方法。

(二) 实地研究的类型

根据不同的分类标准,实地研究常常可分为“参与观察”、“访谈法”和“案例研究”等。“参与观察”强调“参与”,即要求研究者必须深入到研究对象所生活的社会背景中。观察法强调研究者通过与研究对象的共同生活来了解研究对象的思想、态度和行为,即体验、感受和理解研究对象状况,达到收集真实可靠资料的目的。访谈法是强调研究者同研究对象面对面进行交谈,通过提问、追问和复述等方式了解所需研究问题的详细信息。案例研究强调针对一个研究对象进行深入、细致地调查,了解事件的发展、变化的全过程。它的特点是焦点特别集中,对现象的了解特别深入、详细。研究对象可以是一个人、一个事件、一个单位、一个群体或一个社区等。

(三) 实地研究的过程

1. 选择研究现场

实地研究必须深入研究现场。因此,“实地”的选择是进行实地研究的第一步。研究的现场应该尽量地选择那些与所研究的问题或现象密切相关的地方,比较容易进入和观察的现场。一般来说,应选择一些有一定基础并能够让当地政府和居民接受的地方。

在一个与研究者熟悉程度有关的问题上,研究者应该选择自己熟悉的地区还是避免自己熟悉的地区?从社会学角度来说,两种各有利弊。如果选择研究者熟悉的地区，研究者进行研究时很方便，容易接近当地的居民，从而得到当地居民的认可，有利于理解和分析所研究的现象。但研究者必须克服自己对现实原有的特定看法和特定感情，像看待一种新的、他所不熟悉的背景那样来看待自己早已熟悉的背景，并且不带任何个人偏见。如果选择不熟悉的地区进行研究，研究者可以不带任何偏见地收集资料，保证研究结果的真实性。但研究者很难融入到所研究场所的居民中，给观察和收集资料带来了困难。但从医学科学研究的角度来看，选择研究者熟悉的环境来进行研究更好些，因为，环境的熟悉所产生的影响对医学科学研究来说没有社会学研究结果影响那么大。

2. 获准进入

与定量研究相比，实地研究中获准进入要困难得多。正式、合适的身份以及单位或组织的介绍信，并不是保证能获准进入的充分条件，而只是必要条件。研究者想要参与到研究对象的实际社会生活中，还需要得到一些"关键人物"、"中间人"的帮助，这些人可能是社区中德高望重的人、研究者的朋友、亲戚以及一些社区可接纳的人。例如，在艾滋病的预防干预研究中，有一种被称之为"深入吸毒人群的社区干预"策略就是通过一些中间人的帮助来达到目的的。干预项目聘请了一些曾经使用过海洛因的人，让他们深入到毒品交易所去接近那些仍在注射海洛因的吸毒者，说服他们接受美莎酮治疗。

3. 取得信任和建立良好的关系

获得批准进入研究现场只是开展实地研究的第一步，也就是说只获得了所研究社区或群体的"公开身份"，但离真正进入社区还有距离。研究对象会对研究者抱有戒备的心理，有时甚至有敌意。如何能获得研究对象的信任，尽快真正进入到研究对象的生活中，与研究对象建立友善的关系，这是实地研究者所面临的首要任务。这需要一段时间和过程，让研究对象了解研究者，适应研究者，这样研究者才能获得真实可靠的资料。

4. 收集资料

在定性研究中，收集资料的方式多以文字记录为主。观察时应该注意观察行为、现象、人物、事件以及关键人物的关键语言，通常是先观察，然后再记录在本子上，或用计算机记录。记录时，最好将研究对象的原话、句子记录下来，并尽可能地详细。如当时有时间限制，可以先记下关键的原话，晚上再进行回忆并进行记录。访谈可以分为正式访谈和非正式访谈。在正式访谈时，研究者和研究对象都事先进行准备，这样，访谈的问题比较明确。这时可以同研究对象进行协商，是否可以进行现场记录或进行录音。如果录音，可以在结束后进行整理，如研究对象不同意，研究者只能在访谈过后进行回忆记录。非正式访谈时，研究者和研究对象没有事先准备，通常也很难进行当场记录，这时只有靠访谈结束后进行回忆记录。

5. 整理分析资料

实地研究的资料多以现场工作记录、录音等形式保存下来，对这些资料的整理和分析将在后面的定性资料分析中进行详细地介绍。

6. 报告研究结果

实地研究通常以研究报告的形式将研究结果展现出来，关于这部分内容见后面的有关章节。

（四）实地研究的特点

与所有的研究方法一样，定性的实地研究有突出的优点，也有明显的不足。

1. 实地研究的优点

（1）研究的深度较深　相对于问卷调查中最大的问题——表面化、简单化现象，实地研究的深入观察、设身处地的感受、理解，具有较高的效度。实地研究对研究行为和态度的细微差别和考察长时间的社会过程特别有效。

（2）实地研究花费相对较少　实地研究不需要太多昂贵的实验仪器和高佣金的研究人员。

（3）方式比较灵活，弹性较大　相对于实验研究和调查研究，实地研究的操作程序不是特别严格，只需较少的准备工作。在研究工作中，可以随时修正研究的目标和设计，甚至可以在任何机会来临时随时准备进行实地研究。

（4）在自然状态下观察和研究人们的态度和行为　实地研究是在一种自然状态下进行的，研究者与研究对象之间的关系是一种自然状态下的人与人的关系。这种方式特别适用于研究那些不便于或者不可能进行简单的问卷调查的社会现象和人的行为问题。定性研究可以获得定量研究得不到的信息，如研究对象内心对一些问题的深层次反应。

（5）适合研究现象发展变化的过程及其特征　由于实地研究不仅要深入实地，而且要在实地生活相当长一段时间，因此，对于研究社会现象的发展变化过程来说，是一种较好的方式。尤其是在对个人和小群体的研究中，这种优点更为明显。

2. 实地研究的缺点

（1）推广性差　由于实地研究所得到的资料基本是定性资料，并且调查对象是以个案为主，不是有代表性的样本，因而无法概括大的总体情况，也不能推广到更大的范围，这是实地研究最大的缺点。

（2）信度低　实地研究主要是以观察和无结构访谈的方式收集资料，研究者处于被动收集资料中，缺乏对研究过程的控制，因而收集的资料比较零散，不易进行系统化；同时研究者的主观作用，会对研究结果产生一定的影响，这样降低了研究的效度。

(3) 研究所需时间较长　实地研究由于研究者需要融入研究对象的生活中，获得研究对象的信任，并对研究对象进行观察和(或)访谈，往往需要较长的时间。

(4) 伦理问题　这主要是针对研究对象掩盖自己身份所进行的研究，研究者有没有权力为了研究目的而欺骗研究对象。

以上所讲的4种研究方法各有其优缺点及适用范围，选择何种研究方法在很大程度上取决于研究者的理论和方法论倾向。从近几十年的发展趋势上看，采用调查研究的方法较为普遍。不同学科的研究者在进行研究时，往往习惯于或者倾向于使用其中的某种方法。比如心理学者经常采用实验研究的方法，社会学者经常采用文献研究的方法。这4种方法也可以说是4种不同的研究策略，他们各有利弊，对于医学社会科学来说都很重要。在研究设计阶段重要的任务就是要决定自己将采用哪一种或哪几种研究方法。

第三节　定量研究和定性研究

随着疾病谱的改变和现代医学模式从生物医学模式向生物—心理—社会医学模式转变，医学研究范围也在相应地扩大，从急性传染病到慢性病，从疾病到健康，从疾病控制到卫生政策的制定等。特别是近20年以来，一些与行为相关的疾病如心脑血管病、艾滋病、伤害等逐渐成为影响人群健康的重要疾病，使人们更加注意与这些疾病有关的社会因素和行为。而这些社会因素和行为又受到不同文化、不同环境、不同风俗习惯等诸多因素的影响。要想了解人们的心理、行为和情感等，仅靠医学科研中传统的定量研究方法很难解决所有的问题。社会学研究领域中的定性研究方法也越来越受到医学研究者的重视。

一、定量研究

(一) 定量研究的涵义

定量研究就是通过统计调查法或实验法，像自然科学研究那样建立研究假设，收集精确的数据资料，然后进行统计分析和检验的研究过程。

(二) 定量研究的特点

定量研究的特点是：它是从一组单位中收集各单位的可对比的信息。只有获得这种信息才有可能进行计算，进而对资料作更广泛的定量分析。研究的对象范围较广，可以客观地统计和度量总体特征，可以通过客观的分析得到普遍性结论。

二、定性研究

（一）定性研究的涵义

定性研究是一种探索性研究，它通过特殊的技术获得人们的想法、感受等方面较深层反应的信息，主要用于了解目标人群有关态度、信念、动机、行为等相关问题。定性研究是一个发现问题的过程，主要回答事件"为什么"会发生。它主要是用于了解目标人群有关态度、信念、动机和行为等相关问题。在医学社会科学研究中，定性研究的重点不是获得事物的数量指标，而是阐述事物的特点及其发生和发展的规律，与定量研究相结合，揭示事物内在本质。定性研究常用观察、半结构和非结构式访谈、专题小组讨论等方式收集资料，也可以用问卷尤其是开放式的问卷调查收集资料。

（二）定性研究的实际应用

1. 定性研究是产生新想法的工具

定性研究通过对目标人群的观察和倾听获得第一手资料，给研究者提供产生新想法的信息。通过定性研究，研究者可以了解自已不知道或不了解的有关目标人群的语言和行为。了解目标人群在受到语言或非语言的刺激后产生的想法和反应，为更好地交流提供信息。

2. 定性研究可以是定量研究的先前步骤

在医学研究中有些危险因素如情感、行为、思想会随时间发生变化，或者产生一些新的因素，了解这些因素的变化，对定量研究影响很大。定性研究可以为定量研究的问卷设计提供必要的信息，同时也是进行定量研究前的必要步骤。

3. 定性研究可以帮助理解和解释定量研究的结果

例如：定量研究有时会发现人们的行为与其知识和态度不一致，其原因是由于报告行为与实际行为不一致，还是人们未具备发生行为的知识和态度？这时可以通过定性研究了解非预期结果的原因，使研究者对所研究问题有较为客观、全面的解释。

4. 定性研究也是收集原始资料的一种方法

定性研究也是一种较好的收集资料的方法，有时可能是唯一可以应用的收集资料方法。

（三）定性研究的特点

1. 注重事物的过程而不是事物的结果

在定量研究中，研究者按事先设计好的问卷等收集资料，然后通过统计学方法分析各个因素与疾病或健康的关系。重点是探索什么因素导致了什么结果。而定性研究则不同，它注重由原因导致结果的中间过程，要了解事情发生过程的许多细节。

2. 对少数特殊人群的研究，结果不能外推

定量研究通常采用概率抽样的方法选择研究人群，用统计学方法根据样本信息推断总体信息。而定性研究是在少数人群中进行，调查对象数量很少，一般用非概率抽样的方法选择研究对象，分析的是人群的特殊情况，因而不能外推到其他人群。

3. 定性研究需要与研究对象保持较长时间的密切接触

定量研究按照固定的程序，在较短的时间内即可获得所需的资料，调查员与调查对象之间只有短暂的接触。而大多数定性研究则要求研究者与调查对象有长期密切接触，建立相互信任的关系，在一种轻松自然的环境中收集信息。如要想调查男同性恋对象的性伴侣数量、性行为方式、安全套使用情况、心理状态等，必须与他们建立长期的密切的、友好的、诚信的关系，才能得到真实可靠的资料。

4. 从被研究者的角度观察问题

定性研究者相信，他们自身对世界所持的特殊看法可能与他们要研究的某一群体相去甚远。为此，定性研究者必须暂时搁置他们对事物意义的看法，将注意力集中在对研究对象的不断观察、访问和交谈上。在研究过程中，他们通常把被研究者视为参与者，只有通过对参与者来说是自然状态的观察和资料收集，才能真正了解到参与者内心的世界，而格式化的问卷和评分式的量表是研究者眼中的世界。定性研究不像定量研究那样收集可验证的硬数据，而主要是收集一些语言和视觉资料，这些资料是有效、真实、丰富和厚重的。

5. 研究结果很少用概率统计分析

定性研究一般是用分类的方法对收集的资料进行总结，如将人们对某个事物的态度分为几类，将人们的行为方式分为几种等。或者用流程图来表示某个事物的发生过程，同时对研究对象进行描述分析。

三、定量研究与定性研究的比较

定性研究可以指明事物发展的方向及其趋势，但却不能表明事物发展的广度和深度；可以得到有关新事物的概念，但却无法得到关于事物规模的量的认识。定量研究恰好弥补了定性研究的这一缺陷，它可以深入细致地研究事物内部的构成比例，研究事物规模大小，以及水平的高低。定性研究和定量研究互为补充。进行一项新的研究项目时，定量研究之前常常都要以适当的定性研究为基础。有时定性研究也用于解释由定量研究所得的结果。没有正确的定性研究，就不可能进行科学合理的描述，更不能建立正确的理论假设，定量研究也就因此失去了理论指导。没有理论指导的定量研究，就不可能得出科学而具有指导意义的调查结论。

定量方法的优点在于，它的标准化和精确化程度较高，逻辑推理比较严谨，因而更客观、更科学。定量方法还能大大推进理论的抽象化和概括化，促进对研究现象之间普遍的因果关系的精确分析。但定量方法在社会科学研究中是有局限性的。首先，由于是对大量样本的少数特征精确的计量，因而定量方法很难获得深入、广泛的信息，容易忽略深层的动机和具体的社会过程。其次，由于医学社会问题错综复杂，影响因素众多且难以控制，因此要确立两个变量之间的因果关系并非易事。此外，由于许多社会现象都是独特的，无法得出普遍的经验概括，因而也无法依赖数量分析。不可否认，在完整地把握社会现实及深入了解社会现象的具体过程和行为意义方面，定性方法也存在局限性。它的缺点在于，定性分析依据典型的或少量个案的资料得出结论，这种结论不一定具有普遍性。由于对这种主观性的分析或结论缺乏客观的评价标准，因此人们也无法对不同的研究结论进行检验。而定量方法则具有普遍性、客观性、可验性的优点。

在研究方式上，定量研究者更强调研究程序的标准化、系统化和操作化；而定性研究者则往往更加强调研究程序、程序方式和研究手段上的灵活性、特殊性。实验、调查、内容分析等，是定量研究中最常见的研究方式；而量表测量、问卷调查、结构式访问、结构式观察等，是定性研究最常见的研究方式；参与观察、无结构访问等，则是定性研究中主要的资料收集技术。由于研究方式、资料设计技术等方面的差别，使得定量研究与定性研究在所得资料的性质及其结果的表达方式上，均存在明显的差异：前者所获得的主要是数量化的资料，而后者所获得的则是具体的、个别的实例；前者的结果主要靠统计分析数据来表达，而后者的结果则是靠文字的描述来说明；定量研究的结果在概括性、精确性上特征明显，定性研究则以其资料的丰富性、细致性和理解的深入性而与定量研究方法互相对照、互为补充。

总的来说，定量研究与定性研究是我们在医学社会研究过程中可以采取的两条途径。定性研究和定量研究二者之间也不存在谁优谁劣的问题，在医学社会科学研究中，它们发挥着不同的作用。在调查过程中应根据事物的性质及调查研究的目的分别选用定性分析或定量分析，或是两者混合使用，决不可偏废。

表 2.2　医学社会科学研究中定性研究和定量研究的区别

定性研究	定量研究
解决问题和事件为什么发生	提供发生的量化信息
对问题和困难提供深入的解释	只提供粗略的解释
结果不能推论到总体	结果可推论到总体(随机抽样)
结论是归纳的	结论是演绎的
资料不适用于统计分析	可做统计分析
研究动机	研究活动
深入了解行为、意向和态度等	衡量活动和意向的水平
探索性的	总结性的
帮助建立假设	提供信息验证假设

(黄芬)

第三章 医学社会科学研究的步骤

在医学社会科学研究中所遇到的问题可能是复杂多样的，所以医学社会科学研究的实施要遵循科学的研究程序，对研究中的每个环节都要进行周密的设计和推敲，只有遵循科学研究共同的规范、程序，研究结果才能经得起检验。共同的程序提供了比较的准绳，因而只有在按照相同程序的前提下，研究的结果才有可能相互比较。

医学社会科学科研设计分为专业设计和统计学设计两个方面，两者相辅相成，不可或缺。前者运用专业的理论知识，确定研究选题、建立专业假说、确定研究对象和技术方法，确保了研究结果的实用性和创新性；后者根据研究目的，运用统计学的知识和方法，规定研究因素，选择效应指标，确定研究对象的引入方式和规模以及数据收集和整理分析的模式，从而有效地控制系统误差，保证样本的代表性和样本间的可比性，保证研究结果的精确性，进而保证了研究结论的可靠性，并且提高了研究效率，消耗相对少的人力、物力和财力，从而获得了相对多的有用信息，确保了研究结果的经济性。

医学社会科学研究的主要任务是探索暴露特征或因素与疾病或健康状况的联系，进一步阐明病因或影响因素，为疾病预防提供理论依据。为了揭示暴露与疾病(健康)的联系，必须熟悉或懂得医学社会科学研究的步骤，即为了达到某种目的，先要明确提出研究目的，制定研究方案，然后才能有计划地去实施整个研究，最后对研究结果进行总结、评价，判断该研究是否达到了预期目的，这就是医学社会科学研究的基本步骤。

第一节 选择课题

一项具体的医学社会科学研究始于课题的选择，课题一旦确定，整个研究活动的目标和方向也就随之确定。因此，课题选择不仅是医学社会科学研究的起点，更贯穿于整个研究的全过程。众多的因素决定和制约着课题的选择，包括研究者的主观因素，如理论素养和生活阅历等；也包括他所具有的客观条件，如社会环境等。一般来说，在选择课题时，首先选取一个相对广泛的研究主题，然后在这一主题领域中，从一般到特殊，选择和形成一个集中的研究问题。

研究主题(research subject or research topic)，指的是医学社会科学研究者根据其自身的兴趣和需要等，从现实社会中大量存在的现象和问题中，所确定的某一类现象领域或问题领域，例如，医疗保险制度和某一卫生政策的制定等。而研究问题(research question or research problem)，指的是医学社会科学研究者从比较含糊和笼统的研究主题中，进一步明确研究的范围，聚焦研究的核心，形成的创新性和可行性兼备的具体问题，例如，医疗保险对临床决策的影响。

一、研究问题的提出

提出问题的过程即是医学社会科学研究者投入到对科学问题的探索过程，科学问题以物体、有机体和自然界的事件为中心，与科学概念联系在一起，这些问题能引导学习者进行实证调查研究，通过收集和利用数据来形成对科学现象的解释。

创新思维是创新能力的核心，是人类思维发展的高级阶段，是意识能动性的最高表现。而提出问题是判断思维是否具有独特性和创新性的一个重要依据。爱因斯坦曾说过“提出问题要比解决问题重要”，研究问题在未提出之前是存在的，提出问题的过程是将隐性问题转化成显性问题，只有提出问题才有利于解决问题。从逻辑上来说，科学问题是科学发现的起点，提出科学问题，用科学批判和理性质疑的科学精神去审视旧的科学问题，充分发挥创新性的想像力去提出新的科学问题的过程就是创新的过程，因而提出问题对创造性思维的培养显得尤其重要。

(一) 研究问题的来源

医学社会科学包括众多的层次和方面，构成众多的研究领域，每一个研究领域内都存在着大量的研究问题。

1. 现实医学社会生活

各种可以成为研究问题的医学社会现象、医学社会行为和医学社会事件总是客观地存在于研究者的周围。因此，形形色色的医学社会生活以其横向的丰富性和纵向的经常性成为各种医学社会研究问题的主要来源。

2. 个人特定经历

从研究者个人特定的生活环境和生活感受中，我们可以发现和发展起来许多有创造性而又切实可行的研究问题。个人经历是研究者参与医学社会生活的特定记录，是他对于医学社会生活的认识、感受的积淀，这为研究者观察各种现象、各种行为和各种事件提供了基本的视角和出发点。

3. 各种文献资料

以前和现在的研究者将他们对医学社会科学世界的探索成果总结成文，为其他研究者提供了医学社会科学研究问题的另一来源。研究者怀着科学的审视精神，广泛展开联想，对相关文献产生了新的疑问，在此基础上提炼出新的研究问题。

当然，在实际医学社会科学研究工作中，常常是各种不同来源共同作用才可以提出一个研究问题。例如，也许最初现实生活中的某种现象引发了研究者的兴趣。同时，这一现象又使研究者联想起个人生活经历中的某些感受、体会或经验，于是研究者对这一现象的产生、发展与结果、这一现象与其他现象的关系等产生一定的推测和类比等。而这种推测和类比，又促使研究者去阅读相关的文献进而加以比较，一旦比较出现了分歧，或是现有的研究对研究者的疑问解答的不够充分，甚至尚未涉及研究者所思考的问题时，便会导致一个新的研究问题的提出。

（二）提出研究问题的条件

研究问题的提出，既展示了研究者的专业理论知识，又体现了研究者视野的开阔性和洞察力的敏锐性。那么，提出一个有价值的、有新意的并且可行的研究问题，研究者自身应该具备哪些条件，做出哪些努力呢？

1. 渊博的知识

研究者渊博的知识是提出研究问题的基础，要想提出合适的研究问题应该先从自身知识的积累做起。首先，研究者不仅要具备本专业的知识，对所要研究问题的领域有所掌握，还应不断积累邻近学科和其他专业的知识；第二，研究者不仅要掌握前人的科研成果和研究程度，还应善于发现所在领域知识的空白，即当前尚未研究而又迫切需要解决的问题，只有熟悉和掌握已有的研究，才能了解和发现医学社会科学中那些迫切需要研究的问题，因而有经验的研究者常常能够发现值得研究的医学社会科学问题。

2. 怀疑的治学精神和变换角度的思维方式

当观察到的事实与现成的理论或权威观点相矛盾时，研究者应该端正自己的治学态度，勇于提出疑问，因为只有主动地怀疑、批判，才能积极地继承前人的知识，才能创造性地提出研究问题。

变换角度的思维方式与怀疑的态度一样重要。面对同一个研究问题，有的研究者只会硬性记忆、理解，最后掌握；而有的研究者却能打破常规，变化思路，另辟蹊径，从不同的角度和不同层次探索，提出新的研究问题。

3. 科研动态的及时掌握

在这个知识迅速更新的时代，研究者必须有强烈的紧迫感。只有时刻追踪所研究领域的最新动态，紧密掌握科技前沿信息，才能知道哪些研究问题已经盖棺定论，哪些尚存在争议，哪些是迫切需要解决的，进而确定研究的起点。否则，提出的研究问题便会带有很大的盲目性，甚至会重复其他研究者已经证明的事实或结论。

二、研究问题的选择

研究问题选择的好坏，在一定程度上决定着整个研究工作的成败，决定着研究成果的优劣。研究者应该根据客观实际情况，围绕社会发展需要，发挥自身优势，选择合适的医学社会科学研究问题。

（一）如何选择研究问题

从纷繁复杂的医学社会科学中甄别、筛选进而提出一个具体、明确、针对性强的研究问题，并没有普遍适用的方法。简单地说，它要求研究者依靠自身所掌握的理论知识和所经历的社会现实，善于观察，勤于分析，勇于批判，一事多论，一知多用，不唯上，不唯书，层层深入，类比推理，为自己营造出一个问题环境。

例如，对于来源于现实生活的研究问题来说，研究者可以选择一个被认为很重要，但尚未被系统性地研究的假设或研究主题，或是一个广为接受但是研究者存在怀疑的假设。对于文献来源的研究问题来说，研究者可以解决文献中所存在的争议；阐明或评价文献中未受到质疑的假设；或者，利用某一领域文献中的理论，来解决其他领域文献中的研究问题。

（二）研究问题选择的标准

研究问题是医学社会科学研究的靶心，为了找准靶心，研究者必须明确在实践中选择研究问题时所采用的主要标准。

1. 重要性

重要性是指研究问题的价值，或者说是对社会所具有的意义。如果一项研究问题并不值得花费人力、物力和财力去研究，那么它当然不值得研究者选择。这种价值，可以是理论上的，可以是实践上的，也可以是理论方面和实践方面兼备的。

理论价值，指的是研究问题对于一门学科的发展、对于一番理论的形成或检验、对于一种社会现象的解释、对于一个社会过程的理解或对于一条社会规律的认识等方面所能做出的贡献；实践价值，指的是研究问题对现实医学社会生活中各种各样的具体问题能否进行科学的指导，能否提供合理的解决办法和管理措施。

2. 创新性

研究问题与以前研究的问题相比应该具有不同的特点。如果研究者只是在同一领域、同一范围或同一层次上重复前人的研究成果，那么他所选择的医学社会科学研究问题就是毫无意义的。

随着科学的进步，各个领域的空白逐渐地被填补。这种情况下，研究者更经常着眼于思想上、角度上和方法上的创新，从已有研究的某一方面挖掘出新颖独到的研究问题。

3．可行性

可行性即完成某一研究问题必须要具备一定的主、客观条件。研究问题的重要性和创新性越大，它所受到的制约因素也就越多，即可行性越差。

主观条件指的是研究者的自身条件，包括生活经历、知识范围、研究经验、组织能力和心理素质，甚至包括性别、年龄和体力等纯生理条件。客观条件指的是一个研究问题的外部环境，包括研究的时间长短、研究的经费多寡、研究对象是否依从、相关部门和单位是否合作等，有时，还要考虑到该研究问题是否违反社会伦理道德、是否违反研究对象的宗教信仰和生活习俗等。

4．合适性

研究问题要适合研究者的个人特点，例如，研究者的兴趣取向、对该研究问题的熟悉程度、研究者的各种条件与研究问题的要求的符合程度。在研究问题具备了可行性的情况下，是否具备合适性将影响到研究问题能否得到最佳的解决。

重要性、创新性、可行性与合适性是研究者选择研究问题时通常依据的四条标准。其中，重要性是最基本的标准，创新性建立在重要性的基础上，可行性是选择研究问题时的决定性标准，合适性是更高的标准。四者从不同侧面，从最初众多的、幼稚的、模糊的想法和思路中，逐渐分离出一个成功的研究问题。

第二节　制定研究方案

课题确定之后，下一步工作并不是马上深入到医学社会生活实际中去开展研究，而是思考课题如何解决，研究如何进行的问题。“凡事预则立，不预则废”，只有周密、完整和科学的研究计划，才能保证研究工作的顺利进行，才可能取得卓有成效的研究成果。这就要求研究者根据已经选择的研究问题，制定出一套科学的研究方案。医学社会科学研究方案是对研究的具体程序和操作方式的规划，是具有方向性的指导思想和行动纲领。在这一阶段中，研究者理清了整个研究工作的内在逻辑关系和发展过程，对研究课题做出分解，对各种细节及拟采取的策略做出说明，对整个研究分阶段做出细则化描述，包括确定研究的最佳途径、选择恰当的研究方法和制定详细的操作步骤等。

一、明确研究目的

确定研究目的是医学社会科学研究的第一步，它对后续的各个步骤都有决定性的影响。研究目的不同，整个医学社会科学研究的设计要求、研究方法和研究对象的选择和具体操作程序也就有所不同。

（一）研究目的的种类

所有医学社会科学研究的具体目的都可以归结为探索、描述和解释三种。一项研究往往更侧重于某一种目的，而可能包含其他两方面的目的在内，例如首先探索某一研究问题，然后进行描述，最后作出解释。其中，以探索为目的的医学社会科学研究通过考察，达到对这一研究问题的初步了解，获得初步的印象和感性认识，同时为以后更深入的研究提供工作基础，指明研究方向；以描述为目的的医学社会科学研究通过收集资料和提供信息，从杂乱的医学社会科学现象中，描述出主要的规律和特征，系统地反映研究总体在某些特征上的分布状况；以解释为目的的医学社会科学研究从理论出发，揭示某一研究问题发生和发展的内在原因或几个研究问题之间的关系。研究者应该根据所选择的研究问题，明确该项研究所要达到的目的。

（二）具体工作

明确研究目的需要做许多准备工作，包括文献的查阅、现场的实地考察、向专家咨询、自己实践经验的总结等。只有充分地掌握背景资料，了解该研究问题现有的知识水平、国内外进展情况，才能阐明该研究的科学性、创新性和可行性，才能估计其社会效益和经济效益。

二、确定研究类型与研究方法

研究目的从一定程度上决定了医学社会科学研究的类型与方法，同时，研究类型和研究方法的选择还要考虑现有的人力、物力和财力，权衡利弊后再作决定。

（一）研究类型

不同的研究类型从一定程度上决定了不同的研究方法，从医学社会科学研究设计的角度，研究类型可以从研究目的、研究的时序性和研究对象的范围等方面来划分和确定。

1. 以研究目的为分类标准

按照医学社会科学研究的目的，研究类型可分为探索性研究（exploratory research）、描述性研究（descriptive research）和解释性研究（explanatory research）。探索性研究应用于前人少有涉足或研究者对研究问题了解很少的情况，它可以帮助研究者得到对研究问题的初步了解，故没有明显的假设；描述性研究同样不受假设的束缚，适用于民意测验、市场调查、政府部门的统计调查和各类制度运行机制的描述等，不仅可以提供有关现实状态的资料，也可以通过描述，对医学社会科学现象的属性及相互联系进行分析，发现一些新的研究问题；解释性研究事先需要建立理论框架并提出明确的研究假设，要求研究内容必须紧密围绕这个研究假设，用于说明医学社会科学现象的原因和探寻现象之间的因果联系。

2. 以研究的时序性为分类标准

按照时间维度将医学社会科学研究分为横向研究（cross-sectional study）和纵向研究（longitudinal study）。横向研究又称横剖研究，指在一个时点上收集医学社会科学研究资料，并用来描述研究对象在这一时点上的状况，或者探讨这一时点上不同变量之间的关系。横向研究用于对某种医学社会科学现象或某一研究总体的横截面的状态进行了解，也可以用来分析和比较某种医学社会科学现象或某一研究总体的不同部分之间的特点及其相互关系。值得注意的是，由于所获得的疾病或健康状况与暴露特征或因素是同时存在的，即因与果并存，无法判断谁先谁后，故在横向研究中常进行相关性分析，只能为病因研究提供线索，而不能得出有关因果关系的结论。纵向研究又称纵贯研究，指在若干不同的时点上或较长的时期内研究某种医学社会科学现象，用于描述现象的发展过程和比较不同现象前后之间的变化，由于各种变量的时间顺序清晰，因此比较容易作出逻辑上的因果判断。但是由于调查范围较小，难以进行不同类型医学社会科学现象的比较。另外，纵向研究的时间跨度较横向研究大，需耗费更多的人力、物力和财力，由此导致了纵向研究的应用受到限制。纵向研究可以分为趋势研究、同期研究和追踪研究，具体可见本书第二章“医学社会科学研究的类型与方法”中第一节“研究类型”的相关内容。

3. 以研究对象的范围为分类标准

从研究对象范围的角度，医学社会科学研究可以分为普查（census）、抽样调查（sampling survey）和个案调查（case investigation）等类型。普查指的是为了解某人群健康状况或某疾病的患病率，在特定时间内对特定范围（某一地区或具有某种特征）人群中每一成员所做的调查或检查。普查所获得的研究资料能够较全面地描述普查地区人群总体的相关情况以及分布特征，为疾病或健康状况的流行因素研究提供线索，除了对疾病早发现、早诊断外，由于其比较容易为公众所接受，在普查过程中还可以普及医学社会科学知识。但是，普查的工作量大，费用较高，组织工作复杂，调查的精确度可能下降，由于调查内容有限，普查不适用于患病率很低和现场诊断技术比较复杂的疾病。另外，由于研究对象多，调查时间短，难免重复和遗漏，无应答比例较高，质量不易控制。抽样调查是指在特定时点、特定范围内某人群总体中，按照一定的方法抽取一部分有代表性的个体组成样本进行调查分析，以此推论该人群总体某种疾病的患病率或某些特征的一种调查。与普查相比，抽样调查具有节省人力、物力和时间以及由于调查范围小而使得调查精度较高的优点，在医学社会科学研究中占有很重要的地位，是最常用的方法。但是抽样调查的设计、实施与资料分析均比普查要复杂，重复和遗漏不易被发现，另外，抽样调查不适用于变异较大的资料，不适用于患病率较低的疾病。个案调查是从研究对象中选择一个或几个个体对其生活环境和社会关系等进行深入、细致的调查，这里的"个体"可以是个人、家庭、工厂或社区等，用于详细描述某一研究对象的全貌，了解事物发生发展的全过程。与抽样调查相比，个案调查主观地观察影响某一个体的特殊因素，而不是客观地描述大量样本的同一特征。

（二）研究方法

医学社会科学研究取得成功的关键是资料的可靠性，因此在其实施过程中必须有科学的研究方法。研究方法表明了一项医学社会科学研究的实施过程和操作方式的主要特征，常用的方法有调查研究、实验研究、实地研究和文献研究 4 种。研究者应从研究目的出发，结合所收集资料的特殊性，并考虑研究对象的特点和适应性选择恰当的研究方法。

1. 调查研究

调查研究指的是按照事先设计好的问卷或提纲，采用自填式问卷或结构式（即问题和答案的类别是统一的和标准的）访问的方法，系统和直接地从研究样本收集量化资料。由于研究者事先根据研究假设确定了研究变量，即每一研究对象的属性和特征，并规定了记录格式，因此，所调查到的每一研究对象的情况都可以在一个统一的资料格式中汇总统计。调查研究以其研究内容的广泛性、资料获取的及时性、描述的全面性和概括性以及实际应用的普遍性等成为一种常用的医学社会科学研究方法。

2. 实验研究

实验研究是将研究对象分为实验组和对照组，通过人为引入、消除或操纵某个变量，分别观察两组的另一变量在实验前后发生的变化，以此来探讨两个变量之间的因果联系。与调查研究相同的是，二者都可以进行分类汇总和统计；所不同的是，调查研究是在自然环境下的观察和询问，而实验研究运用了人工干预。由于施加了人工控制，实验研究成为变量间因果关系检验效力最强的医学社会科学研究方法。但是，各种政治上、经济上、伦理道德上和法律上的限制，制约了实验研究在医学社会科学研究中的应用。

3. 实地研究

与调查研究和实验研究单纯地收集资料的性质和定量的资料分析方式不同，实地研究是一种融入思维加工的、定性的医学社会科学研究方式。研究者深入到研究对象的医学社会生活中，通过参与观察和询问的方式收集资料，感受和领悟研究对象的行为方式，逐步获得对研究对象及其社会生活的理解，而当对研究对象的行为方式进行分析和解释时，研究者又要重新站回局外人的角度，发掘这种行为方式的客观含义。实地研究得到的资料通常是无法统计汇总的文字资料，另外还有现场的体验和感性认识。

4. 文献研究

文献研究是利用第二手资料，从历史资料中发掘事实和证据。在医学社会科学研究中，文献研究必不可少。在课题的选择阶段，研究者通过文献研究，为大规模的调查研究等做准备，尤其在无法直接调查的情况下，利用文献资料可以开展独立研究。与直接、实地的调查研究、实验研究和实地研究相比，文献研究最大的特点是不接触研究对象，从而避免由于这种接触而对研究对象造成的干扰，因而不会造成资料的失真。根据分析方法和文献类型不同，可以将文献研究划分为统计资料文献分析、内容分析和二次分析 3 种，详见本书第七章“医学社会科学文献研究方法”的有关内容。

三、确定分析单位和研究内容

在医学社会科学研究设计中，研究者还应该根据研究目的，将其与研究方式的选择和医学社会科学现象的复杂程度结合起来，明确研究的分析单位和研究内容。对于复杂的现象，只有从不同角度和不同层次去收集资料才有可能得到更全面和更真实的信息。

（一）分析单位

分析单位(unit of analysis)是研究的基本单位，即研究者所要调查、描述和分析的对象。医学社会科学研究的最终目的就是将这些分析单位的特征汇总，以描述由他们组成的群体的特征或解释某种医学社会科学现象。

在医学社会科学研究中，个人是最典型的分析单位，另外还有群体、组织、社区和社会产物等类型。作为分析单位，个体被赋予了某种群体成员的特征。例如，一个吸烟的中学生，就是对单个的中学生赋予了“吸烟”的群体特征；同样地，作为分析单位的群体也可以通过其单个成员来获取某种特征，比如，一个存在艾滋病病例的乡镇等。

1. 个人

大部分医学社会科学研究都要通过分析个人的特征来解释和说明各种医学社会现象，与一般意义上的医学不同，医学社会科学研究描述和分析的不是人类所共有的特征，而是各种社会角色的具体特征，包括不同社会环境、不同社会制度或不同文化中的研究对象的特征，如性别、年龄、职业、文化程度及其对某些医学社会科学现象的看法等。通过对个人的描述，并将这些描述进行汇总和处理，研究者即可以描述和解释由个人所构成的各种群体，以及由个人的行为方式所组成的形形色色的医学社会生活现象。

2. 群体

由若干个人所组成的具有某些共同特征的各种社会群体，也可以成为医学社会科学研究中独立的分析单位。群体特征不同于个人特征，例如，家庭的特征包括规模、代际关系和人均收入等。但是，有些群体特征可由个人特征汇集而来，如家庭的社会地位是由家长的职业和声誉决定的。有时，群体特征也可以用群体中个体的特征的平均值来描述，如家庭的人均收入常被用来描述家庭的经济情况。

3. 组织

组织由具有共同目标和正式分工的一群人组成，如工厂、公司、商店、学校、医院和政党等，是社会的基本构成单位，也是社会研究的重要对象。组织特征包括规模、组织方式、管理方式、组织行为、组织规范、人事任免和职称晋升等。以组织为分析单位的医学社会科学研究一般描述和反映的是该组织的内部结构与人际关系、在社会系统中的位置和功能以及与其他组织的联系。与群体一样，组织也是由若干个人组成，因而作为分析单位，其所具有的某些特征，往往与其中的个人有关。

4. 社区

社区是按地理区域划分的社会单位，如街道、行政村和城市等。社区内的居民一般由于共同从事政治、经济和文化等各项活动，而具有相对一致的文化规范和价值标准。以社区为分析单位的医学社会科学研究一般描述和分析的是社区居民的生活状况、交往活动、文化活动、行为方式以及该社区的历史发展过程等。从社区中所获得的资料，既可以用来描述和分析该社区自身的具体特征，又可以上升到宏观层面，进一步扩展为对整个医学社会的研究，描述整个社会的某些特征以及解释某些特定的社会现象。

5. 社会产物

有时，研究者会发现所要从事的医学社会科学研究中的分析单位不属于上述几种类型中的任何一种。例如,对艾滋病病人的歧视和社会支持情况,类似这种涉及各种形式的人类行为以及由人类行为所导致的社会关系(婚姻关系、师生关系或医患关系等)、社会制度(高考制度、医疗保险制度或实验室操作制度等)和社会产品(服饰、食品、建筑物、交通工具、书籍、电视广告或网络等)分析单位,统称为社会产物。以社会产物为分析单位的医学社会科学研究不是把行为主体作为研究对象,而是描述、分析和解释各种行为本身的特征。

在医学社会科学研究中,分析单位很大程度上决定了抽样方案和调查方案的设计。值得注意的是,一项研究课题可以采用多种分析单位,如研究吸烟问题,研究者可以选择个人、群体或社区作为分析单位,也可以将烟草销售等社会活动作为分析单位。当然,在具体的医学社会科学研究中,一般只选择一两个最主要的分析单位,以减少工作量。

(二)研究内容

研究内容是研究者根据研究假设和研究课题的要求而确定下来的所要研究的具体项目或指标,是分析单位的属性和特征,一般分为状态、意向性和行为三类。

1. 状态

状态指的是可以用来描述分析单位基本状况的一些客观指标。例如,个人的状态包括年龄、性别、身高、体重、职业、文化程度、婚育情况和经济收入等,家庭的状态有规模、代际关系和人均收入等,工厂的状态有组织结构、人员规模、年产量和利润等。

2. 意向性

意向性是一种主观变量,表征分析单位的内在属性,包括观念、动机、嗜好、倾向性、生活态度和宗教信仰等。值得注意的是,由于医学社会科学现象不同于自然现象,包含了人的主观意志,所以,不仅个人和群体具有意向性,组织和社区甚至社会产物也具有意向性。例如,不同的社区有不同的社会舆论,实行医疗保险制度的企业和未实行医疗保险制度的企业有着不同的就医倾向。意向性不能直接观察,研究者通常通过设计一组问题来描述观念、态度和行为倾向的不同类别以及各类别的不同程度。意向性的分析要以分析单位的动机、嗜好和信仰等来解释他的行为。

3. 行为

行为是一种可以被研究者直接观察到的各种医学社会活动,如就医、有偿献血和接受健康教育等,可以分为目标—理性行为、价值—理性行为、情感性行为和传统性行为。与意向性类似,群体、组织和社区等分析单位也有其特殊的行为。社会行为可以受到社会环境、社会制度、社会结构、社会关系和社会历史文化的影响,另外，社会行为之间还可能相互作用和相互影响，如一个人的行为可能会导致另一个人的相应行为。

在三类研究内容中，状态变量和意向性变量一般作为自变量，社会行为则通常作为医学社会科学研究中的因变量。除研究假设和研究课题的要求外，研究内容的选择还受到研究方法的影响。

(1) 研究层次　以个人和小群体为分析单位的医学社会科学研究侧重于微观层次，研究内容主要为个人的状态特征变量；而国家、社会制度和社会阶级等宏观层次的分析单位则一般用结构、环境和文化等变量来研究。

(2) 抽象程度　如果所要进行的医学社会科学研究需要的是形象的经验资料，那么研究内容需要选择具体的社会现象；如果需要获得的是对某一理论的解释，研究内容则要选择高度抽象的概念。

(3) 解释方式　共性解释以大量样本的共同特征来说明某一医学社会科学现象的一般模式或普遍规律，只需要考察少量主要属性；个性解释则是以个人的独特因素来解释他的社会行为，因此需要详尽观察该个体的各种属性和特征。

四、制定抽样方案、问卷或访谈提纲

抽样方案和问卷或访谈提纲是涉及研究资料具体的收集方式的问题，即如何根据确定下来的研究类型和研究方法，得到医学社会科学研究的分析单位的研究内容信息，详见本书第四章“抽样”和第八章“医学社会科学研究的常用技术”的有关内容。

(一) 抽样方案

医学社会科学研究中的抽样方法有两种：非随机抽样和随机抽样。非随机抽样不按照概率论原理，而是根据研究者自己的判断或偶然遇到的观察对象进行抽样，然后对样本进行调查，包括方便抽样、判断抽样、定额抽样和雪球抽样 4 种。这种抽样方案简便易行、省时省力，但是无法判断样本的代表性，无法知道总体的情况。调查的结果只能作为研究整体的参考，不能把样本调查的结论推及总体。

医学社会科学研究者多采用随机抽样的方法，即按照概率论原理进行抽样，研究总体中的每一个个体均有同等的机会被抽到并组成样本，因此，能够控制抽样的误差，并可以通过样本统计量估计总体参数所在范围，描述某种疾病或健康状况在特定时间、特定范围内人群特征上的分布及影响其分布的因素。随机抽样的基本要求是抽样必须遵循随机化的原则，样本必须足够大，且调查材料的分布要均匀，才能获得有代表性的样本，才能通过样本信息推断总体的特征。目前在医学社会科学研究中经常使用的随机抽样方法可分为单纯随机抽样、系统抽样、分层抽样、整群抽样和多级抽样。

（二）问卷或访问提纲

医学社会科学研究的目的确定后，在实施过程中需要将待研究的问题进一步操作化，即转化成一系列可测量的研究变量。医学社会科学研究变量具体可分为人口学资料（包括姓名、年龄、性别、职业、文化程度、民族、住址等），疾病和健康指标（包括死亡、发病、现患、伤残、生活质量、疾病负担等）以及相关因素变量（主要是指某些可能与研究疾病相关的特征，例如，吸烟、流产、经济收入、饮食习惯、家族史等）。对研究的任何一个因素或变量，都应有明确的定义。因为不同的人对同一问题（因素）的含义会有不同理解，如关于年龄的定义，有人理解为"虚岁"，有人理解为"周岁"，因此，常常以出生日期为年龄的定义标准。另外，何为"吸烟"，何为"饮酒"等诸如此类的问题也应有一个明确的规定，即根据研究目的和这些因素的作用来确定一个执行定义。对调查项目的定义可用黑体字等方式印在问卷或访问提纲上，也可编制一份"项目说明"的手册备查。

为使研究结果可靠，对研究项目还必须选择合适的测量尺度，尺度的设定应适合于研究目的，既要实际可行又要能提供较丰富的信息。如规定吸烟的测量尺度，每日吸烟支数（0 支、5 支以下、10 支以下、15 支以下、20 支以下和 20 支或更多）。尺度的划分要宽窄合适，并能包括所有可能出现的情况，如要有"不记得"、"其他"等栏目，来包含研究对象所有可能的答案。

1. 问卷

调查研究和实验研究的研究内容是通过问卷（questionnaire）来具体体现的，是医学社会科学研究获得原始资料的主要方式之一。通过问卷收集到的信息质量可直接影响整个调查研究工作的质量。因此，拟定出质量可靠的调查表是保证流行病学调查结果真实可靠的基本条件。另外，因研究对象和调查方法不同，问卷的填写方式可分为以下几种：① 知情人填写：例如，研究对象为文盲或伤残，自己不能填写问卷或填写困难，可通过其家人、邻居代为填写。② 研究对象填写：小学 5 年级以上文化程度的人，可自己填写问卷。通过工会等组织将研究对象集中在一起，研究者对问卷进行简要说明，待研究对象完成表格填写后即收回，填写不清楚的地方，当场查漏补缺。此方法应答率可高达 100%。③ 研究者填写：由研究者向被研究对象进行面对面询问，将答案填入调查表。此方法可提高研究对象对研究问题的理解和所收集信息的准确性，但要花费大量的人力、物力和财力。

2. 访问提纲

访谈多用于医学社会科学研究中的实地研究方法，在研究过程中，有技巧的研究者事先设计好一个包括一系列开放性问题(open-ended question)的访问提纲，要求研究对象采用一般性或者是非直接性的词语来代替“是”或者“否”的回答，再根据被调查者的回答，随时调整思路提出新的问题以逐步深入，从而获得较为真实且深层的资料。访谈分为非结构式访谈(unstructured interview)、半结构式访谈(semi-structured interview)和全结构式访谈(structural interview)。顾名思义，非结构式访谈不受访问提纲的影响，既没有要询问的特殊问题，也没有事先规定的可能答案，目的在于使研究对象用自己的语言充分表达自己对某一医学社会科学现象的看法；半结构式访问的提纲由与研究目的有关的一些关键性要点和研究对象希望进行交流的内容组成；全结构式访谈要求研究者按照访问提纲上的开放性问题的顺序，逐项提问，包括自由作答法、归类法、打分法和排序法。

五、研究计划的安排和实施阶段的准备

问卷或访问提纲拟定后，接下来涉及的就是实施阶段的准备问题，并将研究计划中的各个细节落实到位。

(一) 确定研究的场所，作出时间计划

根据现有条件，争取研究现场；根据研究任务，制定出研究工作的时间计划。调查研究是短期的，可由具体的调查员分发和回收问卷；而实验研究和实地研究是长期的，前者需要研究者施加人工干预，观察干预后的研究对象的特征或属性的变化情况，后者需要研究者深入现场，长期地观察与访问。因此，这个阶段还需要对每个参与研究人员的任务作出分工，并作出工作进度安排。

(二) 调查员或访谈员的募集与培训

医学社会科学研究是由调查员或访谈员具体完成的，二者对研究质量起着关键作用。例如，调查员或访谈员有意识地调查或访谈具有某些特征的对象，而不重视或马虎对待其他不具备某些特征的对象，则将导致偏倚。又如，在资料收集、现场测量中由于检验技术操作不规范等以及调查员或访谈员工作粗枝大叶，又将导致测量偏倚。因此，在实施一项医学社会科学研究之前，必须募集到符合条件的调查员或访谈员，并对他们进行统一培训。

调查员或访谈员要有端正的科学态度和高度的责任感，对所进行的医学社会科学研究不带任何主观偏见，任何情况下都不能弄虚造假，并且能对研究材料保密。对调查员或访谈员的培训包括：调查或访谈时，要利用医学社会科学研究的技巧，争取到研究对象的合作，尤其要保持中立，不作任何形式的暗示和导向；在调查

或访谈过程中和结束后，要注意核实研究对象回答的逻辑性并及时校正。

（三）作出研究工作的经费预算和物质准备

研究经费包括参加研究人员的差旅费、协调人员的劳务费、问卷的印刷费和资料处理费等。物质准备主要指调查工具、实验手段和资料整理分析手段的准备，如问卷、量表、体重秤和适合版本的统计软件等，合理的安排与规划保证了研究工作的顺利开展。

第三节 资料整理、分析与结果评价、总结

任何医学社会科学研究的成功最终需要依靠所获得的研究资料的可靠性与有效性，亦即信度和效度，只有研究资料真实并且准确地反映研究问题，所做的研究才是有价值的。研究资料的信度和效度首先当然取决于事先的医学社会科学研究设计的合理与否，而资料收集结束后对数据资料的加工和分析也有着十分重要的作用。研究者应该依据医学社会科学研究设计，运用合适的统计软件和正确的统计学方法，这对结果的判断非常重要，误用统计学方法必然导致错误的结论。但是，无论选用哪种研究类型和研究方法，所获得的研究资料都不能直接用于统计分析，研究者还需要对资料进行整理和汇总，才能最终将从现实医学社会现象中获得的信息和资料转化成研究的结果。

一、资料整理

资料整理的过程是对观察和实验中所收集到的大量数据资料进行科学地清理和转换，对原始文字资料、图片资料以及音像资料进行整理、分类和加工，为最后的理论分析和科学抽象奠定基础。

（一）人工核查

一项具体的医学社会科学研究结束后首先应对原始资料逐项进行检查与核对，以提高原始资料的准确性、完整性，同时应填补缺漏、删去重复、纠正错误等，以免影响数据质量。接下来按照统计有关技术规定及医学社会科学的需要来整理原始资料，如组的划分、整理表格的拟定，以便进一步分析计算。

尤其值得注意的是，凡是与研究目的相关联的资料都应该选取，否则，就可能

出现重大偏差，甚至导致错误的研究结果和结论。不能只选用与预期研究结果相符合的资料，而舍弃与预期结果不符合的资料。判断所收集资料的可靠性需要依靠一定的工作经验和专业知识，对一些当时不能确定可靠性的资料，不要轻易地作出判断和处理，应该进行检查、核对和思考解决办法。一切原始资料均应该积累和保存，以备查阅和重新整理。

（二）计算机汇总

随着计算机的普及，一般医学社会科学研究的资料都需应用计算机处理，需要建立相应的数据库，将原始资料录入计算机，在输入计算机时尽可能选用专业人员双重录入数据，并应用某些软件中的数据录入核对功能（如，Epi Info 软件的核对模块）。

二、资料分析

资料分析方法取决于医学社会科学研究的目的、内容和要求等。不同的医学社会科学研究类型，其资料的分析方法也有一定程度的差别，例如，探索性研究主要采用定性分析方法，描述性研究主要采用描述统计，解释性研究则多采用双变量与多变量的相关分析等。

（一）定量资料的分析

医学社会科学研究定量资料的统计分析基本原则与其他社会学研究分析原则一致。即计量资料选择均数的 t 检验、方差分析、协方差分析、相关分析与线性回归等方法；分类资料与计数资料可选择卡方检验、Logistic 回归、Cox 回归、Poisson 回归等方法进行分析。

（二）定性资料的分析

相比定量资料，定性资料没有专用的统计软件和统计分析指标，其资料分析主要是通过归纳与演绎、分析与综合和具体与抽象等多种思维形式实现的。

三、结果评价、总结

医学社会科学研究资料的分析结果应该被研究者总结并抽象化，撰写成科研论文，如果没有科研论文或科研总结，则医学社会科学研究成果无从体现，不能得到交流，所做的研究工作也就没有意义。

这一阶段的主要任务是撰写研究报告、评估研究质量和交流研究成果，将整个医学社会科学研究工作系统、集中和规范地表达出来，包括研究目的、研究方法、资料收集方式和分析方法、研究结论和研究成果的质量；同时，还要将医学社会科学研究的成果以不同形式应用到医学社会实践中去，为广大医学社会科学工作者服务，促进医学社会科学技术不断发展，为防病治病和促进健康服务，真正发挥医学社会科学研究在认识社会现象和探索社会规律中的巨大作用。

（李文先　叶冬青）

第四章　抽　　样

抽样作为医学社会科学研究的主要内容之一，是调查研究最常用的手段，也是社会调查的一个重要步骤，它关系到研究资料的准确获得、研究的成功实施。医学社会研究的一个首要问题就是决定观察什么和不观察什么，而抽样正是选择观察对象的过程。例如，在广场上，每隔 20 人就访问 1 人，这个过程即可以称为抽样，但这是非概率抽样。若使选择的样本结果能推论到总体状况，则需要采用概率抽样。非概率抽样和概率抽样正是抽样的两大类型。本章对抽样的基本概念、程序、类型进行介绍。

第一节　抽样的概述

抽样的应用始于 1891 年的人口调查，而社会科学中的抽样则是与预测政治选举一起发展而来。目前，抽样已被广泛用于社会的各个领域，并逐渐成为社会学研究中的重要方式。

一、抽样的概念和术语

抽样是一种从研究对象的总体中抽取一部分研究对象作为总体人群代表的程序，抽样调查就是对这些被抽出作为代表的研究对象所进行的调查。抽样调查是一种非全面调查。抽样中常用的术语有：个体与抽样单位，研究总体与调查样本，抽样、抽样单位和抽样框，参数值和统计值，抽样误差，置信度和置信区间等。

（一）研究总体和调查样本

1. 研究总体

研究总体指理论上明确界定的、符合研究者考察特征的全部个体的集合，而个体则是构成总体的基本单位。个体可以是某种类型的人（例如，男性、儿童等），也可以是家庭、社区等。例如，在某市进行一项大学生健康状况的调查，该市所有在校大学生的集合就是所要研究的总体，而每一个在校大学生则是构成总体的个体。若研究某市居民家庭的生活质量，该市所有居民家庭就成为研究总体，而其中的每户家庭则为总体中的个体。

2．调查样本

调查样本指从研究总体中按照一定的方式实际抽取到的一部分个体的集合。例如，从某市 3 万名大学生总体中，按照一定方式抽取大学生 500 名，在实际调查中，由于休学、患病住院等原因有些学生可能无法抽取到。而那些有机会被抽取到的个体组成的集合体，就是调查样本。

（二）抽样、抽样单位和抽样框

1．抽样

抽样指从组成研究总体的个体的集合体中，按照一定方式选择一部分个体的过程。例如，从某部队 5 000 名士兵组成的总体中，按照一定方式抽取 500 名士兵的过程，就叫做抽样。

2．抽样单位

抽样单位即抽样中所使用的基本单位，抽样单位和个体有时相同。上例中，直接从 5 000 名士兵中抽取 500 名士兵，这时抽样单位和个体是一致的，都是每一个士兵。而有时也会不同。在上例中，如果从该部队抽取 5 个连（假设正好是 500 人）组成所需的样本。这时的抽样单位是连，个体是每一个士兵，此时抽样单位和个体就不一样。在实际工作中，抽样单位往往是多层次的。例如，要调查某县农村家庭食用腌制食品情况，可先在一个该县中抽取若干个乡，然后再从抽中的乡里抽取某些村，最后从这些村中抽取家庭，以家庭中的成员作为样本。这时抽样单位分别是乡、村、家庭三种，分别称为初级抽样单位、次级抽样单位和终级抽样单位。

3．抽样框

抽样框又称抽样范围，是指一次抽样过程中所有抽样单位的名单。例如，从某个部队 5 000 名士兵中直接抽取 500 人，那么该部队 5 000 名士兵的名单就是此次抽样的抽样框。如果是从所有连中抽取 5 个连的士兵，那么此时的抽样框就是所有连的名单。抽样框在抽样调查中处于基础地位，是抽样调查不可缺少的一部分，对总体的推断具有相当大的影响。

（三）参数值和统计值

1．参数值

参数值又称总体值，是对于研究总体中某一变量的综合描述。在统计中较常见的参数值是某一变量的平均值。例如，某学校所有学生身高的平均数和标准差，就是对该校学生身高这一变量的综合描述。例如，某单位所有职工工资的平均值就是对该单位职工工资的综合描述。

2. 统计值

统计值又称样本值，是对于被抽中的样本中某一变量的综合描述，例如，从该校抽取500名学生，测量这些学生的平均身高。当所抽取的个体对总体具有充分的代表性，则可以根据样本统计值推算总体参数值，达到从样本推断总体的目的。抽样调查的关键就是通过样本统计值推断总体的参数值，从而实现由部分认识总体。

（四）抽样误差

从同一研究总体中多次随机抽取容量相等的若干样本，调查样本获得的结果往往不一定相等。也就是说，虽然使用了随机抽样方法，但由于个体差异的存在，样本未能包含总体的全部信息，这是因抽样产生的。用样本的统计值去推论总体的参数值时，总会存在着偏差，样本统计值和总体参数值之间的差别即称为抽样误差。抽样误差是无法避免的，但可以通过样本容量和抽样方法的设计来加以适当控制。抽样误差是衡量样本代表性高低的标准，其值的大小主要取决于总体的异质性和样本中个体的数量。一般情况下，研究总体中个体的异质性越高，代表性越低，抽样误差越大；而样本所含个体越多，代表性就越高，抽样误差越小。因此，减少抽样误差的方法有两种：一是增大样本含量，二是减少样本的异质性，通常是采用分层的方法。

需要指出的是，抽样中因观察、测量、计算等人为因素造成的差错或和其他一些因违反随机原则而产生的误差不属于抽样误差，此时的误差称为系统误差。增大样本量、重复抽样等都不能减少系统误差。

（五）置信度和置信区间

1. 置信度

置信度又称置信水平，是指总体参数值落在样本统计值某一区间内的概率，即总体参数值落在样本统计值某一区间内的把握性程度。置信度可以反映抽样的可靠性程度。

2. 置信区间

置信区间是指在一定的置信度下，样本统计值与总体参数值之间的误差范围。置信区间可以反映抽样的精确性程度。置信区间越大，置信度越高。

二、抽样的优势

抽样的优势在于可以通过从研究总体中选取有代表性的样本，对样本进行调查，可以由调查样本的结果推论研究总体的特征。在医学社会科学调查中，抽样主要解决的是调查对象的选取问题，即如何从总体中选出一部分具有代表性的样本，样本具有代表性是抽样调查的关键。

抽样调查是医学社会科学研究中最为常用的调查方法，与普查相比，抽样调查具有以下优势：

（一）调查的费用较低

当研究总体包含的个体数目较大时，普查所消耗的费用巨大，且费时、费人力。例如，疾病普查的花费巨大，工作量也很大。而应用恰当的抽样后，实际调查对象仅为总体的一部分，数目比普查的小得多，因此，对抽样后样本调查所耗费的费用较普查少得多。

（二）工作进展的速度快

调查研究总体中的每一个对象，比调查其中一部分样本要费时得多。因此，抽样调查不仅可以节省工作时间，而且提高了工作效率。在当前信息日新月异的时代背景下，常要求我们迅速提供和掌握社会现象的变化及其与医学领域的相关性，此时抽样调查显示出很大的优越性。

（三）应用范围广

由于抽样调查具有省时、省人力、省物力和财力这四大特点，其应用领域十分广泛，不像普查那样受局限。在某些特定的调查中，当调查员已受过专门培训，在条件有限的前提下，就可以采用抽样调查来收集信息。因此，抽样调查的应用更加灵活、更加广泛。

（四）可获得内容丰富、信息充分的资料

开展普查时，为节约费用、减少工作量，并结合各地区的特点，通常只能调查少量项目。而开展抽样调查，由于调查对象的数目远小于普查，因此，可以调查较多的较为复杂的项目，并能集中时间和精力进行详尽分析，以获得更详细更准确的信息。

（五）调查结果的准确性高

实施一项普查需要大量的调查员，当这些调查员缺乏调查经验或没有进行过专业训练时，由于个人调查技术的稳定性以及不同调查员的一致性不够，可能会降低调查质量。而抽样调查的是样本，数目较少，因此可以选择少量素质较高、具有丰富调查经验的调查员并对他们进行充分的培训，这样可以在实地调查中对调查过程给予更合理、完善的监督，提高获得资料的准确性。

因此，与普查相比，抽样调查所获资料更准确、更可靠。但需明确的是，这些优越性的成立必须依据下列假设：① 调查样本含于研究总体之中。② 调查样本能够代表研究总体，即两者应有相近的特征、现象、关系及过程。③ 调查样本的结果能够为研究者提供一个有关研究总体的生活、态度、价值等更为清晰的脉络。

三、抽样的分类

从研究总体中选取调查样本的过程就是抽样，抽样主要分为两大类：概率抽样和非概率抽样，两者具有本质区别。概率抽样是目前应用最多、最广，也是作用最大的抽样类型。因此，在本章中重点介绍概率抽样。

（一）概率抽样

概率抽样是依据概率理论，从研究总体中抽取一部分具有代表性的观察个体组成样本，再用样本推断总体的特征，可以确定样本的精确性。概率抽样的优势在于，调查者可抽取不同年龄、不同层次的调查对象，获得更多信息；能估算抽样误差；对抽样得到样本的调查结果可以推断总体。但局限性是概率抽样的费用往往比非概率抽样的高；而且实施较为复杂，需要安排详细的计划；收集资料花费的时间也较长。概率抽样主要包括单纯随机抽样、系统抽样、分层抽样、整群抽样和多阶段抽样。

（二）非概率抽样

非概率抽样是没有依据概率理论，研究者常常以实施是否方便或主观愿望等因素来选择调查样本，由于未遵循随机原则，因此样本不具有代表性，其调查结果无法推断总体。非概率抽样的优势在于：抽样简单易行、成本低、省时间，在统计方面也比概率抽样简单。但是无法排除调查者主观因素的干扰，无法客观测量样本的代表性，其样本调查结果无法推断总体。非概率抽样主要包括方便抽样、判断抽样、定额抽样和雪球抽样。

四、抽样的一般程序

(一) 界定总体

界定总体是指在具体抽样前,先对研究总体的范围和界限作明确的界定。即事先了解和掌握总体的结构及各方面的情况,如果忽略了选择总体的社会依据和总体特征,即使抽样时采用随机的方法,抽取的样本也很可能不具有代表性。因此,样本必须取自明确界定后的总体。

1936 年《文摘》杂志对美国总统大选民意测验的失败就是最著名的例子。在总统投票选举前,《文摘》杂志寄出了 1 000 万份明信片,询问民众的投票倾向。然后根据收回的 200 万份明信片,预测共和党候选人兰登将战胜民主党候选人罗斯福而当选总统。但是,大选的结果却是罗斯福以领先 20%的得票率战胜了兰登。

这次《文摘》杂志失败的根本原因就是对抽样的总体缺乏明确的界定。当时明信片寄出的对象是根据电话号码簿和汽车登记簿来随机抽取的,而拥有电话和汽车的选民大部分都是上层阶级的,并不能代表美国的全体选民。因此,《文摘》的总统大选预测惨遭失败。

(二) 制定抽样框

总体范围明确界定后,收集研究总体中所有抽样单位的名单,并对名单进行编号,建立起可供抽样使用的抽样框。例如,某大学男学生的体育锻炼情况。

第一步:界定总体范围——某大学在校全日制本科男生,专科或成人教育等不符合界定的学生就不在抽样总体中。

第二步:收集该校全部符合界定总体的男生名单,并按一定顺序将全部名单统一编号,形成一份完整的无重复和无遗漏的名单。这样就构成了抽样框。

在实际抽样中,获得一份完整的抽样框往往较为困难,这就要求我们必须具有认真的态度。例如,在调查某市 5 岁以下儿童的生长发育状况时,需要一份该市完整的 5 岁以下儿童的名单。此时的工作量就非常大,要花费较大的人力、物力和财力。

此外,建立抽样框时需要注意的是,如果抽样是分几个阶段进行,那么就要建立相应的不同阶段的抽样框。例如,为了解某省农村中小学学生的健康状况,需要先从该省 23 个市县中抽取 5 个,再分别从 5 个市县抽取 5 所中小学校,然后从每个被抽中学校里抽取 10 个班级,最后从每个班级里抽取 20 名学生。那么,此时不同阶段的抽样框分别是 23 个市县的名单,抽中市县的所有农村中小学校的名单,所有抽中学校的班级名单,最后是每个抽中班级的学生名单。

（三）决定抽样方案

抽样方法有很多种，不同的抽样方法各有其特点和使用范围，在后面的章节将一一介绍。因此，开展不同的医学社会科学研究应选用不同的抽样方法。一般要根据研究目的、研究要求以及其他相关因素来决定选用何种抽样方法。除了选择抽样方法外，还要确定样本规模。

（四）确定样本规模

确定样本的规模是抽样前的一项重要工作，即估计样本量的大小。样本容量是指样本中包含个体的数目，例如，从一个居委会中抽取样本，样本中有100名居民，则样本容量为100。统计学中把容量少于30的样本称为小样本，而将容量大于30的样本称为大样本。样本太大，会增加工作量，耗费过多的人力、物力和时间；样本太小则代表性不够，不能推断总体，可能因此而无法完成研究目的。因此，必须抽取适当的样本量。确定样本量一般应考虑以下几个方面因素的影响：

1. 研究的精确性

研究的精确性是指根据研究目的对样本估计总体时所允许的误差大小。当置信水平已确定，允许误差实际上就是抽样误差。抽样误差与样本大小有很大关系，样本越大，抽样误差越小；样本越小，抽样误差越大。因此，研究的精确性要求越高，允许的误差就越小，样本量就越大；反之，研究的精确性要求越低，允许的误差就越大，样本量就越小。

2. 研究总体的规模

样本的调查结果用来估计研究总体的状况，因此，在一定精确性的要求下，总体规模越大，对样本量的要求越大。在一般情况下，这个推论是成立的。但是当研究总体的规模从5 000增大到500 000或更大时，样本容量虽在增长，但增加幅度较小。实际上，当总体规模达到10 000以上时，样本量是很接近的。

3. 研究总体的异质性

可以用总体标准差来表示研究总体中个体间异质性的程度。总体内部的异质程度越低，总体的分布就越集中，所需样本量自然越小。反之，总体内部的异质程度越高，总体的分布越分散，则需要抽取更多的样本来描述总体。

4. 抽样方法

不同的抽样方法有各自不同的样本含量计算公式，同时不同抽样方法的抽样误差也有差异，这些都影响了样本量的大小。因此，在选取抽样方法后，要根据实际情况估计所需样本量。

5. 无应答率

在实际抽样调查过程中，很可能会遇到研究对象不配合调查或无法找到样本等情况，这种情况就叫做无应答，使得实际上得到的样本量与理论上应抽取的存在一定的差异。因此，在确定样本量时，应考虑无应答率。调查前，先估计无应答率的大小，再根据公式计算实际所需的样本量。例如，要调查5 000名居民，估计无应答率为10%，那么实际应调查的样本量为5 000/90%≈5 556。

6. 调查者的经费

在初步估计样本量后，还要根据研究者所拥有的经费、时间、人力等现实情况进行调整。如果上述条件受到限制，那么就应考虑减少样本量，但也要注意保证调查结果的真实性和可靠性。在这种情况下，做出恰当选择则显得十分重要。

（五）实际抽取样本

实际抽取样本就是严格按照所选用的抽样方法，从抽样框中选择抽样单位，构成研究所需的样本。受抽样方法的不同以及抽样框能否事先得到等因素的影响，实际的抽样工作可以先抽取好样本，再到现场直接对预先抽好的研究对象进行调查。例如，抽取某中学200名学生时，该校学生的名单很容易得到，抽样的样本量也不大，此时可以在实地抽样前先抽取200名学生的名单，然后再到该校进行调查；也可以一边抽取样本一边进行调查。如果调查较复杂，样本量较大，一般可以采取到实地后再抽样的方法。例如，要调查某市农村中小学学生的健康状况，由于全市的农村中小学校较多，所需样本较大，抽样较复杂，一般都是到实地后再进行抽样。

在调查前，调查员通常都要制定完整的抽样方案，当调查员到达实地后，就可以根据预先制定好的方案进行抽样。

（六）评估样本质量

样本抽取后，应对样本进行评估。样本评估就是对样本的代表性、质量和偏差等进行初步的检验和衡量。其目的是初步检查样本对于总体的代表性，防止由于样本偏差太大而出现失误。

样本评估的基本方法是：对那些反映总体特征的重要指标及其分布的资料，与样本中的同类指标或分布资料进行对比。若两者的差别较小，则认为样本的质量较高，具有较好的代表性；反之，若两者的差别较大，则样本的质量较差，不具有充分的代表性。

例如，在某校抽取500个样本（学生），分析其中某些重要指标的分布，结果男生占65%，女生占35%；农村生源占60%，城市占40%。通过从学校相关部门获得的统计资料：该校男女生比例是66∶34；城乡比例是41∶59。调查样本与研究总体比较，发现差距很小，在一定程度上说明，样本的代表性较高，抽样质量较好。

综上,我们可以看到样本量受到多种因素的影响,同时这些因素可能相互制约。如果我们想得到一个大样本,以保证样本的代表性,那么其可能会增加经费与工作量。因此,要求我们在实际工作中,权衡利弊,综合分析科学性和可行性后,准确估计样本量。

第二节 概率抽样

一、概率抽样的原理

(一) 基本原理

概率抽样是指研究总体中的每个个体均有一个已知不为零的被选入样本的机会,抽样是根据概率理论进行的。通过随机原则获取样本,可以避免抽样过程中人为因素引起的误差,确保样本的代表性。概率抽样又分为等概率抽样(随机抽样)、不等概率抽样。等概率抽样是指总体中每个个体被抽中的概率均等,不等概率抽样是指总体中每一个体被选入的概率不同。

(二) 抽样分布

在随机抽样中,对每一个样本,都有一个具体的统计量。由于抽样是随机的,统计量也是一个随机变量。假如从一个研究总体中随机抽出容量相同的所有可能的样本,根据这些样本可以计算出某个统计量的所有可能值,所有可能值形成一个分布,称为该统计量的抽样分布,简称抽样分布。

二、概率抽样的方法

概率抽样具有不同的表现形式,每种形式都有其不同的特点。下面对常用的几种概率抽样方法进行介绍。

(一) 单纯随机抽样

单纯随机抽样又称简单随机抽样,是概率抽样中最基本的形式,也是其他抽样方法的基础。单纯随机抽样严格按照等概率原则,从 N 个单位的总体中随机抽取 n 个单位组成样本($N>n$),即总体中的每个单位被抽中成为样本的概率相等,而且每个单位是被单独选出的。例如,掷硬币法、随机数字表法。

平时我们常用的抓阄、抽签等方法都是简单随机抽样。例如,某专业有学生500名,要调查该专业学生的就业倾向,需要抽取80名学生,此时可以采用简单随机抽样的方法。首先获得该专业所有学生的名单,将名单进行编号,建立抽样框。再将500张小纸条一一编号,从001到500。然后把500张小纸条放在一个可封闭的盒子里,打乱纸条顺序后,从中随机抽取80张小纸条。最后按纸条上的编号找到对应的学生名单,依此得到由80名学生组成的样本。这就是抽签法。

当研究总体数量不是很大时,我们可以用抽签法,但抽签法要求将总体中的每一个单位编号,当总体数量太大时,抽签法就很不方便。此时,可以采用随机数字表来进行抽样。随机数字表是由数字0～9组成的表,由电子计算机编制而成。较大的随机数字表有美国兰德公司1955年编制出版的100万随机数字表和肯德尔与史密斯1938年编制出版的10万随机数字表。

利用随机数字表进行抽样的具体步骤是:先取得一份研究总体中所有个体的名单,即建立抽样框;将总体中所有个体按顺序一一进行编号,不要重复或遗漏。根据总体规模为几位数来确定从随机数字表中选几位数码,如果总体为2 000人(4位数),就从随机数字表中选取4位数码;以总体规模为标准,对随机数字表中的数码逐一进行衡量并决定取舍,以2 000为标准,对随机数字表中出现的每个四位数进行取舍,小于或等于2 000的数字被选中,大于2 000的数字被舍去,直到选够样本量为止;依据从随机数字表中选出的数码,到抽样框中找出其所对应的元素。

单纯随机抽样易于理解,样本结果可以推断总体。但局限性是抽样框的建立较为困难;当总体数量太大时,实施起来费时费力,而且容易出错。因此,单纯随机抽样只适用于总体数量较小的抽样调查;比其他概率抽样方法的精确度低,抽样误差较大。

(二) 系统抽样

系统抽样又称机械抽样或间隔抽样,将研究总体中的每个个体按一定顺序编号,按抽样间距分成 N 个部分,再从第一部分中随机抽取第 m 个个体,然后用相同的间隔机械地从其他部分各抽取一个个体组成样本。

系统抽样的具体步骤:将总体中的每个个体按顺序进行编号,即建立抽样框;计算抽样间距,采用总体规模除以样本规模的方法,即 $K(\text{抽样间距})=\dfrac{N(\text{总体规模})}{n(\text{样本规模})}$。采用单纯随机抽样的方法是从最前面的 K 个个体中随机抽取一个个体,记下这个个体的编号(假设所抽取的这个个体的编号为 M),以 M 作为随机的起点。在抽样框中,自 M 开始,每隔 K 个个体抽取一个个体。即所抽取个体的编号分别为 $M, M+K, M+2K, \cdots, M+(n-1)K$,被抽中的 n 个个体就构成了调查样本。

例如，要调查某工厂职工的收入水平，该厂职工总数为2 000人，要抽取200名职工组成样本。首先按照抽样的步骤，将该厂2 000名职工的名单依次编号，建立抽样框；接着计算出抽样间距K，根据公式$K=\frac{2\,000}{200}=10$，即每隔10人抽取1名。然后在前10个数字中，随机抽取一个数字，假设为8，那么从8开始，每隔10人抽取1名职工。这样，抽取的数码就是8，18，28，…，1 998，共200个号码。最后，将数码对应的职工一一找出，就形成了本次调查所需的样本。

系统抽样是单纯随机抽样的另一种形式，主要用于个体按抽样顺序随机分布的情况。与单纯随机抽样相比，工作量较小，更易实施。同时样本在总体中的分布更均匀，所以抽样误差更小，结果较精确。在不了解抽样框组成情况时也可进行。但需注意的是，当观察单位按照顺序具有某种变化趋势时，则容易产生偏差。

（三）分层抽样

分层抽样又称类型抽样，是将研究总体中的所有个体按一定特征分为若干个类型或层次（称之为层），再从每一层中随机抽取个体而组成样本。由于研究总体按照不同标准可分为不同的层次，因此，在实际抽样时应遵循一定的原则：① 以调查所需要分析的主要变量作为分层的标准，例如要调查不同年龄居民糖尿病患病情况，就可以将年龄作为分层标准。② 尽可能要求各层内差异较小、层间差异较大，以体现总体的各种特征。例如，在居民区内开展调查，可依据受教育程度为分层标准，将居民分为文盲、小学、中学、大学等不同层次。③ 若某些变量具有明显的层次分布，可以将这些变量作为分层标准。例如，在社会调查中，性别、年龄、职业等都是具有明显层次的变量，均可以作为分层标准。

分层的作用主要表现为三方面：一是为了工作的方便和研究目的的需要，可根据不同层的特点，灵活选用不同的抽样方法，对不同层进行独立分析；二是为了避免由于总体内部差异较大而引起的误差，提高抽样的精度；三是为了在一定精度的要求下，可以减少样本的单位数以节约调查费用。因此，分层抽样是应用较为普遍的抽样技术。

一般下列情况宜采用分层抽样：

1. 研究总体中个体差异较大时

例如，调查某市居民系统性红斑狼疮的患病率，由于男性和女性的患病情况差异较大，此时可采用分层抽样，使得所抽中样本中各种特征的构成与总体人群中各种特征的构成相似，提高样本代表性。

2. 不同层需要采用不同的抽样方法时

分层的要求是层内差异较小、层间差异较大，分层后每层都是独立的子总体，可以分别采用不同的抽样方法。例如调查某地人群糖尿病的患病情况，可将该地人群分为城镇和乡村两层。由于城镇居民较为集中,可利用门牌号进行系统抽样;而乡村居民较为分散,可以以乡或村为单位进行整群抽样。

分层抽样可分为等比例分层抽样和非等比例分层抽样。等比例抽样要求各层次中抽取样本的比例是相同的,例如,在第一层中抽$\frac{1}{100}$,在其他各层中也同样抽$\frac{1}{100}$,这样调查样本与研究总体的比例也是$\frac{1}{100}$。等比例分层抽样易于理解和操作,适用于各层之间虽有差距,但每层内部个体之间差异较小的情况。当各层的数量差别很大时,则不适用等比例分层抽样。非等比例抽样即不受各层中抽取样本数量的比例相等的限制,根据实际情况和概率论的要求,对于有较大影响但数量较少的层次分配给较大的抽样比例,而对数量较多的层次分配给较小的抽样比例的一种抽样方式。采用非等比例抽样时,应注意在统计分析中给各个层次分配不同的权重,以抵消抽样比例不同而造成的误差。

(四)整群抽样

整群抽样又称聚类抽样,是将研究总体分成若干个小的群体(即抽样单位),然后从中随机抽取若干个群体,再对被抽中群体中的所有个体进行调查的抽样方法。要求各群体间差异较小,群体内个体间具有差异性。

例如,调查某学校学生的营养状况,该校共有 50 个班级,每班 50 人,所需样本量为 500。采用整群抽样方法,随机抽取 10 个班级,正好 500 人组成样本。

整群抽样是以群体为单位进行抽样,可以简化抽样过程,实施起来比较简便,节省人力、物力和时间;可以相对扩大资料收集的范围。由于抽样前应首先建立抽样框,而某些情况下抽样框的建立是比较困难的。例如,要在某市抽取一部分居民作为样本,那么抽样框就是该市上万名居民,这在实际工作中是很难得到的。而实施整群抽样则便于操作,可以该市所有的居委会名单为抽样框进行抽样,这样就大大简化了抽样过程,也扩大了抽样范围。但整群抽样亦有局限性,其最大缺点是抽样误差较大。由于样本分布不均匀,代表性较差。抽样时可以多抽取几个小的群体,尽可能减小抽样误差。

(五)多级抽样

多级抽样又称多阶段抽样,是将研究总体按不同层次或水平分为几个阶段而进行的抽样方法。当抽样单位多、范围分布广时,若使用前面介绍的几种抽样方法,工作量大,实施起来难以把握,这时就可以采用多级抽样,可简化抽样过程,简便易行,省时省力。

多阶段抽样的具体步骤:先将总体分为若干个一级抽样单位,从中随机抽取若干个一级抽样单位;再将抽中的每个一级单位分成若干个二级抽样单位,从中各随机抽取若干个二级抽样单位……依此类推,直到获得最终样本。

多阶段抽样中如何确定每一级抽样的单位数目,主要影响因素有两个:

1. 各抽样阶段的子总体之间的同质性

如果同质性程度高的话,所需的数目较少;反之,所需数目会多一些。如果该区的 10 个居委会之间的差别较小的话,就可以减少抽取居委会的数目。

2. 研究者所拥有的人力、时间和经费

在实际抽样中,我们要考虑到抽样的覆盖面。覆盖面广,那么样本的代表性就大,但是当覆盖面过大时,就会导致抽样的工作量增大,会耗费大量人力、物力,影响调查的实施。因此,在确定每一级抽样的单位数目时,不能一味追求高的代表性,还要充分考虑到研究者所拥有的人力、时间和经费的限制。

例如,要调查某省农村中小学学生的卫生习惯,可应用多级抽样方法。第一阶段确定初级抽样单位,即根据该省行政区划和地理位置分层抽取 5 个地区(东、南、西、北、中)。第二阶段确定二级抽样单位,即在选定的地区内随机抽取 5 所学校。第三阶段具体抽取观察单位,在抽中的学校,按年级分层,随机抽取样本。

多级抽样的优点:一是便于组织实施,当研究总体数目很大、分布很广时,若采用简单随机抽样,建立总体的抽样框非常困难。若采用系统抽样,则要将总体进行有序排列并等距抽取,也相当困难。若采用分层抽样,则需要掌握总体的有关资料,按照分层的原则,在各层中抽样,工作量也非常大。若采用整群抽样,也需掌握研究总体单元的有关资料,并在抽中的群内作全面调查,工作量也很繁重。而采用多阶段抽样,就可以减少上述抽样方法中的困难。多阶段抽样可以按现有的行政区域或地理区域划分为不同的抽样单位,从而简化抽样框的编制,便于样本的抽取,使整个抽样调查的组织工作易于实施。二是抽样方式灵活,有利于提高抽样的估计效率。多阶段抽样中,各阶段可以采用同一种抽样方法,也可以根据实际情况,采用不同的抽样方法。

第三节　区域抽样和随机数字拨号抽样

一、区域抽样

区域抽样是群体抽样的一种形式,是将样本按区域进行划分,再选定某抽样区域,例如,县、乡(镇)、村等,从中确定调查对象。常用的区域抽样方法包括依据户籍资料的容量比例概率抽样法(probability proportion to size,PPS)、住户中抽取被访者、按居住地地图法抽样。

(一) 按户籍资料的 PPS 抽样

在实际抽样中,应用范围最广的多阶段抽样方法是分层多阶段区域抽样。只要研究总体能以区域进行划分,就可以采用分层多阶段抽样方法。

例如,调查某省城市居民的血压水平,这是一次全省性的调查,可以利用区域划分总体来进行分层多阶段抽样。

1. 确定总的抽样比和各级抽样单位

假设某省城市居民共有 1 000 万人,计划抽取 5 000 名居民,那么总的抽样比为

$$F = \frac{n}{N} = \frac{5\,000}{10\,000\,000} = 0.000\,5$$

此次抽样为 4 级抽样,各级的抽样单位分别为市、区、居委会、居民。在全省按行政区划和地理位置抽取 4 个市,每个市抽取 5 个区,每个区抽取 5 个居委会,每个居委会抽取 50 名居民,即样本规模为

$$4 \times 5 \times 5 \times 50 = 5\,000(\text{人})$$

2. 对初级抽样单位进行分层,计算每层样本规模

结合调查地区的经济水平和地理位置,将初级抽样单位分为 4 个层次。假设某一层的居民总数为 100 万人,那么按照比例分配样本,该层的样本规模为

$$1\,000\,000 \times 0.000\,5 = 500(\text{人})$$

取层内初级抽样单位数目 n 为 4,那么市的子样本人数为 $500 \div 4 = 125$(人),区的子样本人数为 $125 \div 5 = 25$(人),居委会的子样本人数为 $25 \div 5 = 5$(人)。

3. 在各层抽取初级抽样单位

① 对层内的初级抽样单位进行排序:从普查资料或其他部门的相关资料中,获得初级抽样单位的规模测量值,然后按一定方式将各层内的初级抽样单位排列起来。排列方式主要有以下两种:一是事先获得初级抽样单位的某个与测量变量密切相关的变量信息,将初级抽样单位按这个变量值排列,例如按每个县学生的身高进行排序;二是将各个初级抽样单位在地图上用线串起来,然后根据此线穿过初级抽样单位的先后顺序进行排列。

② 按层内初级抽样单位的排列顺序,将规模测量值进行累加。

③ 采用系统抽样方法:首先计算抽样间距

$$K = \frac{\text{该层规模测量值的总和}}{\text{层内初级抽样单位数目}}$$

此例中

$$K = \frac{1\,000\,000}{4} = 250\,000$$

④ 然后在 1～250 000 的范围内随机抽取一个数 a 作为起点，再抽出 n 个初级抽样单位。那么抽中的号码分别为 $a, a+K, \cdots, a+(n-1)K$。

此例中假设抽取了随机数字 57 890，那么抽中的号码依次是 57 890、307 890、557 890、807 890。因此，相对应的 4 个市被抽中。具体数据参见表 4.1。

表 4.1 PPS 法抽取初级抽样单位

PSU 序号	规模测量值	累积规模测量值	抽中的号码
1	112 897	112 897	57 890
2	101 210	214 107	
3	127 642	341 749	307 890
4	138 869	480 618	
5	137 978	618 596	557 890
6	129 976	748 572	
7	135 679	884 251	807 890
8	115 749	1 000 000	

4. 抽取次级抽样单位

第二级抽样是从每个被抽中的市里抽取 5 个区。第三级抽样是从每个被抽中的区中各抽取 5 个居委会。第四级抽样是从每个被抽中的居委会抽取一定数量的样本。计划样本量为前面计算过的 5。第四级抽样的抽样比为计划样本量除以第 α 市内第 β 区的第 γ 居委会的规模测量值。那么，第四级抽样的期望样本量为该阶段的抽样比乘以实际居委会规模数。假设此时某抽中居委会的规模测量值为 80，而实际规模测量值为 128，则该居委会实际应抽取的居民数为

$$d = \frac{5}{80} \times 128 = 8(\text{人})$$

5. 确定各级抽样单位的数目

确定各级抽样单位数目时主要考虑两方面因素的影响：一是各阶段抽样总体的性质，包括总体的规模和异质性程度。一般来说，总体规模越大，样本规模越大。但是，当总体增长到一定数量时，样本的增长速度则远远跟不上，变化不明显，这在前面的章节中已有过详细介绍。总体的异质性较高，样本规模越大，反之亦然。此外，还要考虑到研究者所拥有的人力、物力和时间。在其他条件不变的前提下，抽样的初级抽样单位越多，样本覆盖面越广，代表性也就越好。但这也意味着要花费的人力、物力和时间越多。

6. PPS 抽样中应注意的问题

在某些情况下，抽样单位的规模可能比抽样间距大，那么，无论随机抽样的起点在哪里，该抽样单位都可能被抽中，而且可能被抽中两次。解决这个问题的方法有两个：一是如果该抽样单位被抽中两次，将其视为两个抽样单位，并从中选取两倍的次一级抽样单位；另一种方法是找出规模大于抽样间距的抽样单位，让它们组成一个独立的层，然后按总抽样比计算该层的样本规模，再抽取次一级抽样单位。

（二）住户中抽取被访者

区域抽样中往往采用多阶抽样方法，抽样单位依次为市（地区）—县—乡（区）—村（街道）—居民组（居委会）—住户。研究者以家庭为分析单位，收集相关资料。在实际调查中，不仅需要抽取住户为样本，同时还要在住户中抽取一名成年人作为访谈对象，这就是户内抽样（within-household sampling）。下面介绍比较常用的户内抽样中的 Kish 选择法，利用这种方法，抽取的每户家庭中所有成年人（例如，18 岁以上者）被抽中成为样本的概率相等。

Kish 选择法的具体步骤如下：

研究者首先编制 8 种不同的抽样表，编号分别为 A、B1、B2、C、D、E1、E2、F，相应的每种表的数量分别占抽样表总数的 1/6、1/12、1/12、1/6、1/6、1/12、1/12、1/6。每份问卷都有一种抽样表，因此问卷也被分成 8 种。抽样表的格式见表 4.2。

表 4.2　Kish 选择表

住户中 18 岁以上人口数	抽取成年住户成员的号码	抽样表的次序							
		A	B1	B2	C	D	E1	E2	F
1		1	1	1	1	1	1	1	1
2		1	1	1	1	2	2	2	2
3		1	1	1	2	2	3	3	3
4		1	1	2	2	3	3	4	4
5		1	2	2	3	4	3	5	5
⩾6		1	2	2	3	4	5	5	6

首先，研究者要将住户成员的基本情况进行完整记录，包括年龄、性别、与户主关系。然后，对每户家庭的成年人进行编号和排序，排序的基本原则是男性在前，女性在后；年纪大的在前，年纪小的在后。也就是最年长的男性排在第一，依次是次年长的男性，第三年长的男性，以此类推。最年长的女性排在最年幼的男性之后，其他女性依次排序。例如，某户家庭成员中的成年人有祖父、祖母、父亲、母亲、

儿子，那么排序依次为祖父、父亲、儿子、祖母和母亲。

研究员可以根据抽样表，从住户成员情况登记表上抽取访问对象。例如，某住户的成年人共有5名，排序为：祖父、父亲、儿子、祖母、母亲。若调查表为A类，则抽取祖父；若调查表为B1、B2类，则抽取父亲；若调查表为C、E1类，则抽取儿子；若调查表为D类，则抽取祖母；若调查表为E2、F类，则抽取母亲。

抽样调查中研究者应尽可能完整地将所有家庭成员的情况填入登记表中，这样研究者不仅可以收集到家庭资料，也可以获得被调查家庭成员的个人资料。按照这种方法获得的样本，在性别、年龄、文化程度等方面的分布往往接近于总体人群的分布，因此，可以利用这些资料来描述该抽样区域内居民的总体状况。

（三）按居住地地图法抽样

在区域抽样中，抽取住户时需要一份完整的居民名单作为抽样框，通常是根据户籍资料制定的。如果现有的户籍资料不完整，或没有现有的户籍资料时，可以利用居住地地图法进行抽样。

按居住地地图法抽样的具体步骤如下：

1. 将抽样区域进行分层

按一定的准则对将要抽样的城区、街道等行政区域进行分层，分层数目根据需要而定，然后在每层内抽取所需的样本。

2. 选择适合抽样的地图

首先要注意地图的出版日期。由于地图的时效性强，更新非常快，所以要注意资料的日期，最好能找到最新出版的地图。同时，还应注意地图的比例尺。一般来说，地图比例尺愈大，误差愈小，图上测量精度愈高。但太精密的地图一般是由专业部门使用，不太适合抽样时使用。因此，要根据实际情况选择合适的地图。研究表明，研究者使用1/25 000的地图时误差较小，不超过5户。

3. 在地图上选出坐标点

在选定的地图上绘制二维网格，再根据一定规则从地图上抽取一些二维坐标点。然后，到实地进行考察，根据实地的地理位置、地貌状况，对坐标点进行恰当的修正，尽量减少偏差。

4. 培训调查员

在调查开始之前，应对调查员进行培训。让其了解研究的目的、实施的步骤等，以减少在工作中出现的误差。调查员应熟悉地图上的坐标点，对调查区域的情况有个初步了解。还要对调查员进行步测训练。在不适合用尺测量距离时，就可通过调查员的步伐数计算大致距离。具体做法是：让调查员在200米长的直线跑道上来回走几次，记录下步伐数和时间，计算出每个调查员每步的平均距离。

5. 调查员到实地了解坐标点

按照一定原则确定坐标点的调查顺序，调查员按该顺序对坐标点进行调查。调查员应到实地将实地坐标点的地理位置、地貌状况一一记录。

6. 抽取住户

每个坐标点对应的是一个样本户，如果坐标点对应的是楼房，则用随机的方法选取该楼上的一个住户进行调查。这里的“户”是指以邮差送信地址为单位的户。例如，几个人合租了一套房子，他们用相同的邮政地址，那么合租的几人都应被视为是这一“户”的成员。也就是说，利用居住地地图法抽样的总体是由那些人们居住的地址形成的“户”组成的。

还可以采用整群抽样。各坐标点对应的户成为首户，从首户开始，按门牌号，相邻的若干户形成一个群，再对整群进行调查。

二、随机数字拨号抽样

在调查研究中，当面调查的费用较高，实施难度较大；而电话访谈不受交通的限制，易于实施，节省费用。因此，电话访谈的应用越来越广。电话访问也要进行随机抽样，前提是具有一份完整的电话资料。但在现实生活中，很多人抽样时，不需要具备一个完整的抽样框，但最大缺点是会遗漏那些不愿意将自己的家用电话登录在公用电话簿中的人群。因此，如果用不完整的电话资料进行调查就很可能出现偏差，降低样本的代表性。这时采用随机数字拨号抽样就可以解决这个问题。随机数字拨号抽样最大的优点是对于未提供电话的家庭住户。随机数字拨号抽样可以通过电脑或人工来完成，利用人工时工作量会很大，运用电脑则方便快速。

（一）搜集相关信息

随机数字拨号抽样前应有一些准备工作，需要搜集与电话号码相关的一些信息，这些信息可以尽可能地减少拨打无效电话的次数，提高调查效率。包括：搜集中心电话局编码、确定电话局编码的线路数量、确认无效号码的范围。

1. 搜集中心电话局编码

随机数字拨号的第一步就是在抽样区域的范围内（例如，一个市、区），完整地搜集电话号码字冠清单，这些字冠又称为中心电话局编码。最方便的做法是从电信公司获得，若电信公司拒绝提供，则要通过电话号码簿来搜集电话局编码。

利用电话号码簿搜集电话局编码的一般方法是：先从电话簿中找到与电话局编码相对应的地址，以所有能找到的地址为依据，将每个电话局编码所界定的范围在地图上标注出来。如果抽样区域不是很小，那么这种方法相当费时、费力。

在搜集电话局编码的时候，应注意一个问题，那就是电话局编码所界定的范围与抽样区域的范围是否一致。如果两者的范围相差很大，就会导致抽样成本过高，可能要放弃随机数字拨号抽样。

2. 确定电话局编码所覆盖的线路数量

研究者还要从电信公司得到抽样区域内每个电话局编码下所覆盖的、有效的家用电话线路数量，这样就可以通过每个电话局编码覆盖线路的比例选取电话号码。

例如，某县共有6个电话局，10 000条电话线路，其中4个局占据了80%，分别是5025局、5026局、5027局、5028局。这4个局分别有3 000、3 000、1 000、1 000个有效家用电话。那么，这4个局所占线路的比例分别为37.5%、37.5%、12.5%和12.5%。如果随机拨号的数量为1 000，那么应该包含375个以5025开头、375个以5026开头、125个以5027开头和125个以5028开头的电话号码。

如果无法从电信公司得到线路数量的资料，就要从电话号码簿中抽取一些有代表性的家用号码，对电话局覆盖的线路比例进行估计。但是，如果各个电话局编码未登记的电话号码比例不一致，就无法进行估计了。

3. 确认无效号码的范围

研究者利用各种技术获得几位随机数字，将它们加在已知抽样区域内的电话局编码后面，就形成了抽样所要拨打的电话号码。但是，这些号码可能有效，正好是家用电话；也可能无效，对应的不是家用电话或是尚未分配的号码。如果能将无效号码去除，就可大大提高抽样的效率。此外，对于一些周期性的重复调查来说，研究者应尽可能收集该区域与电话局编码相关的信息，可以反复使用。但需要注意的是，由于存在电话用户增加、住户搬迁等现象，应及时更新相关信息。

（二）随机数字拨号技术

在获得电话号码相关的信息之后，就可以利用随机数字技术进行随机数字拨号了。主要方法有三种：随机数字表方法、数字添加技术和电话辅助电话访谈方法。

1. 随机数字表法

随机数字拨号的最基本技术就是利用随机数字表，以人工的方式进行简单随机数字拨号抽样。具体方法是，利用随机数字表产生一系列的随机数字，将这些随机数字加在已获得的电话局编码后面，形成了抽样调查时应拨出的电话号码。产生的号码中可能有一部分是无效的，因此，要抽出比需要的样本量多一些的电话号码。

例如，抽样区域内的电话编码为5116、5117、5118，利用随机数字表选出的随机数字是 118、156、452……则要拨出的号码是 5116 - 118、5117 - 156、5118 - 452……从 5116 - 118 开始拨打，形成抽样群体。如果在抽样区域内，以 5116、5117、5118 开头的号码所占的比例分别为 40%、40%和 20%。那么，调查员在拨打号码时，应该按此比例将随机数字加在这些编码的后面。

2. 数字添加技术

采用数字添加技术也可以产生新的电话号码。具体方法是，先从电话号码簿中抽取一些种子号码，再将某个随机数字添加在每个种子号码上。例如，已经从电话号码簿中随机抽取了 5116 - 118 这个号码，可以在这个号码的后 3 位上加 1 产生一个新的号码 5116 - 119。当然也可以加 11 或 22 等其他随机数字产生新的电话号码。使用数字添加技术时应注意一个问题，如果电信公司的未登录号码集中在某一个特定的后 3 位号码范围内，数字添加技术就可能导致严重偏差。此时利用种子号码而产生的新电话号码，无法完全覆盖那些未登录的号码，导致抽样不具有代表性。

3. 电脑辅助电话访谈

电脑也可以用来完成随机数字拨号，通过计算机程序来产生随机电话号码。抽取号码的前提是有一份完整的抽样区域内电话局编码。利用电脑辅助电话访谈时，可以将相关电话局编码覆盖的线路数量和无效电话号码的信息，直接编入用以产生随机号码的程序中。进行人工拨号时，应在访谈前一次产生足够大的随机电话号码抽样群体。而利用电脑抽样时，可以一次只产生一个电话号码，以供调查员访谈时使用。

利用随机数字拨号时，最大的缺点是会产生大量无效的电话号码。减少无效电话号码的方法有两种：一是在抽样前先确定无效电话号码的范围，另一种方法就是采用二阶段随机数字拨号。

二阶段随机数字拨号的具体步骤如下：

① 事先获得抽样区域内所有家用电话的电话局编码目录，如果抽样的范围太广，可以随机抽取一部分电话局编码。

② 利用简单随机数字拨号的方法，在抽样区域内确定一个相对较小的家用电话号码群体，作为第二阶段抽样的种子号码。此外，还要根据可用电话的比例，抽取一些备用的种子号码。例如，若抽取了 200 个种子号码，可用电话所占比例为 20%，那么就需要再抽取 1 000 个备用号码。

③ 让调查员分别拨打这 1 000 个号码，确认哪些是能够联系上的家用电话号码，预计可用的约有 200 个。对于这些号码，必须区分家用电话和非家用电话。在实际调查中，若不能完全判断所抽取号码是否为家用电话，可以与电话公司联系，以确定那些无人接听的号码是否为家用电话。

④ 第一阶段产生的约200个种子号码,组成了代表抽样区域内所有家用电话的一个样本。如果计划样本规模为2 000户家庭,那么在第二阶段每个种子号码就要有20次电话访谈。具体操作步骤:以随机方式,将每个第一阶段抽取出的家用电话号码的后4个号码中的最后两位数加以替换,每个号码至少进行20次替换,直到产生2 000个不同的电话号码为止。

二阶段随机数字拨号可以有效减少抽样中的无效号码,尤其是在抽样区域范围太广时更能发挥作用,具有方便、有效的特点。但是,值得我们关注的是,二阶段随机数字拨号的抽样误差较大。因此,应根据调查中的实际情况,选择适合的抽样方法。

第四节　非概率抽样

一、非概率抽样的原理

(一)基本原理

非概率抽样是指未按照概率理论,而是以研究者的主观经验或基于方便而进行的抽样。因此,所获得样本的代表性较差。但是,在特定条件下非概率抽样也具有重要的作用。实施中应根据实际情况,对结果做出正确判断。

(二) 作用

虽然非概率抽样具有一定局限性,但在研究总体无法确知的情况下,非概率抽样对于了解总体具有一定的作用,同时操作方便,易于实施,可以节省时间,花费少。

二、非概率抽样的方法

(一) 方便抽样

方便抽样又称偶遇抽样,研究者根据实际情况,抽取自己最容易找到或离得最近的人作为研究对象。

例如,电视台主持人在街头的采访,在商场向过往的购物者进行调查等。

方便抽样在所有抽样技术中成本最低、耗时最少,易于获得抽样单位,但是方便抽样具有很大的偶然性，样本不能代表总体。

（二）判断抽样

判断抽样又称立意抽样或主观抽样，由研究者根据研究需要和自己的主观分析选取研究对象。判断抽样的优点是可以发挥研究者的主观能动性，成本低且便利，但判断抽样对研究者的调查经验、判断分析能力均有较高的要求，也不能对特定总体进行直接推断。

（三）定额抽样

定额抽样又称配额抽样，与分层抽样类似。首先将研究人群按一定特征分为若干组，再按一定比例从各组中任意选取研究对象。而分层抽样中各层样本是随机抽取的。

例如，调查某大学学生每月的生活费用情况，已知60%的学生来自城镇，40%的学生来自乡村。若需要500名样本，则应调查300名城镇学生，200名农村学生。

定额抽样的优点是成本低，选取研究对象较为容易；但缺点同样是样本缺乏代表性。

（四）雪球抽样

调查研究中，当无法了解研究总体的情况或暂时无法获得足够总体时，可以先调查几个符合条件的对象，再通过他们提供的信息去调查其他合适的研究对象，依此类推，就像滚雪球一样，可以得到越来越多的调查样本。

例如，研究某地外来保姆的状况。首先找到几个外来保姆，了解相关情况；再通过她们认识更多的保姆，开展调查，直到满足样本需要为止。其他如吸毒者、艾滋病患者、同性恋者等调查对象的抽样都可以采用雪球抽样。

（苏虹）

第五章　医学社会科学调查研究方法

调查研究作为当前社会研究普遍使用的一种研究方法，广泛地应用于社会生活的各个领域，是人们认识社会、改造社会的一种科学方法。调查研究的一般程序通常是指对实际问题进行调查、研究和解答的全过程，包括抽样、问卷设计、资料收集和数据处理等几个步骤。

人作为社会的一员，其行为受到种族、文化等诸多因素的影响。为了获得关于人们心理和行为等方面的真实可信的资料，很多学者借鉴了一些社会科学调查研究方法，应用于医学领域，来探讨疾病与健康的问题。随着社会发展和科技进步，调查研究的方法不断完善，程序更加标准。抽样技术、问卷设计技术、统计分析技术等，都越来越科学精密。本章将从调查研究的概念与应用步骤，调查研究方法的类型等几个方面进行概括性介绍。

第一节　调查研究方法的概述

在社会研究中，调查研究是一种使用频率很高的方法，广泛应用于医学研究领域。本节内容在阐述了调查研究概念的基础上，对调查研究的目的，方法设计原则以及步骤做了进一步说明。

一、调查研究的概念

调查研究(survey study)是人们深入现场进行考察，以探求客观事物的真相、性质和发展规律的活动。是一种通过向被访问者询问问题，系统直接地从所选择的研究对象(某种社会群体)中收集资料，对资料进行统计学分析，从而认识社会现象及其规律的社会研究方式。

早期的调查研究，多以大规模的行政统计调查为主，如古代的中国和埃及以征兵和征税为目的所进行的人口统计调查。19 世纪至 20 世纪初，调查研究的关注对象逐渐转移到贫困、犯罪等社会问题上来。从20世纪二三十年代开始，调查研究在原有基础上又进一步向民意调查、市场调查和研究性调查等领域渗透。

医学社会科学调查研究的研究者对研究对象未施加任何干预措施，只是被动地观察和如实地记录研究对象的客观情况，影响研究对象的因素是客观存在的。调查研究以现场调查、观察的方法作为收集资料的主要手段，所以应从以下几个方面来理解调查研究的概念。

1. 选择有代表性的研究对象，是调查研究成功的关键

社会学调查研究的研究对象是人，如果不是进行人口普查，调查研究就要求研究者从研究总体中抽出具有代表性的样本。只有抽出能代表总体的样本，抽样过程才是合理的。由于样本状态总是不同程度的偏离总体状态，所以，只要进行抽样就肯定会有抽样误差存在。而大部分的调查研究都需要进行抽样，因此，在实际应用中，应该按照不同的原则来选择抽样方法，尽量减少抽样误差，从而提高样本的代表性。抽样调查的基本要求是可以从样本获得的结果推断出总体。因此，只有在样本含量足够而且调查材料分布均匀的情况下进行随机化的抽样，才能运用统计学方法比较精确地估算出抽样误差，实现由样本推断出总体。

2. 询问作为调查研究中资料收集的重要方法，必须严格标准化和规范化

调查研究中的询问是获得信息和交换信息的有效方式。为了保证询问的科学性，必须对询问的每个步骤都进行严格的检验和讨论。只有严格检验询问步骤，才能估计出所得结果在何种程度上受到询问环境和询问本身的影响。只有在一套系统的程序要求下，经过科学地询问，才能获得真实有用的信息，从而得出较为真实可信的结论。

3. 对所收集资料的统计学分析是完成调查研究的必备环节

调查研究的目的就是为了说明事物之间的相关性。调查研究通过询问得到相关因素的资料是巨大的量化资料，必须通过控制变量以及相关的统计学分析软件，在计算机的辅助下完成对资料的统计分析，才能得出结论。由于统计学方法内容纷繁复杂，需要运用大量的统计学原理，所以资料分析还需要专门的统计学教材来辅助介绍。

二、调查研究的目的及其分类

调查研究按照研究的目的可以分为描述性调查研究、探索性调查研究和解释性调查研究3种。

描述性调查研究是对总体的分布情况进行详细的描述，开展的是基本的描述性工作，描述的重点是事件情况如何，包括哪些对象。进行此种调查，要求调查者明确调查目的，并且能随机抽取较大样本。人口普查就是典型的描述性调查研究。描述性研究的目的是要发现事实，回答社会事实是什么样的问题。描述总体是描述性研究最为本质的特征。

调查课题提出后，调查人员可能对问题的关键和调查的范围把握得并不十分准确，这就需要进一步的探索调查研究，从而缩小调查范围。在提出解决问题的几种假设的基础上，通过探索性调查，对已有的资料进行更深一步的分析研究，对每个解决问题的可能的假设进行系统的对比研究。由于对所要研究的主题尚不完全清楚，另外，没有相关的研究可供参考，因此研究设计应选取一些小样本进行探索性研究。

解释性调查研究的目的是为了发现事情发生的原因，调查的过程就是寻找原因的过程。需要解决的是“为什么”“怎么会”的问题，是解释性调查最为鲜明的特点。解释性研究的主要逻辑为假说—演绎。在大规模的调查研究中，一般是先对研究总体做总的描述，然后针对具体的问题进行解释，所以需要解释性调查和描述性调查结合进行。

三、调查研究方法的设计原则

首先，调查研究方法应遵循客观性原则。即收集资料、分析资料以及得出结论都不掺杂研究者的主观因素。

其次，调查研究方法应遵循科学性原则。即调查研究必须借助各门科学研究的有关成果而建立起来具有科学规律的体系。

再次，调查研究方法应遵循量力性原则。即调查课题的选定要根据调查者的人力、物力、财力、时间、能力等主、客观条件而定，要有完成的可能性。

最后，调查研究方法应遵循系统性原则。即要求调查研究要从系统的角度出发，适应对象的特点。

四、调查研究的步骤

（一）确定调查目的

研究者在设计题目的时候，首先要明确的就是研究目的，即该项研究是为了什么而实施。医学科研的目标是增进健康，防治疾病。当涉及具体的调查研究时，则应该制定具体而明确的目的。

（二）确定调查的总体和抽样方法

在设计调查研究的时候，对调查的总体对象应明确界定。根据调查目的，划定调查总体的同质范围，给调查总体一个明确的执行定义，使其具有可操作性。医学社会调查的主要对象是人，包括正常人和患者，其他与疾病和健康有关的一切生物因素和环境因素也都可以作为调查总体。

在调查研究的各个程序中，抽样涉及统计学知识，难度相对较大。与抽样设计有关的内容，已在第四章中作了详细的讨论。

（三）确定调查的内容和计量方法

确定了调查的总体后，就应该对调查内容进行具体化。医学社会科学调查研究内容大多以观察指标来反映，如体重、年龄、血压等。调查内容更强调获取信息运用合适的手段的重要性。

调查研究的内容不同，调查时所用计量方法就不同。所以，必须根据调查目的明确调查内容，进而选择合理的计量方法。计量方法的选择要考虑到计量的客观性和可行性。

（四）制定问卷和确定具体的调查方法

要制定一份调查问卷，首先要先摸底，进行一定的探索性工作，熟悉和了解一些基本的情况，才能对问卷所涉及问题的提问方法和可能得到的回答有初步的认识。根据探索性工作所得认识，来设计问卷并进行预调查。

由于各种调查研究的具体调查目的和调查内容不同，所以调查方法也随之各异。医学社会科学研究中，常用的调查研究方法有：观察法、深入访谈法、结构式访谈法和自填法等。

（五）调查的准备和实施

由于调查研究大多以大规模的样本为前提，所以，整个调查资料收集工作实施前需要做好充分准备。一项调查研究的实施，包括挑选和培训调查员，联系被调查者以及在调查过程中进行质量监控。资料收集工作是整个调查研究最关键的环节，只有调查员严格按照规定完成访问，收集到高质量的数据资料，才能达到调查研究的预期目的。

（六）数据的整理和分析

资料收集工作完成以后，还应该对资料进行整理。资料整理要遵循实事求是的原则，根据资料性质和分析目的选择整理方法。由于调查研究对象的数目巨大，数据资料的整理和分析都是通过计算机完成的。数据整理的重要原则是确保每一步环节的正确性。

（七）结果报告的撰写

撰写调查报告是调查研究的最后一个步骤。调查报告具有真实性、针对性、伦理性、典型性和时效性的特点。调查报告有两种形式：一种是对调查数据的说明，主要提供给数据使用者，包括对抽样、资料收集和数据编码的说明，对数据的信度、效度和调查局限性的分析等；另一种形式的调查报告是向调查委托者提交的关于调查问题的分析报告，包括对所研究问题的概念界定以及对数据分析结果的讨论等。

五、调查研究方法的特点

医学社会科学调查研究作为医学科学研究中一种常用的方式，具有一些与其他研究方式明显不同的特点。

① 调查研究的方式既可以用来描述某一研究总体的概况和特征，也可以描述不同变量之间的相互关系。

② 研究的全过程中没有人为的施加任何干预措施，而是客观地观察记录研究对象的现状及其相关特征。

③ 调查研究多采用问卷调查，受到主观或者客观因素的影响，容易产生误差和偏倚，应特别注意设计技巧和质量控制。

④ 在调查过程中，即将被研究的现象及其相关特征（包括研究因素和非研究因素）都是客观存在的，不能采用随机分配的方法来平衡或消除非研究因素对研究结果的影响，这也是调查研究区别于实验研究的重要特征。

⑤ 对于混杂因素的控制，调查研究常借助于标准化法、分层分析、多因素统计分析等方法。

⑥ 调查研究具有定量和通过样本推断总体的特征。

第二节　调查研究常用的定性研究方法

医学社会科学研究中常用的定性研究方法主要包括定性研究中常用的观察

法、深入访谈法、专题小组讨论法和头脑风暴法等。

一、观察法

（一）观察法的含义

观察法（observation research）指通过对事件或者研究对象的行为进行直接的观察，通过感知和直接记录的方式来获得原始资料的定性调查方法，目的是描述所观察的内容，是收集非言语行为资料的主要方法。

（二）观察法的特点

观察是日常生活中人们广泛采用的活动方式，是无意识的或者非系统的。而科学的观察必须具有以下特征：

① 具有明确的研究目的或者方向。

② 已经具有一定的理论基础和系统的观察计划。

③ 观察者有较为系统的观察或者测量记录。

④ 观察结果可以被重复验证。

⑤ 观察者已经接受过专业培训。

（三）观察法的分类

观察法可以分为参与观察和非参与观察。

1. 参与观察

（1）参与观察的概念　参与观察一般与实地研究相联系，指在定性研究中，观察者参与到被观察对象的生活中去，将自己视为观察对象的一员，通过细致的观察和体验，来收集原始资料。

参与观察预先没有具体的理论假设，也很难通过其他方法获得所需资料，因此需要融入研究对象中进行长期观察，从大量现象中概括出研究对象的主要特征，要求调查者要有较高的参与程度。

（2）参与观察的角色分类　研究者在采用参与观察的方法来收集资料时，就不得不在各种不同的观察者的角色中做出选择。按参与程度与方法的不同，可以把这种角色分为3类：

① 作为参与者的观察者：他的研究者的身份是被所观察的群体知晓的，以公开的身份参与到被研究群体中进行观察，观察对象都知道他是一个研究者。

② 作为观察者的参与者：观察者要能够称为被观察群体的一员，并且在不暴露自己的观察者身份的情况下进行询问。

在实际研究中,这种观察方法并不多见。

③ 完全的参与者:在观察的全过程中,被观察群体的所有成员都相信他是这一群体中的一员,丝毫不知晓他作为研究者的身份。

采用这种极端角色研究者一般是为了了解某种极端的情况。虽然研究者采用这样的研究方法可以获得大量有价值的资料,但是却存在着伦理道德方面的问题。

(3) 参与观察的优点和局限性　参与观察法的最大优势是由于研究者深入观察研究的群体中,对许多现象都能够得到生动且真实的感性认识。参与观察者可以询问他想了解的任何问题,可以收集到许多采用其他的方法无法得到的资料。

但是在参与观察中,被观察对象可能因为自己正在被观察而改变自己的行为活动方式。另一方面,参与观察者在客观上必然会或多或少地影响被观察对象的行为活动方式。

2. 非参与观察

(1)非参与观察的概念　非参与观察也称局外观察,就是观察者并不加入被观察者的群体,不参与他们的活动,不干预其发展和变化,完全以旁观者的身份来进行观察。

(2) 非参与观察的分类　根据对观察过程的控制程度可以把非参与观察分为:

a. 结构式观察　结构式观察是事先制定好观察计划,并严格按照规定的内容和程序实施的观察。结构式观察按照设计提纲来观察事件或者研究对象的行为活动,最大的特点是观察过程标准化。观察者虽未参与事件,但是也应该设法与观察对象密切合作,同时需要可靠易行的记录方法。

b. 非结构观察　是指在没有进行周密计划的情况下,对观察的内容、程序事先不作严格规定,根据现场的实际情况,全面而且连续地记录观察对象的行为。非结构观察比较灵活,调查者在观察过程中可以在事先设计的初步提纲的基础上充分发挥调查者的主观能动性和创造性。但是,非结构观察得到的资料不系统、不规范,受观察者个人因素影响较大,可信度较差,实施难度也较大。

(3) 非参与观察的优点和局限性　一般来说,非参与观察比较客观,只在外部记录研究对象的行为表现和活动进程。这种观察方法的突出特点就是使被观察者意识不到他们正在被观察,从而保证了他们在自然的、不受观察者任何干扰的环境中活动,避免人为因素影响到观察结果的真实性和准确性。

但是这种观察不够深入,看到的多是一些表面的、甚至是偶然的社会现象,所获得的资料也大多是感性认识。它比较适用于对某些公共场所或某些公众活动中人们行为和表现的观察。非参与观察一般时间较短,观察内容较为简单且不够深入。但作为了解面上情况、增加感性认识、发现某些问题、搜集信息等还是十分有益和必要的。

（四）观察法的优点和局限性

1. 观察法的优点

观察法适用范围较为广泛，不但在自然科学研究与社会科学研究中普遍适用，而且在医学社会科学研究中，对不少方法如调查研究、实验研究等也具有十分重要的作用。优点体现在以下几个方面：

① 由于观察者与被观察的客观事物直接接触，中间不需要其他环节，所获得的信息资料是第一手资料，具有真实可靠性。

② 观察一般是在自然状态下进行的，对被观察者的干扰较小，因此能获得自然条件下的真实资料，具有一定的客观性。

③ 该方法观察及时，能捕捉到正在发生的现象，因此所获得的信息资料及时、新鲜。

④ 观察法可以获得很多其他方法难以获得的信息，尤其是一些非言语资料。

2. 观察法的局限性

（1）受观察对象的限制　观察法适宜于对事物的外部现象及外部联系的研究，而不适宜于对内部核心问题和内部联系的研究。难以了解到被观察者行为活动的深层次原因。

（2）受观察者本人的限制　人的感觉器官本身有不精确性，超出一定的限度，很难直接观察，所以观察往往难以精确化。由于人的观察受主观意识的影响，不同的人有不同的意识背景与理论框架，观察的主动性和情感性较强，因此，对同一事物的观察，往往受到观察者不同的价值观和情感因素的影响，难以做到客观化。

（3）受无关变量的干扰，缺乏控制　在自然状态下的观察由于缺乏控制，因变量混杂在无关变量之中，没有纯化和凸显，从而使观察结果缺乏科学性。

（4）观察结果一般是定性的　依据这种观察结果进行统计学分析会比较困难而且难以重复。

二、深入访谈法

（一）深入访谈法的含义

深入访谈法（in-depth interview）又称为“记者采访法”，指调查员在仅有访问提纲的前提下，准备一个或多个问题，运用有目的、有计划、有方向的口头交谈方式，向被调查者了解其对某些问题的想法、感觉与行为，是一种无结构式的一对一的访问，又称为“非正式访谈”（informal interview）。

（二）深入访谈法的特点

深入访谈一般常用于定量研究前进行的预实验，适用于个案分析，尤其是对一些政策部门相关人员访谈、竞争对手研究、专业人士访谈等，须采取一对一深度访谈的调查方法。该种访谈是没有调查表或者问题的，仅有一个事先设计好的访问提纲。调查者在调查过程中并不是按照固定的问题进行询问，而是根据被调查者的回答，随时能调整思路提出新的问题以逐步深入主题，具有很大的开放性和灵活性。但是该种方法要求访谈人员掌握一定的技巧，从而获得较为真实且深入的资料。

（三）深入访谈法的基本步骤

1. 访谈前的准备工作

包括研究设计和前期准备工作、确定访谈对象、准备现场、选定资料收集方法和资料分析方法。

2. 选择访谈对象

深入访谈的谈话比较细致，所以一般都在小样本人群中进行。被访谈者应该具备访谈专题的现有知识，并且要求被访谈者是包含不同年龄，性别和文化程度的人。

3. 设计访谈提纲

包括一系列的开放性的话题和问题，问题要简单易懂，因为要求被访问者使用一般性或者是非直接性的词语来代替“是”或者“否”的回答。

4. 挑选和培训访谈员

由于此种方法比较起一般的问卷调查，需要更多的访谈技巧，所以访谈员的素质在很大程度上决定了深入访谈是否能够成功。为了保证调查质量，应选择合格的调查员，进行两至三天的集中培训。培训内容应包括：研究目的、深入访谈的基本知识、访谈方法和记录方式、提出可能遇到的问题等。

5. 现场访谈

首先要开场介绍，营造轻松的访谈环境。紧接着介绍访谈目的，明确被访谈者回答的重要性，建立友好的气氛并保证访谈的保密性。在进行实质性访谈的时候，要先谈论较为不敏感的话题，在被访谈者足够放松的情况下，再很自然的过渡到深层次的话题，这个就非常需要访谈技巧。最后要检查访谈记录，补充完善，并对被访谈者表示感谢。

6. 分析结果和撰写调查报告

深入访谈获得的资料一般采用的多为手工分析法，主要是按照访谈提纲来归类整理，由此写出调查报告。

（四）深入访谈法的优点和局限性

1．深入访谈法的优点

① 深入访谈的最大优点是它具有充分的灵活性和适应性，能机动灵活地面对各种情况，最大限度地发挥访谈双方的主动性和创造性。

② 深入访谈使访谈能对模糊的问题进行广泛深入地探讨，对复杂的问题得到较为优质的结果。

③ 深入访谈的采访者可以控制访谈主题、提问顺序，并能及时修正问题，能随时随地对新问题、新线索进行追问。

2．深入访谈法的局限性

① 深入访谈的主要局限是它要求访谈员必须具备较高的访谈技术，因此对访谈员本身素质和访谈培训都有较高要求。

② 访谈过程费时费力，匿名性差，且访谈结果易受采访者态度的影响。

③ 调查资料多为定性资料，较难标准化，不易作定量的分析。

三、专题小组讨论法

（一）专题小组讨论的含义

专题小组讨论（focus group discussion）是召集同类人讨论某研究议题，利用小组成员共同讨论、互相启发的特点来探索他们行为发生的原因。

（二）主要参与人员

1．参与小组讨论者

小组讨论者要具有代表性，能对讨论的议题发表意见，并且能与其他参与者交流。一般采用非概率抽样的方法来选择讨论者，以 8～10 人为宜。

2．主持人

每个专题小组需要一个主持人，主持人要具有一定的领导才能和交际能力，来引导和鼓励参与者踊跃发言、主动交流，把握讨论方向及控制讨论时间。

3．记录员

记录员一般不参与讨论，他们的任务是准确记录讨论的情况。

（三）专题小组讨论的问题分类

根据研究目的和访谈组的类型，可以把专题小组讨论的问题分为以下 3 类：

1. 普通问题

调查刚刚开始时提出的问题和让参与讨论者表达自己一般观点的问题。

2. 特殊问题

能提供关键信息的问题和参与讨论者表达感情或态度的问题。

3. 深度问题

能够提供深层信息的问题。

（四）开展专题小组讨论的基本步骤

① 确定研究目标和讨论内容。

② 确定参加人员。

③ 根据调查人群的具体情况制定讨论提纲，提纲的制定要综合考虑到参与讨论者的文化、职业、社会背景等。

④ 选择和培训工作人员，进行严格的培训。调查员要承担起主持的工作，这就要求培养调查员的交际能力。

⑤ 计划和安排后勤工作。

⑥ 开展讨论与收集资料。

⑦ 资料的管理、分析和报告。

（五）专题小组讨论法的优缺点

1. 主要优点

① 可以获得群体对某事物在一定广度和深度上的看法。

② 可以较为直接地了解到调查对象的观念、看法、态度和经历等方面的信息。

③ 专题小组讨论省时间、省费用，能够在较短的时间内获得较丰富的信息。

2. 主要缺点

① 专题小组讨论涉及多人面对面交流，所以不适合讨论非常敏感的主题。

② 由于专题小组讨论的直接性，导致一些不善言谈的人可能不愿意当众表达自己的观点。

四、头脑风暴法

（一）头脑风暴法的概念

头脑风暴法（brain storming），又称智力激励法、BS 法，它是由美国创造学家 A·F·奥斯本于 1939 年首次提出，1953 年正式发表的一种激发创造性思维的方法。它是一种通过组织小型活动的形式，让参与者在自由愉快、畅所欲言的气氛中，交换想法，并以此激发小组成员的创意及灵感，使各种设想相互碰撞，在脑海中激起创造性“风暴”。它适合于解决那些比较简单、严格确定的问题。

（二）头脑风暴法的主要规则

① 主持人简要说明会议主题，提出具体要求，并严格规定讨论问题的范围。

② 鼓励与会者自由发表意见，但不能重复别人的意见，也不可以反驳别人的意见，以便形成自由讨论的气氛，激发与会者的创造性思维。

③ 支持与会者借鉴别人的观点，不断完善自己的意见，鼓励与会者在综合他人意见的基础上，提出自己的新看法。对要求修改或补充说明自己想法的人，提供优先发言权。

④ 主持者，特别是高级领导人和权威人士，不发表自己的意见，不表明自己的倾向。

（三）头脑风暴法的主要步骤

1．准备阶段

工作人员应事先对所议问题进行研究，找到问题的关键，设定解决问题所要达到的目标。同时选定参与者，不宜太多，一般以 5～10 人为宜。然后将活动的时间、地点、所要解决的问题、可供参考的资料和设想、需要达到的目标等提前通知小组成员，让大家做好充分的准备。

2．热身阶段

该阶段是为了创造一种自由、祥和的氛围，使参与者进入一种无拘无束的状态。主持人宣布开会后，先说明活动的规则，然后谈点有趣的话题或问题，先让大家的思维处于轻松和活跃的状态。

3．明确问题

主持人简明地介绍有待解决的问题。介绍不可过分周全，因为过多的信息会限制人的思维，干扰思维创新的想像力。

4．重新表述问题

经讨论，大家对问题有了较深程度的理解。这时，为了使大家能够从新角度、运用新思维对问题进行表述，工作人员要记录大家的发言，并对发言记录认真整理。通过整理和归纳，找出富有创意的见解和有启迪性的表述，供下一步畅谈时参考。

5．畅谈阶段

畅谈是头脑风暴法的创意阶段。工作员首先要向大家宣布规则：首先，不要私下交谈，以免分散注意力。其次，不妨碍及评论他人发言，只谈自己的想法。再次，发表见解时要简明，一次发言只谈一种见解。在宣布完这些规则后，大家自由发言，彼此相互启发，相互补充，真正做到知无不言，言无不尽，畅所欲言，然后由工作人员记录活动发言并进行整理。

6. 筛选阶段

活动结束后的一两天内，工作人员应向参与者了解大家会后的新想法，以此补充记录。接下来将大家的想法整理成若干方案，再根据创新性、可实施性等标准进行筛选。经过多次反复比较，最终确定1～3个解决问题的最佳方案。

第三节　调查研究常用定量研究方法及流行病学方法

不同的调查研究，所选择的资料收集方法互不相同，具有不同的特点，从而适用于不同的调查研究对象和不同的调查研究课题。调查者应该熟悉各种不同的调查研究方法，才能在具体的课题调查研究中采用适合的调查方法，达到良好的调查效果。

上节中介绍了常见的定性研究的方法，本节简要介绍常见定量研究方法以及常见流行病学方法在医学社会科学研究中的应用。

医学社会科学调查研究中，想要获得人群发生某种事件的数量指标，或探讨各种因素与疾病、健康状态间的数量依存关系，则要进行定量调查。

一、常用的定量调查方法

主要包括结构式访谈、自填法和电话访问等。

(一) 结构式访谈

结构式访谈(structured interview)又称标准化访谈，指调查者依据事先设计好的问卷或调查表对研究对象逐个进行访谈，来收集资料的过程。

结构式访谈的主要特点是：整个访谈是严格控制和标准化的。访谈对象按照统一的标准与方法选取，访谈中所提的问题及其顺序、提问的方式、对疑问的解释以及调查结果的记录都有严格的标准和要求。

结构式访谈的优点在于：调查员可以在访谈时对涉及内容进行必要说明，并在整个访谈过程中随时完善被访者的回答；由于该访谈是面对面进行的，问卷由调查员填写，所以对调查对象的文化水平要求不高；调查员可以督促被访者回答问题，所以问卷的回收率较高；在某种程度上克服了访谈法中标准化程度较低的局限性，使调查资料便于进行统计和对比；一对一的访谈形式可以消除一些环境因素的影响，尤其是第三者的影响。

局限性主要体现在：需要大量复杂的组织工作，消耗的人力、物力和财力都较大，调查范围也因此受限；访谈是用事先设计好的提纲或者问题进行访谈的，所以被访者在整个过程中处于被动状态；访谈是面对面进行的，没有匿名保证，可能导致一些被访者拒答或不真实回答。

（二）自填法

调查对象按照研究者设计的问卷，根据个人的实际情况和想法，对问卷中的问题逐一回答，并自己填写问卷，这种资料收集方法称为自填法（self-administered questionaire）。

自填法的主要特点是：所需调查员数量较少；问卷由调查对象完成，所以在问卷的内容设计上要简单易懂，且内容不宜过多；要求调查对象有一定的文化程度，有一定的阅读和书写能力；节省人力、物力和时间，常常是多个调查对象同时填写问卷；所获得的数据是定量化数据，容易进行统计分析并获得较为科学的结论。

自填法主要包括以下 3 种常用方法：

1. 个别发送法

研究者将问卷印制好以后，将问卷逐个发送到被调查者手中，讲明调查的意义和要求，请他们合作填答，并约定收取时间、地点和方式。当然，在有些情况下，比如调查的内容不涉及敏感的问题或上下级关系时，也可以由某种行政组织系统代为发放和回收。

2. 邮寄填答法

研究者把印制好的问卷装入信封，通过邮局寄给被调查者，待被调查者填答后再将问卷寄回调查机构或调查员。在寄给被调查者问卷时，一般应该写好回邮地址和收信人（或收信单位），贴好足够邮资的信封，以便于被调查者将填答好的问卷顺利寄回。目前在我国采用这种方法来收集调查资料的比较少。

3. 集中填答法

先将被调查者集中起来，每人发一份问卷；然后由研究者统一讲解调查的目的、要求以及问卷的填答方法等事项；接着请被调查者当场填写问卷；填答完毕后再统一将问卷收回。

比起以上两种方法，该种方法的优点是调查集中、开展方便、省时省力，且问卷的回收率较高，更能保证样本的代表性。局限性是不适用于调查对象居住较为分散的调查。

（三）电话访问

电话访问(telephone interview)是借助于电话这种通讯工具进行询问来获得研究信息的一种方法。因此，电话访问能否顺利开展依赖于电话的普及情况。一般情况下，只有在电话的普及率达到90%以上的地区，电话访问才不至于产生严重的样本误差。

电话访问的抽样快捷方便，调查速度快，而且访问的成功率较高。但是，电话的普及率和电话号码簿涵盖量的问题又影响到了样本的代表性。由于电话访问的时间不宜过长，在某种程度上限制了对议题的深入了解。

（四）体格检查和实验室检查

实际调查中往往涉及一些需要经过测量的变量，如身高、体重、血型、血压等，这就需要通过做相应的体格检查或实验室检查来完成。该法通常与上述方法结合进行。

（五）敏感问题的调查方法

敏感问题是涉及个人(或单位)隐私或者利益，以及多数人认为不便在公共场合表态或陈述的问题。敏感问题的调查方法详见本书第八章第三节。

二、常用流行病学方法

描述性研究是利用已有信息资料对特殊调查的资料，按照疾病的“三间分布”特征分组，经初步分析后，描述疾病或健康状态在人群中的分布情况，从而提出病因假设，明确深入研究的方向，然后进行分析性研究。下面从流行病学的角度，介绍4种常用的调查研究方法在医学社会科学研究中的应用，即描述性研究中的现况研究和纵向研究，以及分析性研究中的病例对照研究和队列研究。

（一）现况研究

1. 现况研究的概念

现况研究(prevalence study)指在某一特定时间或时期内，以个体为单位，对特定范围内的人群的某些特征以及疾病或健康状态的分布情况进行调查，并且对该种分布和与其相关的特征关系加以描述。

由于现况研究所获得的信息资料是在某一特定时间点或者短时期内收集的，是像时间上的一个横断面一样反映了当时的疾病或健康状态的分布情况和人们的某些特征与疾病之间的联系，所以现况研究又称为横断面研究（cross sectional study）。又因为现况研究主要使用的是特定时点或时期内目标群体的患病率指标，所以又称为患病率调查或者现患调查。

2. 现况研究的目的

① 描述某种疾病或健康状况在特定时间内在某地区人群中的分布情况及影响分布的因素，即研究疾病的"三间分布"特征。例如，1992 年我国开展的对不同年龄、性别、职业、民族地区人群的吸烟率调查。

② 探索某些因素或特征与疾病或健康状态之间的关系，寻找病因及流行因素，从而为建立病因假设提供线索。例如，探索血脂水平与冠状动脉粥样硬化之间的关系等。

③ 通过定期的随访调查，评价疾病防治措施的效果。例如，在某地区对儿童进行乙肝疫苗接种，在接种前后分别进行一次现况调查，比较该地区儿童的乙肝患病率，从而评价疫苗接种的效果。

④ 了解人群的健康水平，为医疗卫生保健工作提供参考，为卫生部门制定计划和决策提供科学依据。例如，进行某地区妇女的心理状况的调查，以利于当地妇女保健工作。

⑤ 确定高危人群，达到早期发现、早期诊断和早期治疗的目的。例如，对某地区的 40 岁以上的人群进行现况调查，发现高血压患者，可促使患者及早就医，对控制疾病的预后有很大帮助。

⑥ 确定人群中各项生理指标的正常参考值范围。例如，测定人群血液中红细胞数、血压、血糖、血脂等各种生理指标。

3. 现况研究的特点

（1）现况研究中不设立专门的对照组　首先根据研究目的确定研究对象，然后调查每一研究对象在某时点疾病与暴露的状态，资料分析时按照是否暴露，是否患病来分组进行比较。

（2）只能提出病因假设、不能检验病因假设　现况研究所揭示的疾病与暴露的关系是某一特定时点的关系，由于不能决定疾病和暴露的先后顺序，所以不能用来检验病因假设。另外，一些病程较短的疾病，病人迅速痊愈或者很快死亡，很难把他们包括在一个时点或者特定时期的研究中，存活期不同的病人具有很多不同的特点，在某特定时点的调查就很可能将影响存活的因素误认为是影响发病的因素。

（3）一般不用于病程较短的疾病　现况研究注重某一特定时间某人群中暴露与疾病的关系，如果时间长了则发病率也有所不同，时点患病率会受到影响，尤其当所调查的疾病是急性的、潜伏期短的疾病时，随着时间的变化其发病率有很大的变化，如果调查时间内疾病状况改变太大，分布描述不准确，则结果就很难解释。

(4) 暴露因素不易发生变化的研究可用来做疾病的因果推论　对于不会因为患病与否而发生改变的因素与疾病发生发展的关系，如性别、民族、血型等，现况研究可以提供较为可靠的暴露和疾病的时间顺序的联系。

(5) 定期重复进行可获得发病率资料　在对同一研究总体的时间间隔不是太长的两次现况研究中，将后一次调查获得的病例中减去前一次的病例，再除以两次研究的间隔时间，由此计算发病率。采用这种方法的要求是在该时间范围内发病率的变化不大，且疾病的病程较为稳定。这种方法，弥补了长期随访监测研究对象来获得发病率资料的不便。

4. 现况研究的类型

现况研究根据研究对象的范围可以分为普查和抽样调查两种。

(1) 普查(census)

a. 概念　普查指为了全面了解某病的患病率或健康状况，在特定时间内对特定范围人群中每一成员所作的调查或检查。

b. 目的　普查的主要目的是为了早期发现或治疗病人和寻找某种流行性疾病的全部病例，了解疾病和健康状况的分布，并可以普及医学卫生知识。

c. 优点和局限性　普查的优点主要是：普查调查对象的确定比较简单，能发现该人群中全部病例并及时给予治疗，每一次普查相当于进行一次健康宣教。另外，普查可以同时调查几种疾病，可观察多个因素和疾病的关系，所获得的资料全面准确，且无抽样误差，能提示一定的流行因素，较为全面地描述疾病分布特征。普查的局限性主要体现在：普查对象多、工作量大、费用多、调查不易细致、易产生重复和遗漏，调查速度和精确性受影响、质量不易控制、不适于患病率低和诊断技术复杂的疾病。

d. 普查的适用条件　普查适用于患病率较高，对此病有比较简易而准确的检测手段和方法，对查出的病例有切实的治疗方法，足够的人力、物资和设备用于发现病例和及时治疗。

(2) 抽样调查(sampling survey)

a. 概念　为了查明现患情况或当前某病的流行强度，则可从某个人群总体中按一定原则抽取部分有代表性的个体进行调查，用这部分样本的参数、特征，估计总体的特征。这种从局部推断总体的研究方法称为抽样调查。

b. 原理和目的　抽样调查通过随机化抽样获得有较好代表性的样本，并通过样本信息推断总体。抽样调查的主要目的是用来描述疾病的“三间分布”及影响疾病分布的因素，衡量群体的卫生水平，检查与衡量资料的质量等。

c. 优点和局限性　抽样调查按随机化原则抽取调查单位，以足够数量的调查单位组成的样本来代表和说明总体；节省人力、物力和时间；调查的精确度高；以样本推断总体的误差可以事先估计并加以控制。

但是，抽样调查的调查设计实施、资料分析均较复杂，遗漏不易发现，存在抽样误差和偏倚，不适用于调查变异较大的资料，是一种非全面调查，只能提供说明整个总体情况的统计资料。当发病率很低时，小样本不能提供足够信息，样本扩大到近于总体的75%时，直接普查更有意义。

d. 基本要求　抽样调查要求能从样本获得的结果推广到总体人群，所以要求样本含量足够大，调查材料的分布要均匀，且抽样要坚持随机化原则，从而保证样本的代表性较好。

e. 抽样方法　常见的随机抽样方法有单纯随机抽样、系统抽样、分层抽样、整群抽样、多级抽样。具体的抽样方法在第四章第二节中已有详细介绍。

5. 现况研究的基本步骤

(1)选题并确定调查目的　选题力求新颖，选题后再查阅文献，咨询专家，预调查，总结经验，在充分了解背景资料的基础上，确定研究目的。调查目的要明确且具体，每项研究以解决1～2个问题为宜。

(2) 确定研究对象　研究对象的选择应根据调查目的和实际情况。同时要确定调查对象的来源和选择标准。

(3) 选择研究方法　研究方法由研究目的来决定。选择普查还是抽样调查要视研究目的而定。选择普查的话要明确普查范围和时间，而选择抽样调查的话则要确定抽样方法和样本容量。

(4) 设计调查表　在普查和抽样调查等调查研究中，往往会采用问卷的方法来收集资料信息。调查表的设计是调查研究工作的关键环节之一，设计是否合理直接关系到资料收集的难度和质量。调查表没有固定格式，但是所列问题应该包括调查研究的整个内容。调查表的设计在第八章第一节中有详细介绍。

(5) 培训调查员　在调查前对调查员进行挑选和培训。调查员的素质高低在很大程度上决定了调查是否能够成功。为了保证调查质量，应选择合格的调查员，进行两至三天的集中培训。

(6) 资料的收集、整理和分析　资料的整理包括对原始资料检查核对，填补漏缺，数据库的建立和核对。资料的整理和分析请参看本书第九章内容。

6. 现况研究的优点和局限性

(1) 优点

① 现况研究中常用的是抽样调查，样本一般来自一个目标群体，以样本估计总体的可信度较高，故其研究结果有较强的推广意义。

② 完成资料收集工作之后，按是否患病或是否暴露进行分组比较，有来自同一群体的自然形成的同期对照组，结果具有很强的可比性。

③ 一次现况调查可同时观察多种因素，所以在疾病病因探索过程中，现况研究意义重大，不可或缺。

(2) 局限性

① 调查时疾病与暴露因素一般同时存在，难以判断疾病和暴露的先后顺序。

② 调查得到的是某一时点是否患病的情况，故不能获得发病率资料。

③ 许多慢性病都有恶化期和缓解期，可能把缓解期的病人错划为健康者。

④ 对急性非致死病或迅速致死的疾病难以提供正确的分布情况。

⑤ 针对的调查对象为幸存者，无法了解死亡病例的基本信息。

7. 现况研究中的常见偏倚与质量控制

偏倚是指从设计到实施、数据处理再到分析的各个环节中的系统误差以及结果解释、推论中的片面性，造成研究结果与真实值之间出现趋向性的差异，从而错误地描述了暴露与疾病之间的联系。

(1) 选择性偏倚

① 选择偏倚是指在选择研究对象时，由于选择方法错误、诊断标准不正确等原因，导致不能用样本推论到总体，因而使样本的研究结果与总体真实值之间有差别。控制方法是在切实遵守随机化原则，严格按照抽样设计方案选择调查对象。

② 无应答偏倚指调查对象不合作或其他原因造成不能或不愿意参加，这些人的身体状况、暴露状况等可能与应答者不同，由此而导致的偏倚。控制方法要针对不同原因采取不同措施，从而提高应答率。如加强宣教，对外出调查对象进行补查等。

③ 幸存者偏倚指对某种疾病进行调查时，由于无法对死亡者的情况进行估计而导致的偏倚。控制方法是对死者家属或是了解死者病情的人进行调查，收集相关信息资料。

(2) 信息偏倚

信息偏倚是由于在资料收集、记录、编码、分析过程中的失误，使得研究结果与实际情况产生系统误差。

① 调查员偏倚指调查人员在对不同研究对象进行调查时，没有统一的标准或方法。调查员本身的主观诱导询问也会对调查结果造成影响。控制方法是调查前对调查员进行统一培训，统一方法，规范标准。

② 回忆偏倚（由于调查对象记忆不清造成的偏倚）和报告偏倚（调查对象对某些问题回答不准确或不愿作真实回答造成的偏倚）是由调查对象引起的偏倚。控制方法是尽量避免回忆太过久远的情况，在调查中对敏感问题，可以采用特殊方法

进行调查，具体见第八章第三节。

③ 测量偏倚是指因为测量工具不准确，检验方法和操作技术等不统一造成的偏倚。控制方法是定期校准仪器，统一检验方法，规范技术操作。

（二）纵向研究

纵向研究（longititudinal study）指对某一特定人群进行定期的随访研究，观察疾病或者健康状态在人群中的动态变化。也就是说在不同时间对研究对象进行多次现况调查的综合性的研究。

随访的方式和间隔的时间根据研究内容的不同而不同。

通过对某种疾病进行的纵向研究，可以全面了解到该种疾病在人群中的动态变化，获得不同时期的患病率，进而计算出该种疾病在一定时期内的发病率。还可以较为全面的掌握某种疾病在人群中的发展趋势和结局，从而认识该疾病的自然发展史及其影响因素。

（三）病例对照研究

病例对照研究（case-control study）是分析性流行病学研究方法中最基本、最重要的研究类型之一，是验证病因假说的重要工具，是一种由果及因的回顾性研究方式。

1. 病例对照研究的概念

病例对照研究以现在已经确诊的患有某种特定疾病的患者作为病例组，以不患有该病但具有可比性的个体作为对照组，通过询问、实验室检查或复查病史，搜集既往各种可能的危险因素的情况，测量并比较病例组与对照组中各因素的暴露比例，进行统计学检验。如果两组结果差异有显著性意义，则可认为因素与疾病之间存在着统计学上的关联。在评估了各种偏倚对研究结果的影响之后，再根据病因推断标准，推断出某个或某些暴露因素是疾病的危险因素，从而探索和检验疾病病因的假说。

研究因素（interest factors）又称为暴露因素（exposure factors）。凡是曾经接触某种因子或具备某种特征行为，都可以称为“暴露”。要特别说明的是，病例对照研究中所提到的暴露因素不一定全部是危险因素（risk factors），也可能是保护因素（protective factors）。

2. 病例对照研究的目的

① 病例对照研究主要用于研究病因未明或多因素疾病的病因，广泛地探索疾病的可疑暴露因素。病例对照设计适于研究潜伏期长的罕见病，或容易漏诊、误诊疾病的危险因素。

② 病例对照研究可用来检验一个或几个病因假说。

③ 病例对照研究还可以为前瞻性研究提供依据。要进行前瞻性研究，必须以经过验证性病例对照研究确证的病因假说为依据。

3. 病例对照研究的特点

① 病例对照研究是在疾病发生后进行的研究，不能进行因果推论。

② 研究对象按照具有可比性的患病与不患病人群分成病例组与对照组。

③ 对暴露和暴露因素的研究是研究对象从现在对过去的回顾。

④ 病例对照研究是一种由果推因的研究方法。

⑤ 多用于分析暴露与疾病的联系。

4. 病例对照研究的设计类型

(1) 病例与对照不匹配的病例对照研究　从研究设计所规定的病例人群和对照人群中，根据样本的大小分别抽取一定数量的研究对象，数量不需要呈严格比例关系，但是对照组人数一般应该等于或者多于病例组人数。除此以外不做任何其他限制和规定。

(2) 病例与对照匹配的病例对照研究　匹配是一种常用的选择对照的方法。匹配也叫配比(matching)，要求对照在某些因素或特征上与病例保持一致。匹配的目的是对两组进行比较时排除匹配因素的干扰。

匹配又可以分为频数匹配与个体匹配。

a. 频数匹配(frequency matching)　匹配的因素在对照组和病例组所占的比例一致，即匹配因素在病例组和对照组的分布相同，是整体的匹配。例如某项研究中按性别匹配，病例组男女各半，则对照组也应如此。

b. 个体匹配(individual matching)　以病例和对照的个体为单位进行匹配。有1∶1,1∶2,1∶3,1∶R匹配。其中，1∶1匹配称为配对(pair matching)。

在病例对照研究中，匹配的目的在于：提高研究效率，表现为每个研究对象提供的信息量增加；控制混杂因素的作用，当然分层分析也可以控制混杂因素。

匹配因素必须选择那些明确能引起混杂作用的因子，或者是有充分理由怀疑为混杂因子的因素。例如，年龄、性别、教育水平、社会地位是常见的混杂因素，常被用于匹配。匹配的同时也增加了选择对照的难度，做匹配的因子与疾病的关系以及它与其他因子的交互作用都不能充分分析。把不必要的因素列入匹配，企图使病例和对照尽量一致，就可能造成信息丢失，结果反而会降低研究效率，可能导致匹配过度。匹配和匹配后对匹配因素进行分层分析，是控制匹配因素的混杂作用的必要途径。

c. 匹配变量的一致性　匹配一致性程度取决于变量的性质、实际可能与需要。离散变量可以完全匹配，例如性别；连续性变量往往划分成若干组，再按组匹配，例如年龄。匹配得太细不一定必要，因为可能会增加工作难度，而匹配得太粗有可能达不到控制混杂作用的目的。

(3) 巢式病例对照研究(nested case-control study)

a. 基本原理　选择一个队列，收集该队列的基线资料，采集所研究的生物学标志的组织或者体液标本储存备用，然后随访到可能出现满足病例对照研究样本含量的病例数为止。将这些病例作为病例组，根据病例进入队列的时间，疾病出现的时间和性别等匹配因素，从相同队列中选择一个或者多个非病例作对照，收集对照的基线资料并且检测收集的样本，按照匹配的病例对照研究处理资料，做统计学分析计算出率和 *OR*，从而获得研究结果并且做出结论。

b. 巢式病例对照研究的类型

① 前瞻性巢式病例对照研究(prospective nested case-control study)在研究开始时根据一定的条件选择特定人群作为队列，然后进行前瞻性的随访，一定的时间后确定病例组和对照组。该方法的研究特点在于从现在到将来。

② 回顾性巢式病例对照研究(retrospective nested case-control study)根据研究开始前的一段特定时间的情况选择某一人群作为研究队列，根据现在的情况确定病例组和对照组。此种类型的设计效率较高，并且能很快得出结果，但是要求队列的信息完整且实现已经收集并保存好该队列的生物学标本，所以在实际运用中，很难找到完全符合条件的队列。

(4) 病例—队列研究(case-cohort study)　病例—队列研究又称病例参比式研究(case-base reference study)，是一种队列研究与病例对照研究结合的设计形式。队列研究开始时，在队列中按一定比例随机抽样选出一个有代表性的样本作为对照组，观察结束时，队列中出现的所研究疾病的全部病例作为病例组，与上述随机对照组进行比较。

(5) 病例交叉研究(case-crossover study)　病例交叉研究的基本思想是比较相同的研究对象在急性事件发生前一段时间的暴露情况和没有发生事件的某段时间内的暴露情况。是一种类似于交叉研究的病例对照研究。

(6) 单纯病例研究(case only study)　单纯病例研究也称病例研究(case-case study)或病例系列研究(case series study)，是近年来被广泛应用于疾病病因研究中评价基因与环境交互作用的一种方法。该方法仅通过某一疾病患者群体来评价基因型与环境暴露的交互作用，但不能评价二者各自的主效应。

5. 病例对照研究的设计和实施

(1) 提出假设　根据以往疾病分布研究或现况调查结果并结合文献，从而提出病因假设。

(2) 明确研究目的、选择适宜的对照形式　在制定研究计划之前，首先应该明确研究的目的,要明确本研究是以探讨病因为目的还是以检验病因假设为目的。单纯为了检验某个病因假设的病例对照研究是比较少的,对于有明确病因假设的疾病,一般以检验病因假设为主,同时还可以对其他可疑的危险因素进行探索。

(3) 病例与对照的选择　进行病例对照研究时,病例组与对照组的正确选择是该研究成败的关键。病例与对照的选择要本着代表性和可比性的基本原则:代表性要求病例能代表总体的病例,对照能代表产生病例的总体人群或源人群;可比性要求两组在主要特征方面没有明显的差异。

a. 病例的选择　病例要选择那些诊断可靠、诊断尽量使用国际或者国内统一的诊断标准的病例;对病例内外部特征要有限制的选择,内部特征如患病部位、病理类型等,外部特征包括性别、年龄、民族等;在选择病例时,会遇到新发病例、现患病例和死亡病例三种情况:新发病例对危险因素的回忆比较认真,提供的信息较为准确;而现患病例则比较容易混入疾病迁延和存活的因素在内;死亡病例的信息主要由家属提供,准确性较差,因而新发病例成为病例组的最佳选择病例。

病例可以选自医院,也可以在社区人群中选择。在医院中选择病例的优点是方便易行,且对于罕见病是唯一可行的方法。在医院中选择病例的方法通常难以保证病人的代表性。因此,有些研究在社区人群中选择病例,此时可以充分利用疾病监测资料或居民健康档案选择合格的病例,对于常见病也可以组织进行专门的调查,从社区居民中选择理想的病例。

b. 对照的选择　候选对象必须来自产生病例的总体,即来自受所研究疾病危险威胁的同一人群;对照必须是不患所研究疾病的人(可以是患有其他疾病);对照一旦发生了所研究的疾病便成为病例组的研究对象;对照组不能有患共同危险因素的疾病的病人;与疾病有关的外源性变量在病例和对照中的分布应相同(无混杂);除研究因素外其他条件一致;确定对照时采用的诊断标准应与病例的诊断标准相同;对照应与病例具有可比性。

对照也有暴露的可能性,但是这种暴露既不能增加、也不能减少对照中有关疾病的发生。病例与对照的暴露机会应均等。对照也应有代表性,即能代表一般人群。此外,对照也必须能合作。

对照选择同一个医院患其他疾病的住院病人或者门诊病人;选择病例的邻居、同事、同学或亲属;选择同一社区健康检查或专项调查发现的非该病病人或健康人。研究的总体人群或抽样人群中具有代表性的非病例。

(4) 样本含量的估计

a. 影响样本大小的因素　研究因素在对照组中的暴露率为 P_0;估计该因素引起相对危险度 RR 或者暴露的比值 OR;检验的显著性水平,即假设检验Ⅰ型错误的概率为 α;假设检验的把握度为 $(1-\beta)$,β 为统计学假设检验的Ⅱ型错误的概率。

b. 估计的方法 不同匹配方式的样本大小的计算方法是不同的，分为公式法和查表法。有关参数包括病例组的暴露率（P_1）和对照组暴露率（P_0）、优势比（OR）、α 值和把握度（$1-\beta$）。

要注意的是，由于样本含量的估计随条件的变化而变化，所以所估计的样本含量并不是绝对精确的数值。要认识到样本含量只是一个估计值，过大、过小都不好。另外，只有在病例组和对照组的样本含量相等时，研究效率才最高。

非匹配的病例对照研究两组人数相等的样本含量估计

$$N = \frac{2\overline{P}\,\overline{Q}(U_\alpha + U_\beta)^2}{(P_1 - P_0)^2}$$

$$P_1 = \frac{P_0 OR}{[1 + P_0(OR - 1)]}$$

U_α 与 U_β 分别为与极值对应的标准正态分布分位数，$\overline{Q} = 1 - \overline{P}$。

1∶1 匹配设计的样本量计算方法如下：

在匹配研究中，只有病例组与对照组暴露情况不一致的对子才有比较的意义，这是估计匹配研究样本大小的基本依据。

$$m = \frac{[U_\alpha/2 + U_\beta\sqrt{P(1-P)}]^2}{(P - 1/2)^2}$$

$$P = \frac{OR}{(1 + OR)}$$

$$M \approx \frac{m}{(P_0 Q_1 + P_1 Q_0)}$$

其中，m 为病例与对照暴露情况不一致的对子数，M 为需要调查的总对子数。

(5) 研究因素的确定 包括所研究的危险因素，可疑的危险因素，混杂因素，可疑的混杂因素以及效应修饰因素的暴露来源、特性、程度、时间（长短、首次和最后的暴露时间）和暴露是连续的还是间断的等都要确定。变量信息的主要来源是调查表，在病例对照研究中，病例组和对照组要使用相同的调查表，回答相同的问题，才能收集到具有可比性的信息资料。

a. 如何选定变量 首要问题是要确定变量的数目和每一个变量的具体项目，这两者完全取决于研究目的或者具体目标。与研究目的有关的变量是必不可少的，而且应该尽量细致和深入。另外，如果从多个侧面来反映该变量的特点，则可以获得较多的信息。相反，与研究目的无关的变量则一个也不需要。

b. 如何规定变量 每一项变量的定义都应当明确，要尽量采用国际或者国内统一的标准，方便交流和比较。

c. 如何测量变量 测量的概念很广泛，对定性指标的测量是通过询问来获得的，如“是与否”，“经常、偶尔和不接触”等信息。口头询问也可采用半定量测量，如询问“你平均每周吃几次水果?”就含有定量化的成分，如果再补充询问“你平均每次吃多少克水果?”就更加接近定量化。在调查研究中要尽量采用定量或者半定量的测量方法获得资料，如仪器或者实验室检查等。

d. 如何做到使研究变量符合规定　以客观的手段和证据为准绳，通过重复的询问加以判定。例如，询问男性的饮酒量时，应该同时询问其妻子或者子女，综合考察加以评定。

(6) 资料的收集和整理　病例对照研究的信息资料，主要依靠询问调查对象填写问卷来收集。有时候需要辅以查阅档案，采样化验，实地查看或者从相关方面咨询获得。对各种方法都需要实施质量控制。

对所收集的资料要经过认真的核查，细致的修正，严格的验收、归档等一系列步骤，从而保证资料尽可能的完整和真实可靠。对原始资料要进行分组和归纳，编码后输入计算机。

6. 病例对照研究资料的分析

病例对照研究资料分析的核心内容是比较病例组与对照组暴露的比例，由此估计暴露与疾病的关联程度，估计差别和联系因为抽样误差而造成的可能性大小，特别注意的是要排除混杂变量造成的虚假联系或者虚假差异的可能性，还可以进一步计算暴露和疾病的剂量反应关系，甚至各因子的交互作用等。

(1) 描述性分析

a. 描述研究对象的一般特征　研究对象人数及各种特征的构成，如性别、年龄、职业、疾病类型的分布等。成组匹配时应描述匹配因素的频数比例。

b. 均衡性检验　比较两组某些基本特征是否相似或齐同。目的是检验病例组与对照组是否有可比性。对待确有统计学显著差异的因素，在分析时应充分考虑到它对其他因素的影响作用。

(2) 统计性分析　非匹配和频率匹配设计资料可以整理为表 5.1。

表 5.1　病例对照研究资料整理表

暴露或特征	疾病		合　计
	病例	对照	
有	a	b	$a+b=n_1$
无	c	d	$c+d=n_0$
合计	$a+c=m_1$	$b+d=m_0$	$a+b+c+d=t$

表示暴露与疾病的关联强度用相对危险度(relative risk，RR)表示，即暴露组发病率(或死亡率)与非暴露组发病率(或死亡率)之比。

在病例对照研究中，因为 a/n_1 和 c/n_0 不能代表暴露组和非暴露组的发病率或者死亡率，所以不能直接计算其相对危险度。在病例对照研究中，如果所研究疾病的发病率比较低（<5%），则可用比值比也称为优势比（odd ratio, OR）来估计相对危险度。

$RR = P_1/P_0$，表示暴露组发病危险是非暴露组的多少倍。

$OR = ad/(bc)$，OR 的含义和相对危险度相同，指暴露组的疾病危险性为非暴露组的多少倍。

$RR=1$，说明暴露因素与疾病无关联；$RR>1$，说明暴露因素与疾病存在“正”关联，暴露因素是疾病的危险因素；$RR<1$，说明暴露因素与疾病存在“负”关联，暴露因素是疾病的保护因素。

a. 不匹配不分层的资料分析　这种分析是病例对照研究资料分析的基本形式。步骤如下：

① 整理结构模式成四格表 5.1 样式。

② 用 χ^2（卡方）检验，来验证病例组和对照组的暴露率有无统计学上的显著差异。

③ 暴露与疾病的联系强度 OR 的计算。

OR 的可信区间（C.I.）：前面的 OR 值是关联程度的一个点估计值，考虑到抽样误差，它不能反映在大量抽样调查时候 OR 值的波动范围，所以需要一定的概率来估计总体 OR 值的范围，也就是 OR 的可信区间。

i Woolf 自然对数转换法：OR 的可信区间是建立在 OR 的方差的基础上的。OR 的自然对数方差为

$$\mathrm{Var}(\ln OR) = \frac{1}{a} + \frac{1}{b} + \frac{1}{c} + \frac{1}{d}$$

ii Miettnen 氏卡方值法：

$$OR\ 95\%\mathrm{C.I.} = OR^{\left(1\pm\frac{1.96}{\sqrt{\chi^2}}\right)}$$

b. 不匹配分层资料分析　分层分析是把人群根据某种特征分层，然后分别分析每一层中暴露和疾病的关联。分层分析的目的是为了控制混杂因素对联系的干扰。步骤如下：

① 整理分类资料，如表 5.2 所示。

表 5.2　病例对照研究中分层资料整理表

暴露特征	i 层的发病情况		合　计
	病例	对照	
有	a_i	b_i	n_{1i}
无	c_i	d_i	n_{0i}
合计	m_{1i}	m_{0i}	t_i

② 计算各层的卡方值，进行联系的假设检验。

③ 联系强度的计算，即计算各层的 *OR*。

④ 计算总卡方值和总 *OR* 值。

在分层分析中，当每层 *OR* 值一致时(通过层间比值比一致检验来判断)，可以计算分层资料的总卡方值和总 *OR* 值。如果不一致，则不宜进行总卡方值和总 *OR* 值的计算

$$\chi^2_{MH} = \frac{\left[\sum a_i - \sum E(a_i)\right]^2}{\sum V(a_i)}$$

$$OR_{MH} = \frac{\sum (a_i d_i / t_i)}{\sum (b_i c_i / t_i)}$$

⑤ 估计总 *OR* 值的 95%可信区间

$$OR_L, OR_U = OR_{MH}^{\left(1 \pm \frac{1.96}{\sqrt{\chi^2_{MH}}}\right)}$$

c. 暴露分级资料的分析　如果可以在收集病例组和对照组资料的同时收集暴露因素暴露程度的分级的资料，就可以分析暴露和疾病之间的剂量反应关系，如果存在这种关系，则会对因果联系的解释起到很大作用。

表 5.3 是由 Doll 和 Hill(1956)研究的每日吸烟支数和肺癌发生之间的暴露等级关系。

表 5.3　每日吸烟数目与肺癌发生之间的剂量反应关系

每日吸烟支数	病例组	对照组	*OR*
0～	21(c)	59(d)	1.00
1～	40(a_1)	67(b_1)	1.68
5～	269(a_2)	303(b_2)	2.49
15～	379(a_3)	280(b_3)	3.80
合　计	709	709	—

分析步骤如下：

① 分类资料整理如表 5.3 所示。

② 本例暴露和疾病之间的联系可以采用行×列表 χ^2 检验，$\chi^2 = 41.76$，自由度=3，$P<0.01$。

③ 每日吸烟量 1 到 5 支之间的 $OR=1.68$，5～15 支和大于 15 支的 *OR* 分别为 2.49 和 3.80。随着每日吸烟量的增加，*OR* 值也逐渐增大，呈现剂量反应关系。

④ 对暴露分级资料的 *OR* 值变化可以进行趋势检验，本例数据经趋势检验，

得 $\chi_{趋势}^2=5.21$,自由度=1,$P<0.05$。

d. 匹配资料的分析 成组资料的分析与非匹配资料的分析。这里主要介绍1:1配对资料的分析。步骤如下:

① 整理结构,将资料整理为如表5.4所示。

表5.4 病例对照研究中1:1配对资料整理表

对照	病例		对子数
	有暴露史	无暴露史	
有暴露史	a	b	$a+b$
无暴露史	c	d	$c+d$
对子数	$a+c$	$b+d$	t

② 卡方检验 $\chi^2=\dfrac{(b-c)^2}{(b+c)}$,当$(b+c)<40$时,用校正公式 $\chi^2=\dfrac{(|b-c|-1)^2}{(b+c)}$。

③ 计算联系强度,估计 OR 的可信区间

$$OR\ 95\%\text{C.I.}=OR^{\left(1\pm\frac{1.96}{\sqrt{\chi^2}}\right)}$$

7. 病例对照研究中常见偏倚及其控制

(1) 选择偏倚(selection bias) 由于选择的研究对象与未被选择的研究对象在某些特征上的差异而引起的误差,常发生在研究的设计阶段,包括入院率偏倚、现患病例—新发病例偏倚、检出征候偏倚和时间效应偏倚等。

在研究的设计阶段应该尽量随机选择研究对象,在多个医院选择对象等方法以减少偏倚程度。

(2) 信息偏倚(information bias) 又称为观察偏倚或者测量偏倚,是在收集整理信息过程中由于测量暴露与结局的方法缺陷而造成的系统误差。包括回忆偏倚和调查偏倚。

选择一些不容易被忘记的重要指标做调查,同时重视问卷的提问方式和调查技术的提高可减少回忆偏倚。

(3) 混杂偏倚(confounding bias) 当研究某个因素与某种疾病的关联时,由于某个既与疾病有制约关系,又与所研究的暴露因素有联系的外来因素的影响,掩盖或是夸大了所研究的暴露因素与疾病的联系。这种现象叫混杂,其所带来的偏倚称为混杂偏倚,此外来因素称混杂因素。

8. 病例对照研究的优点和局限性

(1) 优点

① 省时、省力、费用低，易组织实施。

② 适宜发病率很低的疾病病因研究，尤其是罕见病的研究。

③ 研究一种疾病与多种暴露的关系。

④ 较快的估计慢性病的危险因素。

⑤ 广泛探索疾病的危险因素，还可以验证病因假设。

(2) 局限性

① 选择研究对象时，容易发生偏倚。

② 不能得到疾病的发病率。

③ 暴露与疾病的时间先后顺序不好判断，在病因研究方面说服力有限。

(四) 队列研究

1. 概念

队列研究(cohort study)是将研究人群按照是否暴露于某因素或暴露程度不同分成暴露组与非暴露组(对照组)，随访适当的一段时期，比较两组或多组之间结局的差异，以研究暴露因素与结局之间有无关联及关联大小的一种观察性研究方法。

2. 队列研究的特点

① 队列研究属于观察性研究范畴。暴露在研究之前就客观存在，不是人为给予的。

② 作为分析性流行病学研究方法的特点，队列研究中设立了对照组。

③ 属于由“因”到“果”的研究。确定暴露因素后再纵向前瞻观察结果。

④ 能验证暴露因素与结局的因果联系。

3. 队列研究的研究类型

(1) 前瞻性队列研究(prospective cohort study)　是队列研究的基本形式，研究开始时结局尚未出现。

(2) 历史性队列研究(historical cohort study)　又称回顾性队列研究(retrospective cohort study)，研究者根据已掌握的研究对象在过去某个时点的暴露情况进行分组，研究开始时结局已经出现。

(3) 双向性队列研究(ambispective cohort study)　又称混合型队列研究(mixed cohort study)，是将前瞻性队列研究与历史性队列研究结合起来的一种设计模式。即在历史性队列研究之后，继续前瞻性观察一段时间。

4. 队列研究的设计与实施

(1) 确定研究因素　在描述性研究和病例对照研究的基础上确定暴露因素。对暴露因素必须明确规定，最好将暴露定量。应明确暴露与非暴露人群的划分界限以及暴露因素的分级标准。除暴露因素外，同时还要收集研究对象的人口学特征和可疑混杂因素资料。

(2) 确定研究结局　结局也叫结果变量，指一个观察对象随访中将出现的预期的结果事件，是研究者希望能追踪观察的事件。结局的判定要有明确、统一的标准，并在研究的全过程中严格遵守。

除主要结局外，可同时收集多种可能的与暴露有关的结局。这是因为队列研究可以同时收集到多种结局资料，从而研究一因多果的关系。

(3) 确定研究现场与研究人群

a. 确定研究现场　由于队列研究的随访时间较长，因此对于调查现场要求人口相对稳定，有足够数量的符合条件的研究对象，便于随访；有较好的医疗卫生条件，交通较便利；当地的领导较为支持，被研究对象合作。

b. 确定研究人群

① 暴露人群的选择：职业人群，在历史性队列研究中较为常用。特殊暴露人群，是研究某些罕见的特殊暴露的唯一选择。如核事故受害者、接受放射治疗的患者。一般人群，多用于暴露因素与疾病在人群中常见时，或观察一般人群的发病情况或观察环境与疾病的关系。有组织的人群团体，如学校、机关、团体的成员。该类人群可以看作是一般人群的特殊形式，可增加暴露组和对照组的可比性。

② 非暴露(对照)人群的选择：对照人群的选择要尽可能保证与暴露组的可比性。内对照，同一研究人群中无暴露或暴露水平最低者。除了暴露因素本身以外，其他因素的可比性较好，研究偏倚较小。平行对照(外对照)，在另一非暴露人群中选择人口学特征与暴露组相似的非暴露，在研究职业暴露时常用。总人口对照，指将暴露组与全人群作比较。该种对照的统计学资料获得比较容易，但是过于粗糙。多重对照，就是以上述两种或两种以上的形式作为对照，来减少只用一种对照带来的偏倚。

(4) 确定队列大小

a. 影响样本大小的因素　队列研究的样本含量大小取决于以下 4 个参数：

① 非暴露人群或一般人群的发病率(P_0)：P_0越靠近 0.05，所需的观察人数就越少。

② 暴露人群的发病率(P_1)：$d = P_1 - P_0$，d 越大，所需要的观察人数越少。

③ 要求的显著性水平(α 值)：α 值越小，所需要的观察人数越多。

④ 效力或把握度($1-\beta$)：把握度要求越高，所需要的观察人数越少。

b. 计算与分析　利用公式计算样本含量，同病例对照进行研究。

(5) 资料收集与随访

a. 基线资料的收集　暴露状况的资料主要包括暴露量、暴露时间、方式等；疾病与健康状况，在进行病因研究时，应在研究对象中排除已患有所研究疾病的人；其他有关的资料还包括人口学资料及混杂因素等。

主要通过查阅记录或档案、访问研究对象、体格检查和实验室检查、环境调查与检测来收集资料。

b. 随访　随访的内容和方法都与基线调查相同，但是随访的重点在结局，对两组的随访方法要相同并且要保持不变。

c. 随访的观察终点　指研究对象出现了预期结果。这里要注意失访情况。观察的终止时间：指整个研究可以得出结论的时间（与暴露—结局的联系强度、潜伏期长短有关）。随访的间隔与次数则依结局出现的速度、研究的人力、物力等条件而定（一般慢性病1～2年1次）。

5. 队列研究的资料整理与分析

队列研究的资料整理，首先要进行资料的正确性和完整性检查，对明显错误的资料要重新调查修正或者剔除，对不完整的资料要设法补齐。然后对资料进行描述性分析，包括：研究对象的组成及人口学特征，随访时间、经过、失访情况及结局发生情况，两组的可比性及资料的可靠性（偏倚情况）等。最后才作推断性分析，分析两组率的差异，由此进行暴露与结局的联系及其联系强度分析。

（1）率的计算的常用指标

a. 累积发病率（cumulative incidence）　适用于研究对象数量多的固定队列。用观察开始时的人口数作分母，整个观察期内发病人数作分子来计算。

b. 发病密度（incidence density）　适用于动态人群，分子为随访期间发病人数，分母则是人群中每个成员所贡献的人时的总和，时间单位通常用年，故又称为人年数。

以观察人年为单位计算的发病率带有瞬时频率性质，称为发病密度。

（2）人年的计算

a. 精确法　以个人为单位计算暴露人年，适用于样本量不太大时，该法计算精确，但是计算工作量较大。

b. 大样本近似法　用近似法计算暴露人年：适用于大样本人群，该法计算简单，但精确性较差。

c. 寿命表法　适用于大样本人群，该法计算简单，并有一定的精确度。

（3）标准化　标准化适用于研究对象数量较少，结局发生率较低的情况（如在职业病流行病学研究中常用）。

a. 标化死亡（发病）比（SMR）　指被研究人群实际死亡（发病）人数与以全人口死亡（发病）率计算的预期死亡（发病）人数之比。公式如下：

$$SMR = \frac{\text{实际死亡(发病)数}}{\text{预期死亡(发病)数}}$$

若 $SMR>1$，表明该暴露因素为所研究疾病的危险因素；
若 $SMR<1$，表明该暴露因素为所研究疾病的保护因素；
若 $SMR=1$，则表明该暴露因素与所研究的疾病无联系。

b. 标化比例死亡（发病）比（*SPMR*）　以全人口中某病因死亡占全部死亡的比例来计算预期死亡人数。

$$\mathrm{SPMR}=\frac{\text{实际死亡（发病）数}}{\text{预期死亡（发病）数}}$$

（4）率差异的显著性检验　由于队列研究大多为抽样研究，当发现两组的率有差别的时候，要首先考虑抽样误差的可能性，进行统计学显著性检验。

① 当样本量较大，P 和 $(1-P)$ 都不太小时，样本率的频数分布近似正态分布，可用 U 检验或卡方检验。

② 如果率比较低，样本较小时，样本率的频数分布不符合正态分布，可用直接概率法、二项分布或泊松分布检验。

③ SMR 或 SPMR 的检验可用卡方检验。

（5）联系强度（效应）的估计　队列研究的最大特点就是可确证暴露与疾病的因果联系，常用指标如下：

a. 相对危险度（relative risk，RR）　也称危险比或率比，是反映暴露与发病（死亡）联系强度的指标，为暴露组与非暴露组的发病率或死亡率之比，说明暴露组发病（死亡）危险是非暴露组的多少倍。I_1、I_0 分别表示暴露组与非暴露组的发病率。

$$RR=\frac{I_1}{I_0}$$

① RR 表明暴露组的发病或死亡的危险是非暴露组的多少倍：$RR>1$ 表明暴露因素为所研究疾病的危险因素，RR 越大，联系强度越强；$RR<1$ 表明暴露因素为所研究疾病的保护因素，RR 越小，联系强度越强；$RR=1$ 表明暴露因素与所研究疾病无联系。

② 由于 RR 是一个点估计值，所以，用它来估计关联强度的大小时误差较大。所以通常按 95%可信区间来估计 RR 总体所在范围。公式如下：

$$RR_U,RR_L=RR^{\left(1\pm\frac{1.96}{\sqrt{\chi^2}}\right)}$$

b. 归因危险度（attributable risk，AR）　又称特异危险度、率差，指暴露组的发病率或死亡率（I_1）与非暴露组发病率或死亡率（I_0）之差，表示危险特异地归因于某暴露因素的程度。

$$AR=I_1-I_0$$

或者

$$AR=I_0(RR-1)$$

AR 与 *RR* 的意义不同：

RR 说明暴露者与非暴露者相比增加相应疾病危险的倍数，具有病因学上的意义。*AR* 则是对人群而言，说明暴露人群与非暴露人群相比所增加的疾病发生数量，如果消除暴露因素，就可减少这个数量的疾病发生，兼有疾病预防和公共卫生学上的意义。

c. 归因危险度百分比　又称病因分值，是指暴露人群中的发病或死亡归因于暴露的部分占全部发病或死亡的百分比。

$$AR\% = \frac{I_1 - I_0}{I_1} \times 100\%$$

$$AR\% = \frac{RR - 1}{RR} \times 100\%$$

AR%主要与 *RR* 的高低有关

d. 人群归因危险度（population attributable risk，*PAR*）　指总人群中发病率或死亡率中归因于暴露的部分。设 I_t 为全人群的率。

$$PAR = I_t - I_0 = AR \times P_e$$

e. 人群归因危险度百分比（*PAR*%）　也叫人群病因分值（PEF），指总人群发病率或死亡率中归因于暴露的部分占总人群发病（或死亡）的百分比。

$$PAR\% = \frac{I_t - I_0}{I_t} \times 100\%$$

$$PAR = \frac{P_1(RR - 1)}{P_1(RR - 1) + 1} \times 100\%$$

综上各项指标，*RR*、*AR*、*AR*%说明暴露的生物学效应，即暴露的致病作用的大小；*PAR*、*PAR*%则说明暴露的社会效应，即暴露对人群危害的程度以及消除这个暴露因素后可能使人群发病率或死亡率减少的程度。

(6) 剂量反应关系的分析　将暴露分为不同水平来分析，即计算各暴露水平的发病（死亡）率、相对危险度和率差等指标。必要时，应对率的变化作率的趋势性检验。

6. 队列研究的偏倚及其控制

(1) 选择偏倚　产生该种偏倚的常见原因是样本不是总体的一个无偏代表。其中最常见、在有些情况下不可避免的是失访偏倚，如：研究对象迁移、死于其他疾病、拒绝继续参加等均算作失访。选择偏倚一旦产生，就很难消除。

控制方法如下：首先，在设计时，要采取正确的抽样方法、选择研究对象的标准一定要严格，可采取“知情同意”和扩大样本的方法选择便于随访的人群；其次，在实施过程中，尽量全面随访，避免失访（失访率应低于 10%）；最后，在做结论时，应充分估计失访对结果的影响。

(2) 信息偏倚 信息偏倚是在获取暴露、结局或其他信息时,由于仪器不准确、检验或调查方法不统一、诊断标准不明确等导致的系统误差而造成的偏倚。又称错分偏倚,包括暴露错分和疾病错分。

控制方法是在调查中严格各项检验或调查操作,统一明确各项标准,调准仪器,保证对调查员的培训质量等。

(3) 混杂偏倚 混杂因素是疾病的危险因素,与所研究的暴露有联系。它在暴露组与对照组分布不均衡时就会引起混杂偏倚。

混杂偏倚的防止应该从以下几个方面入手:在设计阶段应严格遵循限制、配比、随机化的原则;在分析阶段要注意进行分层分析,多因素分析和计算标准化率等。

7. 队列研究的优点和局限性

(1) 优点

① 队列研究所获得的资料可靠,一般不存在回忆偏倚;② 可直接获得发病率(死亡率),可以直接计算 *RR* 等联系强度指标,分析暴露的病因作用;③ 暴露与疾病的时间顺序明确,偏倚较少,可用于验证病因假设;④ 可同时研究一种暴露与多种结局的关系;⑤ 样本量较大,结果比较稳定。

(2) 局限性

① 由于所需样本大,所以研究时间长,费人力、物力和财力;② 该研究不适用于发病率很低的罕见疾病的病因研究;③ 由于时间长等因素,该研究容易产生失访偏倚;④ 暴露人年计算工作量较大;⑤ 在随访过程中,可能有已知变量发生变化或未知变量引入人群,使分析复杂化。

为了弥补单纯的队列研究的局限性,研究者一般是在病例对照研究筛选病因的基础上,再采用队列研究证实病因。

第四节 调查研究的优点和局限性

作为社会研究中一种最为常用的方式,调查研究具有和其他研究方式所不相同的鲜明特点。这些特点决定了调查研究的优点,也造成了它的局限性。

一、调查研究的主要优点

调查研究的方式可以兼顾到描述和解释两种目的。调查研究既可以描述研究对象的特征和概况，进行总体中个体之间的比较，又可以解释不同变量相互之间的关系。调查研究有比较严格的操作程序，描述和概括的准确性较高，使得研究结果具有较高的信度。调查研究使得大样本的调查具有可行性，尤其是自填式问卷方法。另外，调查研究可以迅速高效的提供有关某一总体的丰富资料和详细信息。调查研究所具有的定量研究的特征和通过样本来推论总体的特征，进一步扩大了它的应用范围。

二、调查研究的主要局限性

调查研究在探讨和分析变量之间的因果联系方面，不及实验研究有说服力。很少能处理社会生活的情景。调查研究一般研究的是较为浅显的问题或者情况，在深层问题的研究方面并不具有优势。另外，调查方法在某些方面相当缺乏弹性。有的调查研究的问题和提纲一般都是在实施前设计好了的，在整个调查过程中可以说是一成不变的，即使遇到新的问题或者情况，也难以作出相应的修改。

（张宁　叶冬青）

第六章　医学社会科学实验研究方法

第一节　实验研究的原理和特点

一、实验研究的原理

（一）实验的概念

关于实验的定义很多，有些是从社会科学角度出发，而有些则是从医学科研或生命科学角度出发。有学者将实验定义为："由研究者对某个变量的操纵以及对结果的有效控制的由观察和测量所构成的任何研究。"也有的研究者直接将实验理解为"一种在有控制的条件下可重复的观察，其中一个或更多的独立变量受到控制，以使建立起来的假设所确定的因果关系有可能在不同情景中受到检验"。另外有教材则将实验定义为"某种经过精心的设计，并在严格控制的条件下，通过操纵某些因素，来研究变量之间因果关系的方法。"

医学科研的最基本方法是观察研究和实验研究。所谓"观察研究"（observation），是采用一些方法，在不干预的情况下认识某种自然现象的本来面目，描述现状，分析规律；而"实验研究"（experiment）则是采用一些干预措施改变自然现象，从而使某些本来在自然情况下并不显露的现象显示出来。观察性研究并不刻意地去改变研究对象的自然暴露，而在实验性研究中，为了实现研究者的目的，对研究对象刻意安排了某种特殊暴露。例如，为了研究经常吃炸薯条对儿童健康的影响，可以通过调查经常吃炸薯条的儿童与不经常吃炸薯条的儿童有关身体状况（如肥胖等），从而可以获得结论。在上述研究中，被观察对象没有受到研究者的干预，属于观察性研究。然而，考虑到经常吃炸薯条儿童的家庭生活水平可能较好，不经常吃炸薯条的儿童的家庭生活水平可能相对较差，观察性研究得出的结论的真实性可能受到家庭生活水平等因素的影响。如果研究者将儿童按照家庭生活水平分为具有可比性的两组：一组按照要求吃炸薯条，另一组不吃炸薯条。经过一段时间后再比较两组儿童的肥胖率，在这种情况下，儿童不是根据其本来的意愿而是根据研究者的安排吃炸薯条或不吃炸薯条，即研究者对研究对象施加了人为干预，新的分配可能改变了他们原来的自然选择，这种研究就是实验性研究。

在医学研究中，可根据研究对象的属性把实验性研究分为基础性实验（以分子、细胞、器官等为研究对象）、动物实验和人群实验。以人群为研究对象，以医院、社区、工厂、学校等现场为“实验室”的实验性研究称为实验流行病学(experimental epidemiology)研究，或称为流行病学实验(epidemiological experiment)。因为在研究中施加了人为的干预因素，因此也常被称之为干预性研究(intervention study)。

（二）实验的三要素

一般来说，在实验过程中，研究者通过引入一个变量（自变量），来观察和分析它对另一个变量（因变量）所产生的效果。从方法论上看，实验是定量研究的一种特定类型，在检验变量之间的因果关系方面，实验研究具有最强大的力量，因为判断因果关系的三个条件在实验研究的方式中，可以得到最为充分的满足。作为一种特定的研究方式，实验具有三个基本要素，即：① 自变量与因变量。② 实验组与对照组。③ 前测与后测。任何一项实验研究，一般都会涉及这三个要素。

1. 自变量与因变量

自变量是引起其他变量发生变化的变量，故也称为原因变量。而因变量则称为结果变量。在实验研究中，自变量又称为实验干预，它是研究者对实验组进行前后测之间通过操纵引入的变量；而因变量则是研究所测量的变量。实验研究的最终目标是研究变量之间的因果关系，其基本内容是考察自变量对因变量的影响，即研究实验刺激对因变量的影响。与一般意义上的自变量有所不同，实验中的自变量通常是二分类变量，即它通常只有两个取值：有或无，即给予实验刺激或不给予实验刺激。

2. 实验组与控制组

实验组是实验过程中接受实验干预的那一组对象。即使是在最简单的实验设计中，也至少会有一个实验组。控制组也称为对照组，它是各方面与实验组相同，但在实验过程中并不给予实验干预的一组对象。控制组的作用是研究如果不接受实验刺激的处理，那么实验组将会发生什么。在实验研究过程中，研究者不仅观察接受干预的实验组，同时他们也观察没有接受实验干预的控制组，并通过比较这两组的观察结果，来分析和说明实验干预的作用和影响。

3. 前测与后测

在一项实验设计中，通常需要对因变量进行前后两次相同的测量。第一次在给予实验干预之前，称为前测(pretest)；第二次则在给予实验干预之后，称为后测(posttest)。研究者通过比较前测和后测的结果，来衡量因变量在给予实验干预前后所发生的变化，反映实验干预对因变量所产生的影响。

(三) 实验研究的原理

实验研究的目的是研究变量间的因果关系。通常研究者预先提出一种因果关系的假设，然后通过实验研究来进行检验。

实验研究的基本原理是：首先以某个理论假设为起点，它假定某些自变量会导致某些因变量的变化。然后进行如下操作：① 在实验开始时对因变量(y)进行测试(即前测)；② 引入自变量(x)，让其发挥作用；③ 在实验结束前再测量因变量(即后测)；④ 比较前测与后测的差异值就可以检验假设。如果没有差异，就说明自变量对因变量没有影响，从而推断假设。如果有差异，则可证实原假设，即自变量对因变量有影响。为了消除其他因素的影响，通常将受试者分为两个组：实验组与对照组。这两个组是随机分配的，它们的所有特征和条件都相同，只不过在实验中，实验组受到自变量的影响，而对照组则未受到这种影响。

二、实验研究的特点与意义

实验研究的方式是社会研究中最接近自然科学研究的一种方法，其主要特点和意义是：

(1) 严格的因果推断逻辑　科学研究的主要目标是探索和揭示现象之间的因果关系，在这方面，实验研究的方式具有比其他各种研究方式更为强大的力量。实验研究可以通过随机化选择实验对象、设立实验组与对照组、引入和操纵实验干预、进行前测和后测，最终通过分析不同组间的前后测数据，从而揭示出变量或现象之间的因果联系。

(2) 受到政治、伦理和道德等方面的限制　从实际从事实验研究的过程和要求来看，它所受到的限制也许是最多的。其原因就在于它的控制性和操纵性特征。实验研究为了保证因果推断的严格性，需要“孤立”或“净化”实验环境，以排除其他因素的干扰。需要控制某些变量，需要人为地去改变某些变量的状态，而所有这些控制和改变一旦作用在人的身上时，就会遇到现实中各种政治的、伦理的、道德的限制。

(3) 人工化的研究背景　与其他几种研究方式相比，实验研究的方式具有很强的人工化的痕迹。因为实验研究对环境控制的要求很高，在某种程度上可以说它是一种“人工制造式”的研究方式。实验研究所具有的高度控制性以及严格的程序性，在一定程度上都会使研究的背景脱离社会生活的现实，影响到实验结论的推广和运用。

第二节 实验研究方法的原则和程序

一、实验研究方法的基本原则

(一)对照

在确定接受处理因素的实验组时，应同时设立对照组，有比较才有鉴别，对照是比较的基础，设立对照是控制混杂和偏倚不可缺少的重要手段之一，只有设立了对照才能将处理因素的效应充分显露出来，不设立对照往往会导致错误的结论，误将非处理因素造成的偏倚当成处理效应。设立对照应满足均衡性，即在设立对照时除给予的处理因素不同外，对照组和实验组的其他一切因素应一致，以使对照组和实验组在其他方面相似或接近。在整个实验过程中，对照组和实验组应始终处于同时同地，即应设同期对照，尽量不要借用文献记载或以往研究的历史对照，也不要用其他研究的资料作为对照。历史对照仅适用于那些受混杂因素影响较小的疾病，应特别注意组间的可比性，现在一般不提倡使用。对照组设立后，应对各组的基线情况进行比较，检验两组开始时的状态是否均衡。

对照的形式有多种，可根据研究目的和内容加以选择。常用的对照形式有以下几种：

1. 标准方法对照

标准方法对照是实验研究常用的一种对照方式，用现有标准方法或常规方法，或者现有标准值或参考值作为对照。这种对照在临床中用的较多，因为很多情况下不给病人任何治疗是不道德的。另外，在实验室研究中常用于某种新检验方法是否能代替传统方法的研究。

2. 安慰剂对照

安慰剂(placebo)通常用乳糖、淀粉、生理盐水等成分制成，不加任何有效成分，但外形、颜色、大小、味道与实验药物或制剂极为相近。在所研究的疾病尚无有效的防治药物或使用安慰剂后对研究对象的病情无影响时才使用。设置安慰剂对照的目的是在于克服研究者、受试对象、评价者等由于心理因素所造成的偏倚，安慰剂对照还可消除疾病自然进程的影响，分离出由于实验药物所引起的真正反应，从而直接度量实验药物和安慰剂之间的不同。安慰剂对照的使用要慎重，应以不损害病人健康为前提。

3. 自身对照

对照与实验在同一受试对象身上进行，如身体对称部位或实验前后接受不同研究因素，一个为对照，一个为实验，比较其差异。例如，研究某治疗烧伤新药的疗效，就可选择对称部位被烧伤的受试对象，一部位用烧伤新药，另一部位用其他公认有效的药物。又如评价某预防规划实施效果，在实验前需要规定一个足够的观察期限，然后将预防规划实施前后人群的疾病和健康状况进行对比。

4. 交叉对照

即在实验过程中将研究对象随机分为两组。在第一阶段，一组人群给予干预措施，另一组人群为对照组，干预措施结束后，两组对换实验。这样，每个研究对象均兼为实验组和对照组成员，但这种对照必须有一个前提，即第一阶段的干预一定不能对第二阶段的干预效应有影响，这在许多实验中难以保证，因此，这种对照的应用受到一定限制。

此外，还有历史对照、空白对照等，由于这类对照缺乏可比性，所以除某种特殊情况外，一般不宜采用。

（二）随机

随机化是采用随机的方式，使每个受试对象都有同等机会被抽取或分到不同的实验组和对照组。随机化可以使不可控制的混杂因素在实验组和对照组中的影响相当，并可归于实验误差之中，它也是对资料进行统计推断的前提。在实验研究中，随机化是一项极为重要的原则。通过随机化分组，使每个研究对象都有同等的机会被分配到各组，以平衡实验组和对照组已知和未知的混杂因素，从而提高两组的可比性，使研究结论更加可靠。常用的随机化分组的方法有以下3种。

1. 简单随机分组（simple randomization）

可将研究对象以个人为单位用掷硬币（正、反两面分别指定为实验组和对照组）、抽签、使用随机数字表，也可采用系统随机化法，即用现成的数据（如研究对象顺序号、身份证号、病历卡号、工号、学号等）交替随机分配到实验组和对照组中去。

简单随机分组的优点是简单易行，随时可用，不需要专门工具；缺点是要求在随机分组前抄录全部研究对象的名单并编号，当研究对象数量大时，工作量相当大，有时甚至难以做到。另外，当研究对象数量少时，难以达到两组人数数量和特征的均衡。

2. 分层随机分组（stratified randomization）

按研究对象特征，即可能产生混杂作用的某些因素（如年龄、性别、种族、文化程度、居住条件、病情等）先进行分层，然后在每层内随机地把研究对象分配到甲组

(实验组)和乙组(对照组)。

例如,根据实验研究要求将年龄分成3层,即小于30岁、30～49岁、大于等于50岁;性别分成两层,即男性和女性;病情分成两层,即轻症和重症,共计分成12层(3×2×2)。

分层随机分组可增加处理组间均衡性,提高检验效率。缺点是在分组前也需要有一个完整的研究对象名单,样本大时工作量大。

3. 整群随机分组(cluster randomization)

按社区或较大的群组分配,即以一个家庭、一个学校、一个医院、一个村庄或居民区等为单位随机分组。这种方法实施时比较方便,但必须保证两组资料的可比性。

(三) 盲法(blinding, masking)

实验流行病学研究信息的真实性往往容易受到研究对象和研究者主观因素的影响,产生信息偏倚。这种偏倚可产生于设计阶段,也可来自资料收集或分析阶段。为避免偏倚可采用盲法,所谓盲法就是一种避免知晓研究对象获何种处理的策略。根据“盲”设置程度的不同,一般可分为单盲(研究中只对研究对象设盲,即研究对象不知道自己是实验组还是对照组)、双盲(研究对象和给予干预或结局评估的研究人员均不了解实验分组情况,而是由研究设计者来安排和控制全部实验)、三盲(在双盲基础上对负责资料收集和分析的人员也设盲)。应用较多的有单盲和双盲。

1. 单盲(single blind)

这种盲法的优点是研究者可以更好地观察了解研究对象,在必要时可以及时恰当地处理研究对象可能发生的意外问题,使研究对象的安全得到保障;缺点是避免不了研究者方面带来的主观因素影响。

2. 双盲(double blind)

双盲的优点是可以避免研究对象和研究者的主观因素所带来的偏倚;缺点是方法复杂,较难实行,且一旦出现意外,较难及时处理。因此,在实验设计阶段就应慎重考虑该方法是否可行,一般情况下,双盲法不适用于危重病人。

双盲法的实施:① 研究对象盲法随机编码,并随机分配;② 干预措施(如药物)编码分配包装;③ 准备应急信件和保存盲底文件;④ 实验终止和数据录入后第一次揭盲,分出A、B组;⑤ 数据分析和总结完毕后第二次揭盲,了解A、B组哪组为实验组,哪组为对照组。实验结束前盲底泄露或应急信件拆阅超过20%,双盲实验即告失败。

3. 三盲(triple blind)

三盲的优缺点基本上同双盲,从理论上讲该法更合理,但有些研究实际实施起来较困难。

盲法是实验研究设计的基本原则之一，但盲法不是所有研究都必须采用或都能实行的。例如，如果是比较手术疗法与放射疗法治疗乳腺癌的效果，就不必采用盲法。与盲法相对应的是非盲法，又称开放实验(open trial)，即研究对象和研究者均知道实验组和对照组的分组情况，实验公开进行。非盲实验适用于有客观观察指标的实验，例如，改变生活习惯(包括饮食、锻炼、吸烟等)的干预措施以客观的健康或疾病指标为评价效果的观察。

(四) 重复

重复是指在相同实验条件下进行多次研究或多次观察，以提高实验的可靠性和科学性。从广义来讲，重复包括3种情形：

(1) 整个实验的重复　它确保了实验的可重复性，从而提高实验的可靠性，不可重复的研究是没有科学性的。

(2) 同一受试对象的重复观察　它保证了观察结果的精度。例如，血压一般都测3次，以3次的平均数作为结果。

(3) 用多个受试对象进行重复　它避免了把个别情况误认为普遍情况，把偶然性或巧合的现象当成必然的规律，以致实验结果错误地推广到群体。通过一定数量的重复，使结论可信，换言之，要有足够的样本含量。

由上可以看出，重复最主要的作用是估计实验误差。实验误差是客观存在的，只有在同一实验条件下对同一观察指标进行多次重复测定，才能计算出误差的大小；重复的另一作用就是降低实验误差，多次重复测定的均数误差较小。

二、实验研究方法的程序

(一)建立假设

选好研究题目是进行实验的重要前提。在决定课题时应当考虑：

1. 题目的科学性

研究者可以通过查阅文献等方法获得所研究题目的社会科学、生物学或临床医学的依据，同时，还应该注意题目的创新性。

2. 可行性

应当考虑当前我国的国情和研究者所拥有的人力、物力和财力能否满足研究工作的要求等。

3. 所选的课题应当是当前社会需要解决的主要问题

应选择如对某些严重危害人民健康的疾病致病机制和防治方法的研究，计划生育工作中寻找安全可靠的避孕措施的研究等。

在研究题目确定以后，应当根据研究目的确定研究假设。一般来说，应表达为问题的形式，而且要分清研究的主要问题和辅助问题。实际上主要问题就是本次研究的研究假设。辅助问题是进一步补充说明和完善本次研究的假设。研究主要问题非常重要，实验的结果应对此作出确切的回答。因而在设计的各个环节中，研究者都应围绕此问题进行周密的安排，采取有效的措施，控制各种非实验因素的干扰，保证本次研究取得满意的结果。辅助问题是对主要问题的补充说明，必须紧紧围绕主题进行安排。若要对辅助问题进行深入研究，这将会耗费更多的人力物力，则需要更大的样本量。研究者必须充分考虑到这些因素，估计可行性。

（二）选择对象

根据研究目的确定目标人群，并进一步选择研究人群，即研究对象。选择研究对象时应制订出严格的入选和排除标准，以避免某些因素影响研究的真实效应或存在医学伦理问题。例如，凡对干预措施有禁忌者、无法追踪者、拒绝参加实验者、可能失访者以及不符合标准的研究对象，均应排除。但要注意，被排除的研究对象愈多，结果外推的面愈小。

选择研究对象的主要原则有以下几点：

① 要注意研究对象的代表性，即样本应具备总体的基本特征，如性别、年龄、种族等特征要与总体一致。

② 选择对干预措施有效的人群，如对某疫苗预防某疾病的效果进行评价，应选择某病的易感人群为研究对象，要防止将患者或非易感者选入。

③ 容易随访的人群，例如，可选择有组织的人群、离实验中心不太远的人群等。

④ 选择预期结局事件发生率较高的人群，如评价疫苗预防传染病的效果，应选择在相应传染病高发区人群中进行。

⑤ 选择干预措施对其有益或至少无害的人群，例如，在碘缺乏地区开展碘盐预防地方性碘缺乏病的实验研究，对该地区的人群有利。要充分估计干预措施可能产生的不良反应，若干预措施对其有害，一定不能选作研究对象。例如，在新药临床试验时，往往将老年人、儿童、孕妇除外，因为这些人对药物易产生不良反应。有些药物对某类人可能会产生严重不良反应，这些人也应予排除。

⑥ 选择依从性好、乐于接受并坚持实验的人群。所谓依从性（compliance）是指研究对象能服从实验设计安排并能密切配合到底。为了防止和减少不依从者的出现，对研究对象要进行宣传教育，讲清实验目的、意义和依从性的重要性；要注意设计的合理性，实验期限不宜过长；要简化干预措施等，以便取得研究对象的支持

与合作。

（三）实验分组

在实验研究的分组中，随机化是一项极为重要的原则。通过随机化分组，使每个研究对象都有同等的机会被分配到各组中，以均衡实验组和对照组已知和未知的混杂因素，从而提高两组的可比性，使研究结论更加可靠。常用的随机化分组的方法有以下3种：简单随机分组、分层随机分组和整群随机分组，在本章的实验研究方法的基本原则中已详细描述各种分组方法。

（四）随访研究

研究对象的随访是一项艰巨而重要的工作，随访的对象、内容、方法、时间、随访者等都直接与研究工作的质量相关。因此，应事先计划，严格实施。

1. 随访对象与方法

所有被选定的研究对象，不论是实验组还是对照组都应采用相同的方法进行随访，并坚持追踪到观察终止期。有时还须对失访者进行补访。未能随访到的，应尽量了解其原因，以便进行失访原因分析。同时可比较失访者与继续观察者的基线资料，以估计可能导致的偏差。

随访方法包括对研究对象的面对面访问、电话访问、自填问卷、定期体检、环境与疾病的监测、医院医疗与工作单位的出勤记录的收集等。随访方法的确定应根据随访内容、随访对象、投入研究的人力和物力等条件来考虑。应该强调的是，对暴露组和对照组应采取相同的随访方法，且在整个随访过程中，随访方法应保持不变。

2. 随访内容

随访内容一般与基线资料内容一致，但随访收集的重点是结局变量，其具体项目视研究目的与研究设计而不同。将各种随访内容制成调查表在随访中使用，并贯彻始终。有关暴露状况的资料也要不断收集，以便及时了解其变化。

3. 观察终点

观察终点是指研究对象出现了预期的结果，达到了这个观察终点，就不再对该研究对象继续随访。这里强调的是出现预期结果，如观察的预期结果是冠心病，但某对象患了高血压，不应视为已达观察终点，而应继续当作对象进行追踪。如果某对象猝死于脑卒中，尽管已不能对其随访，但仍不作为到达终点对待，而应当看作是一种失访，在资料分析时作失访处理。

一般情况下，观察终点可以是疾病或死亡，但也可以是某些指标的变化，如血清抗体的出现，尿糖转阳及血脂升高等，根据研究的要求不同而不同。对观察终点结果的判断应在设计中制订出明确的标准，规定明确的判断方法，这种规定自始至终不能改变，即使在实际医疗工作中已有所改变，但在本研究中也不能改变，以免造成疾病错分的误差。发现终点的方法要敏感、可靠、简单、易被接受。

4. 观察终止时间

观察终止时间是指整个研究工作截止的时间，即预期可以得到结果的时间，终止时间直接决定了观察期的长短，而观察期长短是以暴露因素作用于人体至产生疾病结局的时间，即潜隐期为依据的。另外，还应考虑所需的观察人年数。要在考虑上述两个因素的基础上尽量缩短观察期，以节约人力、物力，减少失访。观察时间过短，可能得不出预期的结果；但追踪时间越长，失访率越高，消耗越大，结果可能也受影响。

5. 随访的间隔

如果观察时间较短，在观察终止时一次搜集资料即可。但如果观察时间较长，则需多次随访，其随访间隔与次数将视研究结局的变化速度，研究的人力、物力等条件而定。

6. 随访者

根据随访内容的不同，调查员可以是普通的询问调查者，也可以是实验室的技术人员、临床医生等，但随访调查员必须认真进行培训。研究者可以参加随访，但最好是不亲自参与，因为研究者随访易于带来主观的偏倚，而不知情的局外人士反而能够获取更客观的信息。

（五）资料收集和分析

在研究对象选定之后，必须详细收集每个研究对象在研究开始时的基本情况，包括实验干预的资料及个体的其他信息，这些信息为今后分析影响研究结局的因素提供保证。该资料一般包括待研究的干预因素，疾病与健康状况，年龄、性别、职业、文化、婚姻等个人状况，家庭环境、个人生活习惯及家族疾病史等。

资料分析前，首先应对资料进行审查，了解资料的正确性与完整性。对有明显错误的资料应进行重新调查、修正或剔除；对不完整的资料要设法补齐。在此基础上，先对资料做描述性统计，即描述研究对象的组成、人口学特征、随访时间及失访情况等，分析两组的可比性及资料的可靠性，然后才作推断性分析，分析两组率的差异，推断干预的效应及其大小。

（六）撰写报告

撰写实验报告，是实验研究工作的最后环节，实验报告全面正确反映实验过程与结果，是研究成果的重要表现形式，也是课题评价的重要依据。实验报告并不强调固定和统一的格式，但一般包括以下几个基本部分：

1. 题目

实验报告的标题，应点明研究课题的性质，使人一看便知道研究课题是怎么回事。因此，较多以课题名称作为实验报告的标题，也有以体现研究目的的意义或研究成果定题的。

2. 前言

前言也可称为导言。对实验报告的内容起提纲挈领的作用。一般先简明扼要地交代研究课题的目的意义。国内外研究的现状和发展趋势（即研究课题提出的背景），研究的内容、范围、方法、成果等。如果课题研究的问题在教育界有争议，则应摆出自己的观点，以引起反响。

3. 实验过程与方法

这一部分主要介绍实验过程与方法。内容包括：实验对象、实验内容、实验步骤、实验方法等。

4. 实验结果

实验结果主要用事实和数据表达。因此，这个部分包括典型事例和数据资料两方面。

5. 讨论和结论

（1）讨论　讨论是研究人员对实验方法和结果进行理论研讨，是使研究方法和结果上升到理论的重要环节。可以运用社会科学的基本原理，结合自己对理论和实践的认识对实验结果做出鉴定，肯定其有效部分并进行理论阐述和逻辑推理，揭示其内在的因果关系，探求规律。也可以对实验结果提出怀疑。

（2）结论　结论是对课题研究的小结，交代研究的问题和得到的结论，它不是实验结果的简单重复，而是实验结果和理论讨论的概括。

6. 附录

附录一般包括实验研究中引用的重要文献资料目录、实验研究过程中收集积累的重要原始资料以及实验研究中所采用的工具、手段、设备等 3 个方面的内容。

7. 参考文献资料

列出参考资料有利于提高实验报告的信度，也有利于读者阅读、研究和拓展视野。上述几个部分，有时可适当合并，标题结构也不一定统一格式，但按上述传统格式写，便于读者迅速查找所需要的内容。若课题较窄小，过程方法较简单，实验报告可分 3 部分撰写，即：问题的提出、研究结果和分析、小结。

第三节 实验研究方法的类型

一、按照实验研究的性质分类

（一）实验室实验和实地实验

一般情况下，严格的实验研究通常在实验室内进行，当然实验也可以在现实社会生活中进行，前者称为实验室实验（laboratory experiment），后者称为实地实验（field experiment）。

在实验室实验中，研究背景和变量都相对较容易控制，实验环境可以较好的控制，实验者能够比较清楚确切地观察到自变量对因变量的影响，这是实验室实验的主要优点。但实验室实验在实验内容上局限性比较大，即许多社会研究者感兴趣的研究常常无法在小小的实验室中完成。与此相联系的另一个缺点是，实验室实验的结果在推广性、普遍性和概括性上往往较差。因为实验室的环境与现实的社会生活环境之间的差别很大。而在实地实验中，研究者可以在真实的社会生活背景中观察人们自然的反应。但同时研究者却又常常难以对众多有可能影响因变量的实验背景和条件进行控制，难以研究自变量的独立影响，而仅仅是观察发生了什么事情，即仅仅是他对无法控制的现象所产生的可能的影响进行测量。

（二）标准实验和准实验

实验设计必须具备一定的条件，比如随机分配实验对象设立两个或多个相同的组，前测与后测，实验环境的控制，实验干预的控制等。这样的实验通常称作标准实验。然而，对于社会研究者来说，进行类似于生命科学中或者心理学中常见的诸如实验室实验那样十分严格和完备的标准实验的可能性不大。社会研究的对象和内容常在许多方面限制了这种严格的实验设计在现实社会中的应用。比如，他们有时不能完全控制对自变量的操纵，有时他们仅仅只能进行后测，有时他们又不能将被试者随机分配到不同的实验条件中。总之，他们常常无法对实验环境进行高度的控制。

上述各种缺乏实验设计中的一个或多个条件的实验，就被称作准实验设计。这一概念是由D·T·坎贝尔和J·C·斯坦利在1966年首创的。“准”是“类似于”、“接近于”、“几乎是”或者“半”（半实验）的意思。他们指出，通过仔细地选择被试群体和测量方法，我们可以建立“在产生正确因果推论的能力上与真实实验相近的研究设计”。因此，准实验设计是在更好的实验设计无法实施的时候所使用的有实用价值的设计。

从变量分析的角度来看，准实验设计可以说是处在以相关分析为特征的调查研究与以因果为特征的实验研究之间。准实验设计有以下3种常见类型：

(1) 仅有后测的单组设计　这种设计比单组设计的组成部分更少，只有实验刺激和对实验组的后测。可以说这是最简单的准实验设计。

(2) 有前测和后测的单组设计　这种设计仅有一个实验组，有前测和后测，也有实验刺激，但是无控制组。

(3) 具有不等同组的仅有后测的设计　这种设计有一个具有实验刺激和仅有后测的实验组，一个仅有后测的控制组，但实验组与控制组之间并不具有相同性或相似性，即两组不等同，同时对实验刺激也缺乏控制。

二、按照实验研究的设计类型分类

(一) 简单实验设计

简单实验设计是对单项假设进行验证，即考察一个自变量与一个因变量之间的因果关系，此外，它只分为一个实验组和一个对照组，或仅有一个实验组。简单实验设计的几种模式：

1. 单组前后测实验设计

这种设计没有对照组，只有一个实验组，它假定自变量的影响可以通过比较前测(y_1)与后测(y_2)的差异来研究。例如，在一项实验中，让受试者填写一份有关种族偏见的量表，然后让他们看一部反对种族偏见的电影，过一段时间，再填写上述量表，比较前后差异，就可以看出宣传工具对人们观念变化的影响。这种设计一般在研究人员能够确定外部因素不会对实验产生影响时才采用，否则，它无法区分因变量的改变有多少是自变量引起，有多少是由其他无关变量引起的。

2. 两组前后测实验设计

这种设计也称为典型的或传统的实验设计。

典型实验设计的主要优点是：① 比较实验组和对照组前测与后测的差异值，不仅可以确定自变量的影响，而且还可以排除外部因素的影响。② 可以排除前测造成的某些干扰影响，例如，在第二次回答测验题时，由于对题目比较熟悉，所以后测的成绩肯定要高于前测。但因两个组都同样受这个因素的影响，因而不会影响实验的内在效度。典型设计的主要缺点是：受试者经过一次前测，可能会对自变量的引入产生敏感，这样，虽然不会影响内在效度，但会影响和降低实验的外在效度。在前测会引起受试者敏感的情况下，应考虑采用无前测的实验设计。

3. 两组无前测的实验设计

由于上面提到前测影响的缘故，人们设计了两组无前测的实验模式。这一设计中，实验对象一般是随机抽取和随机分配的。在实验组引入自变量之后，同时在两个组测量因变量。例如，在实验组看过反对种族歧视的影片之后，测量两个组对种族偏见的态度，就可以看出影片对人们观念的影响。由于两个组的成员是随机分配的，因此可假定他们的各种特征和所受影响是相同的，唯一不同的是，实验组看过电影，而对照组没看过，因而两组之间的差异只可能是实验刺激引起的。此外，由于不进行前测，所以排除了前测与实验刺激之间的交互作用效应。因此，对于这一特定实验来说，这种无前测设计比前面介绍的两种模式具有更高的效度。

简单实验设计只考虑一个因变量与一个自变量的关系，因而操作容易、简单易行，可以检验和建立明确的因果关系。但是，它将现实生活中错综复杂的关系简化为单一的因果关系，就大大降低了实验结论的概括能力和外在效度，因为现实事物往往是多因多果的。简单实验设计的另一个缺点是：它将所有的其他影响因素都作为无关变量加以控制和排除，忽略了各种因素间交互作用的效应，因而降低了实验的内在效度。

（二）多组实验设计

多组实验设计在一定程度上可以弥补简单设计的两个主要缺点：① 它可以排除某些交互作用效应对实验结果的影响。② 它可以考虑多种因素与因变量的因果关系。

1. 所罗门四组设计

这种设计精确测量干扰因素和交互作用效应的影响。它综合了典型设计和无前测设计的优点。所罗门 4 组实验设计的实验效度较高，可以区分出外部因素和测量干扰的影响。但它的缺点是：① 设置 4 个组，必然要增加受试者人数，从而增加了实验的困难。② 所得结果必须经过复杂的统计检验，对单变量实验的检验一般比较简单，对两组的平均值变异可采用 t 检验，对 3 组的平均值变异可采用 F 检验，而对 4 组的平均值变异的检验要用比较复杂的卡方检验，这就使较简单的问题复杂化。③ 它只能判断其他外部因素对因变量有无影响，但无法确定哪些变量与因变量间还存在着因果关系。

2. 多因素设计

以上介绍的实验假设都是检验单项假设，即关于一个自变量和因变量的因果关系。多因素设计则是检验多个自变量对因变量的影响。多因素设计有两种形式：其中一种是对典型设计的扩充，它有 3 个实验组，各个组的自变量强度有明显差异；另一种形式是考察两个以上的自变量对因变量的影响以及自变量之间交互作用对因变量的影响，一般也称为因子设计，它假定外部因素的影响等于零。因子设计可消除前测引起的敏感影响并减少工作量，一般都运用无前测的设计。

3. 重复测量设计

重复测量设计不是像上述设计那样对不同组的受试者施以不同的实验刺激，而是对每个组都给以不同的实验刺激。实验效果不是以不同组观察的差异值来表示的，而是通过每个组对不同刺激的差异来反映。例如，要测量不同学生解答形象思维和逻辑思维治理测验题的差异，可按照表 6.1 所示来设计。

表 6.1　重复测量设计

	形象思维测验	逻辑思维测验
第一次	男生(20 人)	女生(20 人)
第二次	女生(20 人)	男生(20 人)
比较	平均分	平均分

由上述表格可以看出，重复测量是一种轮换的方法，即每个组都先后接受不同的测量，然后通过比较每一组不同测量的平均值来检验不同刺激造成的不同差异。它的优点是：① 不用随机抽取实验组和对照组，而只需选取几组实验对象让他们参加各种项目的测验。② 只需较少的受试者就可达到实验目的。③ 它的实验假设可以有多个，即一个实验可以同时检验几个假设。这种设计一般在无法进行随机抽样而只能进行整群选择时采用。

4. 拉丁方格设计

拉丁方格设计也是一种多因素设计，但是与因子设计不同，它不是考察多个自变量与因变量之间的关系，而是考察多个自变量的引入顺序对因变量的影响。这种设计可以引入多个不同自变量，这些自变量只有一个取值。实验组的数目取决于引入的自变量，有多少个自变量就分派多少个实验组。每个实验组都依次引入各个自变量，但引入的次序各不相同。

拉丁方格设计的缺点是：① 它必须保证各组成员的特征相同，不会影响实验结果。但在小样本的情况下，很难找到各种特征都相同的被试者。② 各自变量是共同发挥作用的，因此，无法区分每一个自变量对因变量的单独影响。这种设计一般在特殊场合中才采用，即检验自变量的组合方式对因变量的影响或找出最佳组合方式时才使用。

（三）准实验设计

在社会研究中，由于研究对象的性质与自然科学中研究对象的性质具有相当大的差别,因而常常不可能在实验室中严格地控制各种条件来进行实验。因此,人们通常采取准实验的方法。所谓准实验方法就是没有严格进行分配和严格控制实验干预的实验方法。它不是在单纯的实验室环境中,而是在研究现场进行,他们常常依据现场的条件和可能性来设计实验方案,并对纯粹的实验设计加以简化。

准实验法的特点是:① 它的实验假设并不一定是因果关联的假设,也可能是相关关系的假设。② 它很少采用严格的随机抽样。③ 它通常缺乏前测和对照组。有些人认为,这种实验没有严格地执行实验方法的准则,因此,它不是科学的实验。但是,更多的社会研究者认为,科学并不是以纯实验为起点和目的的,科学的发展必然要利用现实所能提供的手段和技术,而不能等待完美的方法产生以后再进行研究。同时,实验设计本身也是一种从无到完美的不断发展过程,而且目前社会科学的实验已基本上具备了科学方式所要求的条件。尽管它并不是总能检验或建立因果关系,但这种"准实验"至少能检验相关关系并能发现新的事物。

准实验法主要有下列几种类型:

1. 相关设计

相关设计通常指交互分类设计,这是社会学研究中最常用的分析方法之一。它的形式近似于两组无前测设计。但是,实验组和对照组不是随机分配,而是根据实验变量(自变量)的要求选取的。例如,Heiss(1972)使用这种方法进行了一项研究。他的假设是:美国黑人的婚姻持久性与其父母家庭的婚姻持久性相关。他的实验结果和设计如表 6.2 所示。

表 6.2 相关设计

	实验变量(父母离过婚)	离婚率
实验组	x	39.2%
控制组		31.2%

实验组的成员,其父母都离过婚,控制组的成员的父母则都未离过婚。两组成员的离婚率有较明显的差异。实验结果看起来似乎是验证了假设。但是,相关设计由于对各实验对象没采取控制,所以无法排除其他变量的影响,因而它的内在效度较低。在上例中,实验对象的年龄、文化程度、家庭背景、职业、父母离婚的时间等都对实验结果有影响,如果对以上的变量加以控制,就相当于采用配对法抽取和分配实验对象,即将上述特征都相同而仅在父母离婚方面不同的一对对象分派到实验组和控制组,这样才能提高效度。但在现实中,很难做到这一点,因此一般都是利用统计分析中控制变量的方法来解决上述问题。但运用统计分析方法需要较严格的抽样和较大的样本,并且需要对统计资料或者问卷的效度进行检验。

相关设计的另一个缺点是缺少前测,无法进行时间序列的比较。解决这一缺陷的一种方法是增加一个事后回溯设计,即在引入实验刺激并加以后测之后,再询问被试者过去的状况。以此与因变量的后测值比较。

2. 时间序列设计

时间序列设计是对相关设计的扩充，它也是一种交互分类设计。不过，它的前测和后测包括多个时点，由此组成了一个较长时间序列的观察值，从这些因变量的变化趋势中可以发现自变量的影响程度和影响过程。时间序列设计有多个观察点，而且在每一时点都对实验组和控制组加以测量，因此，从它的差异可以发现因变量的变化趋势，由此可以预测未来的发展变化，并在实际发展过程中检验这种预测。时间序列设计也称为趋势研究，它一般用于研究较长时期内人们的态度和价值观念的变化。

时间序列设计的缺点：① 它无法断定所假设的自变量是否对因变量有主要影响，因为在很长的时期内，会有很多其他因素导致因变量的变化。② 测量态度和价值观的变化是很困难的，由于趋势研究是要不断地观察社会发展变化和新的社会现象，它很难利用现有的量表或标准问卷，因此无法确定测量工具的效度。

3. 实地实验设计

准实验一般都是在自然环境中进行的，研究人员虽然不能对自然场所的变量加以严密的控制，而且很难采用随机抽样方法使实验组和对照组保持完全一致，但他们可以结合研究目的对实验变量和现场环境加以一定的控制，这种实验也称为实地实验或现场实验。例如，要考察工人对采用新的工作方式的抵触程度。研究者在实验前假设，随着工人参与决策的层次提高，工人对新生产方式的抵触程度会降低。在这里，工人参与决策是自变量。实验人员在德国一家汽车公司的工厂进行了实验研究，研究对象分为3个组，对照组的工人没有任何参与决策的权利，另两个实验组的工人参与了修改生产方式的讨论和决策，但是参与程度不同，一组是部分参与，另一组是完全参与。实验结果表明，非参与组的工人强烈抵制新的生产方式，部分参与组的工人抵触情绪较低，而完全参与组则没有任何抵触情绪，而且在改变生产方式后，生产率有很大程度的提高，从而检验了假设。

实地实验的特点是隐蔽性、真实性和概括性都较高，实验对象一般不易发现现场实验的目的，很难觉察到实验对象的存在。现场实验的环境比较真实，很近似于现实的情况。此外，实验变量的引入比较自然，能产生真实的效果，因此，现场实验具有较高的实用性。实地实验的主要缺点是：对实验变量和外部变量缺乏严格的控制。为了弥补这一缺陷，应当尽可能地在相似情况下重复同一项实验，以提高实验的信度和效度。

准实验与纯实验在原理上没有严格的区别，准实验只是由于场所和研究条件的局限不得不将纯实验设计加以简化。当然，当条件许可时，应尽量采取较严格的设计程序，以提高实验的效度。但是，目前的社会学实验大部分还不具备采用严格设计的条件，它们通常只能称为准实验，而纯实验或实验室研究，大多是研究心理学和教育学的课题。准实验和纯实验都有其优点和局限性。此外，在多种形式的实验设计之间，也没有绝对的优劣之分，它们都适用于某些特定的研究目的和研究领域，研究人员应当依据研究目的来选择最适当的实验设计。

4. 非等组前后测设计

这种设计的形式与典型设计相似，但是，它的实验组与控制组是不等同的。该设计的主要优点是：① 它不仅可以得到后测的差异，而且还可以知道前测的差异。如果仅有后测的话，就不可能知道实验组在引入自变量前是处于何种水平。② 它可以得到更多的信息。它的缺点是，由于两组是不等同的，因此无法推论 x 与 y 的因果关系，因为 y 的变化很有可能是不同的实验对象所固有的，没有控制实验对象的固有特征就不能检出 x 的真正影响，最多只能说明所假设的自变量与因变量之间存在相关关系。

第四节　实验研究方法的优缺点

一、实验研究方法的优点

1. 能够确立因果关系

实验法是医学和社会科学研究中建立因果关系的最好方法。在实验中，实验者可以操纵实验刺激即自变量使其作用独立出来，这一点在基本的实验模式中表现得最为明显。实验者在实验前测得实验对象具有某种性质，在对他们施行了实验刺激后，又可测得其性质发生了改变。由于这些对象除了受实验刺激的影响外，并未受到其他刺激的影响。因此，可以得出结论说，这种性质的改变应当归因于实验刺激，即自变量的影响。

2. 易于重复

重复一项研究对于获得可靠的结论来说，有着十分重要的意义。这也是许多经典的实验经常被重复的原因。这种对经典实验的重复，有时是在稍微不同的环境中进行的，以保证其结果并不是某种特定环境的特殊产物。虽然其他的一些社会研究方法也可以进行重复，但常常没有重复一项实验方便。

3. 控制能力强

对研究对象、研究环境、研究条件等具有控制的能力，这对于资料的分析和假设的检验来说，具有重要的意义。它通过对实验条件和实验对象的控制，可减少和排除外部因素对实验结果的影响,减少各种误差的产生。同时,它通过对自变量和环境的控制,使结果的可信程度大大提高。

二、实验研究方法的缺点

1. 缺乏“现实性”

对实验环境的控制较高,同时也就意味着离现实越远。实验法之所以能够确立自变量与因变量之间的因果关系,关键在于它通过各种设计方式,把其他一些因素的影响控制在最小限度以内,以突出实验刺激对因变量的影响。这也就是说把所研究的社会现象和社会行为设置于一个能适当控制的人造环境中。然而,现实社会中的大量社会现象和行为总是特定社会环境的产物,脱离了这种环境,这些现象和行为也许根本不会发生。实验室中的社会过程往往也不能代表现实世界中的社会过程,这是实验法最大的弱点。在这一点上,依据现实世界自然环境而设计和进行的现场实验等准实验方法,比起实验室中进行的纯实验方法来说要稍好一些。

2. 样本的缺陷

把一项实验所得的结论推广到更大的总体时,往往会产生很大误差,这是因为,实验结论所依据的那些实验对象与现实世界中的人们往往大不相同。要说服现实世界中每个合适的样本全都参与到实验中来,通常又是十分困难的。在样本规模上,由于受到实验方法的限制,样本规模常常又是很小的,因此实验法,尤其是实验室实验,更多地应用于心理学。在社会学中,实验法则主要用于社会心理学或小群体研究。形成这一状况的一个重要原因就是实验只能研究一个相当小的样本。

3. 实验人员的影响

在实验中,由于实验人员有意或无意地给实验对象以某种暗示,某些实验对象会有意去迎合实验者的期望,于是就有可能出现实验对象的行为受到实验人员影响的情况。

4. 伦理及法律上的限制

由于社会研究的对象是人,因而实验所能操纵的自变量常常受到现实生活中伦理或法律的限制。比如,我们不可能为了进行人口密度与侵犯行为间关系的实验,而将众多的实验对象长时间禁闭在拥挤的室内,也不可能让他们之间发生各种暴力侵犯的行为。

(方雪晖　苏虹)

第七章　医学社会科学文献研究方法

医学社会科学研究方法有很多种，如调查法、实验法等，这些研究方法都具有一个共同的特点——都要直接接触和面对研究对象，都要从研究对象那儿直接获得资料。但有时我们不能直接接触和面对研究对象，比如我们所要研究的对象已不复存在，这时就需要采用一种间接研究方法——文献研究方法。文献研究不是直接从研究对象那里获取研究所需要的资料，而是根据研究目的去收集、整理和分析现存的文献资料，其存在方式可以是文字、数字、图片、符号等多种形式。但需注意的是，文献研究并不是一种资料收集方法，而是一种研究方法，具有自身的设计原理和特点。文献研究与调查方法和实验研究最本质的区别是——资料的来源不同，也正是由于资料来源的不同，文献研究与其他研究方法在具体操作步骤上会有一些差异。

第一节　文献研究的概述

长期以来，人类将自身总结的知识，借助各种载体记录下来，用于保存和传递信息，这就是文献。而文献研究方法则是通过对文献的查阅、分析和整理，进而找出事物本质属性的一种研究方法。在医学社会科学研究过程中，我们必须理解并掌握文献的涵义、类型和特征等。因为不同的文献形式有着各自不同的优点和局限性，我们只有从研究的需要出发，才能正确和高效地使用文献研究方法。

一、文献的概念

（一）文献的概念

根据国际标准化组织《文献情报术语国际标准》(ISO/DIS 5217)，文献(literature)是指在存贮、检索、利用或传递记录信息的过程中，可作为一个单元处理的，在载体内、载体上或依附载体而存贮有信息或数据的载体。在我国国家标准《文献著录总则》(GB/T 3792.1-1983)中，文献是指记录有知识的一切载体，包含有我们要加以研究的信息的各种载体。其原义主要包含各种信息的书面材料或文字材料。随着社会的进步和发展，信息传播的载体越来越趋于多样化，文献的内涵和外延也得以进一步扩大，图书、报刊、会议文献、各种文件、学位论文、科技报告、专利文献、磁盘、光盘及各种音像视听资料、微缩胶卷、胶片等均可作为记录知识和信息的主要载体。因此，人们把用文字、图形、符号、声频和视频等手段记录人类知识的物质形态，称之为文献。

构成文献定义的3个基本要素是：① 有一定的知识内容，构成文献的实质内容。没有记录任何知识内容的载体，如空白纸张、空白磁带等就不能称为文献。② 有一定的物质载体，记录和传递知识的一切介质。如人们头脑中的知识、口头传递的知识等，也不能称为文献。③ 有一定的记录手段，不论原始刻在甲骨上的图形、文字或是现代贮存在高密度光盘中的信息，都要通过不同的方式"记录"下来。但某些古迹、文物，虽然也是一种物质载体，也体现一定知识内容，但没有一定的记录手段，也不能称其为文献。概括地说，从知识内容的角度看，文献是指通过一定记录方式，记录在一定的物质载体上的知识；从物质载体的角度看，文献是通过某些记录方式，记录了一定知识内容的一切物质载体。

与调查研究资料和实验研究资料相比，文献资料是间接资料，但它在研究中是不可缺少的。研究者除了可以通过查阅公开出版物和有关组织或个人的档案等途径来获取文献资料外，现代社会科学技术的迅速发展，使得我们可以利用计算机网络，来获得数量巨大、更新迅速的文献资料。

（二）文献的分类

文献的种类很多，根据不同的分类标准可以分成不同的类别。按照文献的加工层次和用途，分为零次文献、一次文献、二次文献和三次文献。从文献情报角度看：一次文献是检索对象，二次文献是检索工具，三次文献是情报研究成果。根据承载文献的载体形式和记录技术的不同，分为印刷文献、视听文献、缩微文献和网络文献等。印刷文献是以纸张为存储介质，将知识内容印刷记载在一定物质载体（主要是纸张）上，以手写、印刷为记录手段而产生出来的一种传统的文献形式，也是目前最常见的文献形式。视听文献是指脱离文字形式，以磁性和感光材料为存贮介质，以电磁转换或光电转换技术为记录手段，直接记录声音和图像信息而传递知识的一种动态型文献。缩微文献是一种以感光材料为存储介质，以印刷型文献为母本，利用摄影等光学技术，以缩微照相为记录手段，把文献的体积缩小，固化到感光材料或其他载体上而产生的一种高倍率复制文献。网络文献是现代高科技技术迅速发展的产物，通过编码和程序设计，把载有知识内容的图文声像等信息以数码方式，记录在磁带、磁盘、磁鼓和光盘等载体上，再通过电子计算机或具有类似功能的设备读取使用的文献。根据文献性质的不同，分为学术性文献和资料性文献。前者包括教科书、专著、杂志、学报等，后者包括各种文摘、百科全书、年鉴和档案资料。

医学社会科学研究中常见的文献类型有以下几种：

1. 日记、回忆录和自传

这些都是由曾经亲身经历过某些特别事件或行为的人所撰写的第一手文献。人们常常会记日记，对于大多数普通人来说，记日记的原因主要是记录某些有意义的事件或人物；或是通过记日记的形式，达到与自己进行沟通和交流的目的等。由于日记是人们基于纯粹的个人目的，自觉自愿记录下来的，其内容常常是人们内心思想的真实表达，而且日记的记录常常依据时间顺序而持续一段时间。因此，对日记的分析便于研究当事人的思想和感情，进而理解其行为和性格等。但是，由于日记属于个人隐私，未经当事人的允许，其他人不得随意翻阅，使得日记这一文献资料的利用受到限制。

回忆录一般是指作者对于自己在某一特定历史时期的一些特殊经历的描绘，作者本人可以是（或不是）中心的人物。利用回忆录来研究过去一定时期内的某一事件或社会变迁等，具有重要的价值。

与回忆录相同的是，自传也是作者对亲身经历的描述，是按照时间顺序，对作者从小到大的连续性描述，但有别于回忆录的是，作者是描述中的唯一中心人物。

2. 信件

信件可以作为一种描绘事件或人们对某种事件或人物的个人感情的资料。例如，研究者可以要求研究对象以写信的方式，反映他们在一定时期内对某一特定事件或人物的情感、态度等，以进一步分析研究对象的特征。但是，利用信件进行社会科学研究受到不少人的质疑。他们认为，写信的研究对象通常不能作为普通人群的代表；更为重要的是，面对同一事件或人物，当写信给不同的人，其信中内容的描绘往往存在很大差异。例如，一名大学生写了两封信，一封是给自己的父母，另一封是给自己的好朋友，内容都涉及对不良生活方式的描述（如吸烟、酗酒等）。可以想像，这两种不同类型的收信者，对获取的细节描述一定相差甚远。

3. 报刊

在医学社会科学研究中，报刊是人们应用内容分析方法开展研究时较常采用的文献资料。报刊的版面、封面、标题、内容等都是人们分析信息的重要依据。值得注意的是，报刊上的相关内容通常不能反映事件或人物的全部，其报道的文章可能受到报道者个人的观察、思维、分析和表达能力的限制，与报道者的认识和观点有关；此外，文章内容也会受到报纸版面的局限以及报刊负责人乃至上级主管部门各种要求的限制。

4. 官方统计资料

官方统计资料是医学社会科学研究中重要的文献资料。例如，由国家统计部门、政府部门以及相关专业机构等参与调查并编制完成的全国人口普查资料、疾病登记资料、环境监测资料等以及各种形式的月统计报表、年度统计报告等，都是医学社会科学工作者开展相关工作中可以利用的极有价值的资料。这些统计往往为人们提供了一定时间、一定地区、一定人群的相关概况，对于研究者从宏观角度认识社会现象乃至揭示其发生原因、理解和掌握事物的发展趋势等，具有不可替代的作用。例如，人们常常利用的官方统计资料主要包括：国家统计局编撰的《中国统计年鉴》和《中国社会统计资料》、中国人口情报中心编撰的《中国人口资料手册》等。利用官方统计资料进行社会科学研究的较好的典范是法国著名社会学家涂尔干在一百多年前对自杀现象的研究。

5. 历史文献

由于文献资料实际上都是关于“过去”的描述，严格从文献中划分出“历史”是不可能的。因此，相对而言，历史文献是指由那些在形成时间上距离目前较远，而且文献的作者及其所描述的事件或人物的当事人均已去世的资料。一般情况下，历史文献常常被历史学家所运用。但历史学家仅仅陈述和解释过往所发生的事件或人物，并不关心历史现象或人物之间的因果关系；而社会学家的重点在于从历史事件或人物中找出内在规律性以及事件发展变化的趋势。因此，社会科学工作者往往对历史文献中涉及的社会关系的结构、组织及其管理的原理等感兴趣，而较少关注历史学家所注重的事件的细节等。

（三）文献资料的选择

一般而言，文献资料选择的过程主要包括以下几个步骤：

1. 确定研究目的和问题

随着研究目的和问题的改变，文献的收集、描述的范围必然发生相应的变化，而且文献分析的侧重点也必然不同。因此，文献研究方法的首要工作就是明确研究目的和研究问题。同时还应明确文献研究方法在这项研究中所起的作用，是作为辅助性研究方法，还是作为一种独立的研究方法来使用，目的是明确文献收集、整理、解读及分析的侧重点和方法。

2. 文献收集

收集文献时应注意鉴别文献的真伪，深入考察文献的来源和可靠程度；同时应注意记录文献的来源，保证引用文献的规范性，避免发生侵犯他人知识产权的情况。

① 首先，确定文献收集的范围。这里的文献范围是指文献的内容范围、时间范围和文献类别等。围绕既定研究课题的目标，在时间和经费允许的条件下，适当扩大文献收集的范围，以保证能够收集到较为完整和系统的文献资料。

② 其次，做好收集文献和描述文献的准备工作。设计文献的收集和描述的目录，与掌握有关文献的单位或个人取得联系。

③ 最后，根据已拟定的研究方案和目的，进行文献收集。搜集与研究问题相关的文献资料，如图书、报刊、文件和记录等资料。然后从中选取有用的素材，按照事先规定的分类办法，分别进行保存。

文献收集的途径主要有两个：一个是向拥有所需文献的个人索取，另外一个是到特别的收藏地或档案馆取得。无论使用哪种方法，在搜集文献的过程中，应注意以下 3 个问题：一是要尽量搜集新的文献，因为新的文献比旧的文献资料更新、更全面和更可靠；二是要注意搜集第一手资料，因为第一手资料的准确性、可靠性要相对更高些；最后一个要注意的是，在搜集文献的过程中，不但应搜集观点一致的材料，也要注意搜集观点不一致的资料，以进行有效的比较。

3. 文献的整理

文献资料整理的目的是将搜集到的大量纷繁复杂的原始资料系统化，以揭示事件或现象的内在规律性。文献整理首先是对所获资料进行检查和核实，并对错误和遗漏加以修正和补充，然后进行分类编码，再进一步综合。文献整理一般应掌握以下原则：一是条理化，即整理文献和整理后的文献应依据一定的时序，整理后的文献不能是杂乱的和无规律可循的；二是系统化，即文献整理应具有一定的逻辑，整理后的文献之间要有一定的相关关系，成为一个有机的整体；三是简明化，即保证整理后的文献能够体现出本次研究的要旨。

4. 文献的解读

在精读有关文献资料时注意要一边阅读，一边作摘录，同时酝酿写作提纲。文献的解读一般包括两个阶段：第一个阶段是浏览，在较短时间内简单了解文献的基本内容和特点，不需要理解、掌握和记忆其具体内容。浏览的目的是了解具有阅读价值文献的全貌，以确定文献对研究的价值，另一方面是找出文献哪些部分的研究价值和意义较大，为精读提供素材。离课题研究主题年代比较久远的文献资料，一般进行浏览。第二个阶段是精读，即理解性阅读。精读是要深入理解和掌握文献中对研究有价值的内容，同时做出正确而客观的评价。这个阶段既是理解的过程，更是概括和再次升华的过程。对于有关研究课题内容的近期文献资料，尽可能进行精读。

5. 文献分析

文献分析包括统计分析与理论分析。前者通过应用统计方法、数理方法和模拟法进行定量分析；后者则是通过应用比较法和构造类型法，借助逻辑分析、历史分析、比较分析、系统分析等方法进行定性分析。构造类型是指依据经验或思辨从资料中抽象出理论概念，并利用这种概念将研究的社会现象划分为各种类型，如权威类型、角色类型等。社会学研究还依据研究目的和理论假设等，选择各种特殊的定性分析法，如结构分析、功能分析、社区分析、阶级分析、角色分析等。

二、文献研究的概念和原则

一般来说，科学研究都离不开文献研究。开展文献研究，不但可以从前人的研究中获得某种启示，少走弯路，减少盲目性；而且可以利用前人的权威观点为自己佐证，使自己的研究更加具有说服力；当然，也可以通过发现别人研究中的问题和不足，引起新的研究和讨论，从而纠正别人的错误，提出自己的创新观点。

（一）文献研究的概念

文献研究（document study）是指根据一定的研究目的或课题需要，通过收集和分析文献资料，全面地、正确地了解所要研究的问题，找出事物的本质属性。这种间接考察医学社会现象和历史事件的科学研究就称为文献研究，又称间接研究，可以说是站在巨人肩上朝前看，即建立在前人研究的基础上。运用文献研究方法在研究中并不与文献记载的人与事实直接接触，属于非接触性的研究方法。它包括历史文献的考据、理论文献的阐述、统计资料文献的整理与分析，以及对文字资料中的内容进行数量化分析等。文献研究是哲学和社会科学研究中最常使用的方法，同时也是医学社会科学研究的重要方法和必要步骤。

进行文献研究一般有两种情形。第一，某些课题主要是通过文献研究来完成，通过从文献资料中获得新论据，找到新视角，发现新问题，从而提出新观点，形成新认识。第二，文献研究在整个课题研究中是作为辅助性的研究方法之一，此时文献研究仍是非常重要的。

（二）文献研究的原则

对于文献研究方法而言，无论对哪一种类型的文献进行研究，其研究的过程都是基本类似的，各种文献研究都要遵循一定的原则。

① 在搜集和查阅文献资料以前，应准备有关研究课题的知识，否则难以从所搜集的材料中开展分析研究，不易做出正确的结论。

② 确定研究课题所涉及的范围，明确“搜索”方向；其次还要熟悉国内外的主要期刊及其特色，以便迅速地找到需要的文献。

③ 在搜集资料的基础上应注意鉴别资料，历史资料的鉴别有3种：i 鉴别伪书；ii 鉴别伪事；iii 鉴别伪人。

④ 研究历史性文献并得出相关结论时，应注意自己所处的时代背景、文化、自身知识结构等与历史时期的区别，以便正确理解时代所造成的影响。

⑤ 查阅文献时，应遵循从宽到狭、从近到远、从易到难的路线。

（三）文献研究的分类

在医学社会科学研究中，根据研究的具体方法和所利用文献来源的不同，文献研究主要分为二次分析、统计资料文献研究和内容分析。这几种文献研究的基本特点和内在规律性相近。只是在具体应用方面，三者之间存在一定的差异，侧重点有所不同。

1. 内容分析

内容分析(content analysis)是对文献内容进行客观、系统化分析的一种社会科学研究方法，始于第二次世界大战期间的军事情报研究。战后，新闻传播学、政治学、图书馆学、社会学等领域的专家与军事情报人员一起对内容分析方法进行了多学科研究，使其应用范围得以拓展。尤其是从事大众传媒研究的政治学家拉斯韦尔于1948年提出了著名的描述传播行为的"5 W"模式。在拉斯韦尔的推动下，内容分析方法在医学社会学、政治学等众多社会科学研究领域中得到广泛使用。目前主要应用于对大众传媒信息，如报刊、杂志、广播、电视等的分析，是文献研究中适用面最为广泛的方法。

2. 二次分析

二次分析(secondary analysis)主要是对其他研究者以往收集到的原始资料进行再次分析和研究。这种文献研究类型具有省时，省人力、物力和财力的特点，但要求现实社会中存在大量的原始数据和信息，并且这些数据和信息应是方便获得的。二次分析的主要特点是：历史性、以逻辑分析为主、体现批判性与创新性的统一、容量大、费用低。

3. 统计资料文献分析

统计资料文献分析(analyzing existing statistics)主要利用官方和半官方的统计资料进行研究，对已编制的统计数据进行分析，是社会科学研究中的一种定量研究。现存统计资料文献的研究除了具有一般文献研究的特点外，还具有自身的特点。

(1) 从效度方面分析　现存统计资料分析是基于对现有资料的研究，文献分析明显受到既有资料的限制。

(2) 从信度方面分析　现有统计资料本身的质量优劣必须引起足够重视。利用统计资料进行分析时，不要轻易相信看到的数据。应多途径对这些数据进行比较和核实，同时通过逻辑推理和复证，不断考察这些数据，以保证研究的有效性和准确性。

涂尔干的《自杀论》(1897 年)就是应用统计资料文献研究的范例。他查阅和分析欧洲几个国家的大量统计资料，通过对比不同国家和地区自杀率的差异，发现了自杀率不同的原因。

三、文献研究的作用和适用范围

文献研究方法与观察法、访谈法以及实验法的直接面对研究对象相比，具有自身独特的特点。文献研究通过非直接的途径对研究对象或事件进行分析，具有间接性特征。文献研究的特点也使其具有重要的用途。

(一) 文献研究的作用

文献研究是一种非常重要的研究方法，既可以作为一种独立的研究方法来使用，也可以作为一种辅助的研究方法来使用，是任何社会科学研究不可或缺的研究方法和必要阶段。文献研究通过对各种文献资料进行比较分析，研究发现事物及现象的内在联系和内在规律性。作为一种研究方法，文献研究通过对文献的分析，使我们获得对事物及现象的正确认识。

(二) 文献研究的适用范围

文献研究方法对于一般的研究工作都是适用的。

1. 纵贯分析

文献研究可以用于认识社会历史发展趋势的研究，是一种完全独立的、完整的、非辅助性的研究方法。其他调查方法，如调查、实验等方法所研究的都是现时的情况，往往难以进行纵贯分析或趋势研究。文献研究方法尤其适宜于做较长时期的研究，研究的往往是对象的一种趋势。随着时间的流逝，各个不同历史时期的社会现象和公共卫生事件，或多或少会以各种不同的文献形式记录和描述下来。因此，如果要研究不同历史时期(如 20 世纪 50 年代～20 世纪 90 年代)中国人家庭观念的特点和发展趋势，最好的方法就是通过查阅这几十年来的各种有关家庭观念的文献资料，并进行分析和研究。纵贯分析常用于理论研究和社会变迁的研究。

2. 探索性研究

在正式对调查对象进行研究之前，一般应进行探索性研究。在进行这种研究的过程中，除了到现场去观察、访问和走访相关人员之外，还有一种很重要的方法就是文献研究方法。文献研究可以有效地帮助研究者了解相关问题和研究对象的历史和现状,形成对相关问题和研究对象的某种一般性的印象;帮助确定研究课题,提出研究假设,避免重复性劳动;帮助人们了解研究对象的来龙去脉,以获得与现实研究的比较资料。在探索性研究中,文献研究方法是保证研究具有创新性的有效方法。

第二节　内容分析方法

内容分析是20世纪兴起的一种新型文献研究方法。通过对各种信息交流形式,如书籍、杂志、歌曲、图画、广播、电影和电视等的内容进行客观、系统和量化描述,来了解人们的行为、态度和特征,并进一步分析和阐述社会结构和文化变迁。内容分析方法的产生客观上源于现代社会的迅猛发展,信息传播工具日益增加,其所包含的信息内容急剧扩大。最初的内容分析主要是针对文字形式的报刊,自20世纪30年代以来,以印刷文字为主的各种出版物大量增加,伴随图像、声音等形式出现的新信息载体也越来越普遍。此时,传播学研究人员开始尝试利用内容分析方法,对各种媒介(如报刊、杂志、书籍、广播、电视、电影等)所承载的信息进行系统分析,以发现社会和文化变化的历史趋势。在这些研究者中,由精神病医生改行从事大众传播研究的政治学家拉斯韦尔就是典型代表。在第二次世界大战期间,拉斯韦尔在美国国会图书馆组织了一项名为"战争时期通讯研究"工作,通过大规模地收集并分析德国的报纸资料,了解到许多有关德国的内部情况,取得了辉煌的成就,拉斯韦尔和他的助手们应用的方法也得到社会的普遍承认。1948年,拉斯韦尔提出著名的描述传播行为的"5 W"模式(见图7.1)。

Who — Says What — In Which channel — To Whom — With that effect

图7.1　"5 W"模式

在图7.1中,分析对传播者"说了什么"(Says What)就是内容分析。在拉斯韦尔的推动下,内容分析法逐渐超出其传播学范围,成为社会学、政治学、医学社会科学等众多研究领域工作者广泛使用的研究方法。

一、内容分析的概念

有关内容分析的概念,目前影响最大、为众多教科书所接受和使用的内容分析的定义，是由拉扎斯菲尔德和贝尔森表述的“内容分析是一种对传播所显示出来的内容进行客观的、系统的、定量的描述的研究技术”，默顿也提出，“内容分析是一种考察社会现实的方法。在这种方法中，研究者通过对文献的显性内容特征的系统分析，得到与之相关的潜在内容特征的推论”。

由此可见，内容分析是指一种对各种信息传播形式的明显内容做出客观、系统、定量或定性的描述和分析的研究技术，用于考察社会事实。这里的“信息传播形式”主要指书本、杂志、报纸、诗歌、绘画、演讲、信件、法律条文等各种书面材料、宣传品和艺术品以及其他任何类似的成分或集合。所谓“明显的”是指外在的、表面的内容，如文字、颜色和实物本身，而不是这些文字、颜色和实物的含义或其深层解释。而“客观、系统”体现了内容分析方法的规范性，其要求研究者预先制订计划、按照一定规则和步骤实施。所谓“定量”则反映了内容分析方法的基本性质，即该方法旨在将一种用语言表示而非数量表示的文献转换为用数量表示的资料，并将分析的结果以统计数字的方式进行描述。概括而言，内容分析方法包括3方面的涵义：① 它是一种研究技术。② 它的直接研究对象是传播内容或符号性材料。③ 它的显著特点是客观、系统、量化。

二、内容分析的类型

内容分析依据大的方法论取向可以分为定量和定性两种，但要强调的是，大部分学者只将定量取向的称为内容分析。实际上，实证主义和人文主义两种方法论不仅在社会学研究方法中有定量研究（如调查研究）和定性研究（如实地研究），在内容分析方法中，也有定量的内容分析和定性的内容分析。只不过如同定量研究是社会学经验研究的主流，定量的内容分析也一直是内容分析的主流。定性的内容分析主要是由研究者通过阅读、收听或观看等途径，并依靠主观的感受、理解和分析，解读、判断和挖掘信息中所蕴涵的本质内容。“阅读——感受——分析——理解”就是这种内容分析的一般模式，此时，研究者的主观分析占据着绝对重要的地位。本书主要对定量的内容分析方法进行介绍。

依据研究者所寻求的信息形式的不同，内容分析主要包括计词法、概念组分析和语义强度分析。

（一）计词法

在内容分析中，计词法是最简单、最常用的方法，主要用于以单词、主题、类型为记录单位的情况。具体做法是：首先确定与研究问题有关的关键词（记录单位），然后统计这些关键词在样本（分析单位）中出现的频数和百分比，最后进行比较。

例如，选择两组词，一组词全部与生活方式有关，另一组词全部与卫生服务有关。假定研究总体是两本健康方面杂志中的编者，然后计算这两组词在每篇文章中出现的频数，再进行总数合计及每个词所占的百分比。通过这种方法，结果发现两家编辑部在对待健康问题的讨论上，一家关注生活方式与健康的关联，另一家则关注卫生服务与健康的关联。

需注意的是，计算频数或百分比，不仅可以用于计词法，也可以直接统计记录单位。

（二）概念组分析

当使用主题作为记录单位过于简单化，或不易划定主题界限时，可以采用概念组分析。它是将与分析内容有关的关键词分成小组，每组代表一个概念，同时也是理论假设中的一个变量。这种方法的记录单位仍是单词，并依此计算频数和百分比，但分析时的变量都是概念组。

（三）语义强度分析

计词法和概念组分析一般适用于说明事物的量的区别，但在某些需要表示事物的差异程度或人们态度的强弱程度的分析方面，却难以胜任。此时，可以采用语义强度分析法。它首先是根据词汇的语义分出词汇的“强度”层级；然后按照记录单位的质的不同差异程度给予相应的加权数，强度权是由词汇的语义所决定，如“爱”比“喜欢”的加权数高；最后根据其统计结果，可以说明文献及其所代表的人们对某一问题的看法。

三、内容分析的步骤

内容分析与调查研究的方法相似，在研究过程中也要确定总体的范围、分析单位、样本抽取、编码方法、分析方式等。总的看来，内容分析的许多程序与调查研究的程序相似，都需要抽取有代表性的样本，然后利用某种工具、按照某种程序来收集资料，最后对资料进行统计分析、得出结果。具体步骤包括：抽样、界定观察的类别、界定记录单位、界定语境单位、界定点算体系等。这里着重介绍内容分析中的两个关键环节。

（一）抽样

抽取样本是进行文献内容分析时首先遇到的问题。如同以人为对象的研究，以文献为对象的研究常常也不可能直接研究全部对象。因此，需要采用抽取有代表性样本的方法，达到反映全部研究对象的目的。根据文献形式的不同，内容分析的抽样可以从杂志、报纸、广告、电视节目或其他类似文献的标题或期号中进行，也可以在作者、书籍、章节、句子、词汇等层面上进行。单纯随机抽样、系统抽样、整群抽样、分层抽样、多阶段抽样等方法都可以应用于内容分析中，尤其以后两者运用得更为普遍。

内容分析中的抽样通常分为 3 个阶段，涉及 3 个不同性质的总体。在每一总体中可采用不同的抽样方法。首先是名称的抽样。例如，从所有期刊中抽取几种期刊，从所有的电视台中抽取几个电视台等。分层抽样方法是名称抽样中经常采用的方法。常用的分层标准有：① 地域分布；② 编辑方向；③ 重要性或规模等。有时名称抽样也可以采用非随机抽样中的目的抽样。其次是期号的抽样，即从期刊的所有期号中抽取几个期号，或从电视台所有时段中抽取不同的时段等。最后是内容的抽样，即从所抽中的期号、时段中抽取所要分析的内容。

（二）编码

内容分析的基本方法是对样本中的信息进行编码，即根据特定的概念框架，对信息进行分类记录。与编码有关的工作主要有两个：一是选择编码单位；二是制定编码单。选择编码单位，即选择具体的观察单位。应注意与研究的分析单位相区别。编码单是对文献材料进行观察和记录的工具，在某种程度上，与结构式观察中应用的记录单相似，其形成和结构依赖于编码单位的选择。

选定编码单位后，研究者就要为其制定或赋予数值。分类的基本要求如同问卷中的答案编制要求，一般遵循两条原则：一是每一事实或材料（如书籍中的单词、杂志中的文章等）都必须归于某一类，即制定的各种类别必须是互不相交的或互相排斥的。一个被归于“男性”类的人物，一定不能又被归为“女性”类。此外，这些种类又必须是穷尽的，即样本中的每一种情况都可以归到某一类中。例如，假设一项内容分析中，所有的人物都归入了“男性”类或“女性”类。但还有两个担任主要角色的动物（如鼠、狗等），或者一个没有指示其特别性别的人物，将如何对他们进行归类呢？对于前者，可扩展原有的类别系统，增加一个“动物”类；或者这两种情况都通过增加一个“其他”类来解决。

许多社会科学研究实践表明，通过阅读对文献内容进行编码时，阅读者即编码者，常常会因为阅读顺序的影响而在评价标准上形成某种定势，影响所分析文献评价上的统一性和客观性。为避免这种现象发生，可以打乱文献原来顺序，随机确定阅读顺序，以排除分析者在阅读过程中因主观分析标准的变化而引入的误差。

四、内容分析的特点

内容分析方法是一种量化的分析方法，在研究程序上，包括调查研究的全过程；在分析单位上，主要研究文献内容通过语言所反映的特性。它将用语言表示而非数量表示的文献转换为用数量表示的资料，并将分析的结果用统计数字描述。通过对文献信息“量”的分析，找出能反映文献内容的一定本质方面而又易于计数的特征，达到对文献“质”的更深认识，克服定性研究的主观性和不确切性的缺陷。内容分析的作用是找出能反映文献内容的一定本质方面又易于计数的特征，克服定性分析的主观性，深化质的分析。

内容分析的优点主要表现为：既不需要大量的调查者，也不需要特殊的仪器和设备，节省时间和人力、财力；保险系数大，若结果不理想，重新开展内容分析较为便利；可研究长期出现的现象及其过程，仅需要抽取不同时期的文献资料即可；此外，内容分析方法是一种非干扰的研究方法，不会打扰或影响研究对象。但内容分析方法亦有其局限性，主要包括：对文献资料的依赖性很大，局限于分析被记录下来的信息；信息的准确性也存在一定的问题，很难检验效度是内容分析法的一个常见原因。

第三节　二 次 分 析

由于电子计算机技术的迅猛发展，二次分析在社会科学研究中的应用得以普及，研究者们分享大量的实地调查和统计文献资料成为可能。自 20 世纪 60 年代开始，许多研究中心和研究机构相互合作，构建数据档案网，用以广泛交流和使用，二次分析方法在国际范围内得到快速发展。

一、二次分析的概念

二次分析又称历史文献研究，是指对于那些由他人因其他目的而收集和分析过的文献资料，进行新的分析。

进行二次分析主要表现为两种不同的目的：一是从别人为研究某一问题而收集的资料中，分析与原问题不同的新问题，即利用同样的资料，分析和研究不同的问题。另一种目的是，采用新的方法和技术分析和研究他人的资料，并对该资料的研究结果进行检验；即利用同样的资料，采用新的分析方法，判断是否能得出相同的结论。

一般情况下，二次分析利用的文献资料，常常是由其他研究者或研究机构经实地调查所获取的原始信息，以及各种统计部门编制的统计资料。

二、二次分析的类型

根据文献资料的性质和来源，二次分析可分为个人文献研究和非个人文献研究。

（一）个人文献研究

个人文献研究是利用个人的信件、日记和传记等材料，对个人的生活史和家庭史等方面进行深入、细致的分析。个人文献研究类似于观察法和个案研究。它不是事先建立某个假设，再通过某次调查来收集资料以验证这个假设，而是研究人员就某个感兴趣的议题做某种概括，并从个人文献中摘录相关材料进行说明。

个人文献的分析一般根据某种标准对与研究议题相关的个人文献进行分类，并对这些类型进行分析和讨论，而个人文献的某些特定实例，可被选择用以说明分类中所包含的不同类型或说明某些观点。比如社会学个人文献研究的典范《身处欧美的波兰农民》，就是由托马斯和兹纳尼茨基合著的利用个人信件进行研究的成果。他们通过收集在美国的波兰移民及其在波兰的亲属所写的大量个人信件，并对内容进行分析和讨论，指出所有农民的信件都是一种基本类型，即问候性的变异，每封信都可能说明了这种观点。

许多社会学家认为，个人文献分析方法为开展关于生活的各个方面，尤其是人们的内心精神生活的研究提供了一个极好的机会。但许多从事定量和统计分析的社会学家认为这种方法是主观的，尤其是研究者可能对人们的生活史做出选择，以达到自己的研究目的。这种争议显示，个人文献研究在很大程度上是一种深入的描述性的质性研究，其目的不是想得出更抽象的理论结论，其研究结论的适用性是有限的，注意不能将这些结论无限延展。

（二）非个人文献研究

这是一种历史（或比较）研究方法，是一种以质为本的研究方法，多采用分类法、比较法和定性分析。许多社会学家曾使用这种方法宏观考察社会历史的演变。这种方法是以发现不同文化中的历史模式为目的，从大量详细描述所研究的议题中发现模式，即韦伯所称“理想类型”，其本质含义是指由社会现象的本质特征所组成的概念模型。

开展非个人文献研究时,要求研究者必须设身处地地思考被研究者的观点、感觉和所处环境,以便适当地解释他们的思想、行动。这种研究的层次更为宏观,结论也更具有概括性和抽象性。如韦伯的《新教伦理与资本主义精神》一书,就是利用理论文献、历史资料、报纸杂志和官方文件所做的研究典范。他通过研究早期新教徒教会的官方文件,研读加尔文以及其他教会领导者的讲道,并解读了其他相关的历史文件,得出结论:虽然经济因素能够而且确实影响社会的其他方面,但经济决定论并不能解释所有的事情;经济形式可能来自于非经济的理念;宗教制度则是社会行为的来源,并不是经济状况的反映。不仅如此,通过详细分析犹太教以及中国和印度的宗教,说明了资本主义为什么没有在中国、印度以及以色列国家的古代社会中发展。在这3个国家的主流宗教中,他未发现任何支持资本积累及再投资的教义——这些增强了他关于新教角色的结论。

三、二次分析的步骤

一般情况下,研究者总是在取得资料之前就明确所研究的问题。但在实际工作中,人们可能在获取一组丰富而令人感兴趣的数据资料后,构想出一个通过利用这些资料而开展的新研究。为叙述方便,仍然按照"正常"顺序进行介绍。

(一) 选择研究的主题

适用于二次分析的主题可以是相当大的,有时只能采用那种在国家规模上所得到的数据资料。通常情况下,当提出某种研究问题后,应详细考虑可操作性工作,如哪些是关键性的控制变量,其具体的测量方法等。注意在研究设计中要留有一定余地,以便在相关资料不具备研究者所需要的各种特征时,只要稍微修改研究设计,就可以保证研究课题与可用资料的一致性。在研究课题与资料的关系上,二次分析往往要求研究课题去适应资料,而不是相反。主要原因在于数据资料是已定的,无法变动,而研究者只能采用新的资料整理和分析方法,而研究主题则是可以调整的。

(二) 寻找合适的资料

正是由于二次分析所利用的资料是原始调查或统计数据,分析资料的来源十分重要。对于研究者来说,最好的途径是阅读一份相关的研究,当发现潜在的、具有吸引力的数据资料时,进一步仔细阅读文章中对资料的内容、收集方法等的描述。若是在著作中发现一组有意义的资料,一般情况下书中会有介绍资料收集方法的专门章节。此外，书籍的附录中，还可以找到诸如问卷、统计计算方法等详细信息。此时，研究者可以和文章或著作的作者联系，索取原始信息，并了解具体细节。这样，研究者就可以根据这些信息进一步开展分析工作。

（三）对资料的再创造

研究者得到所需要的资料后，需要对这些资料进行加工，使资料能更好地为自己的研究提供信息。首先，研究者必须从资料中寻找或重新定义所要研究的变量。其次，仔细地研究这些变量，对变量的性状进行分析。例如，原始资料中的调查对象均为女性，年龄为 40 岁以上，研究者应分析样本的代表性，决定是否利用这一项资料以及如何更好地利用信息。在二次分析中，研究者也可以重新创造出许多资料去适合新的研究。最后，也可以根据实际研究工作需要，选择样本中的一部分作为分析的对象。总之，一定不能把资料用于不适合的研究。

（四）分析资料

二次分析中最主要也是最大量的工作，就是对资料的重新分析，可以采用各种统计方法和技术。二次分析的实质在于，研究者并不亲自开展实地调查，不去“创造”第一手资料，而是根据自己的研究目的，在他人已经“创造”出的各种原始资料堆中，“寻找”适合自己研究的资料，即利用他人已“创造”的资料为自己使用，区别于调查研究。调查研究是由研究者根据研究目的，去实地收集第一手资料，并进行相应的分析。

四、二次分析的特点

二次分析具有省时、省人力和财力的优势，可以将研究者从复杂辛劳的原始资料收集工作以及繁重、枯燥的数据录入等工作中解脱出来，以便集中更多的时间和精力来深入分析和研究文献资料。此外，二次分析特别适合于比较研究和趋势研究。二次分析的主要局限性在于，资料的准确性和适用性不够。某个研究者依据其特殊的目的而收集的数据资料，不一定与另一个研究者的研究兴趣相符。有时，开展二次分析研究所需要的资料可能完全收集不到，即研究原始问题时测量的指标并不适用于二次分析所需要的变量，这样的资料对于二次分析研究者来说，效度是较低的。

第三节 现存统计资料分析

现存统计资料分析是医学社会科学工作者开展研究时常采用的方法。现存统计资料分析和二次分析在某种程度上具有共性,即两者应用的资料都是由他人已经收集好的,不同的是,二次分析利用的是原始数据资料,而现存统计资料分析利用的则是那种以频数、百分比等统计量形式出现的聚集资料。国际范围内的统计资料主要由联合国提供,其中《人口年鉴》每年都提供各国重大的统计资料,如出生率、死亡率、人口自然增长率等。国内的统计资料主要是包括由国家统计局编撰的《中国统计年鉴》、《中国人口统计年鉴》等。

一、现存统计资料分析的概念

现存统计资料分析一般是指利用官方和半官方的统计资料所做的研究,这些统计资料是原始的、未被引用和分析的数据。采用现存统计资料分析方法时,研究者只是利用这些数据做自己的分析,不引用他人的研究成果。将现存统计资料作为医学社会科学研究的文献时,应注意三方面的问题:一是明确统计资料的内容、对象、范围和特点等,这是正确应用现存统计资料分析的前提;二是理解各种统计指标的计算方法及其涵义,以正确运用资料来开展医学社会科学研究;三是应该看到,现存统计资料往往是聚集资料,其所描述的对象是群体,而不是个体,注意避免犯层次谬误。

开展现存统计资料分析的典范是由法国著名社会学家涂尔干对自杀现象的研究。在探讨人们自杀的社会原因方面,实验研究、调查研究乃至实地研究等方法都无法做到,而在现实生活中,有关自杀的统计资料却较易获得。因此,涂尔干选择对这些统计资料进行分析和研究。为分析环境尤其是社会条件对人们自杀的影响,他反复查阅大量的各种相关记录,经过概括、验证、排除或肯定自杀的各种社会条件因素。最终发现:尽管自杀率具有相对稳定性,但政治动乱时期自杀率会突然增高。如1848年前后的欧洲国家正是如此。此外,他还分析了宗教信仰对自杀的影响,并抽象出“社会整合程度”的概念,最后得出结论:社会整合程度越高,自杀率越低;反之,社会整合程度越低,自杀率就越高。

二、现存统计资料分析的步骤

现存统计资料分析主要包括以下几个步骤：

（一）选择合适的资料

许多研究往往要求大量的聚集资料与此相适应。若研究者的研究课题与某种聚集资料有关，首先应经过仔细分析，确定能够用以分析和回答本次研究课题所需统计证据的类型。然后，通过从各种调查统计部门所编制的现存统计资料中，选择最适合本次研究问题、最具有代表性和最具有说服力的证据。

（二）比较与分析资料

现存统计资料分析中利用的聚集资料是在一定基础上构建而来的，将资料重新分解往往是不可能的。例如，当收集到一定地区范围内某特定时间内人群的糖尿病患病率，若资料本身未进行性别或年龄分组，利用现存统计资料分析则无法探讨年龄、性别与糖尿病患病率的关系。通常所能做的，是对各种统计数据进行多角度分析，总是比较那些基于较小单位的信息。

（三）说明资料来源

说明资料来源是现存统计资料分析中一项很重要的工作，可以使得这些资料能够被理解，否则读者或审查者就会对资料中证据的可靠性和准确性产生怀疑。因此，研究者必须给予所利用资料必要的注释，对数据的研究总体、测量指标及其确切类型给予明确的说明。

三、现存统计资料分析的信度和效度

现存统计资料分析的结果必然会受到资料内容的影响。一般情况下，现存统计资料不能准确包含本次研究所感兴趣的资料，而研究的测量对于所希望获得的结论来说，往往不能称为本次研究变量的有效代表。因此，逻辑推理和重复验证原则，对于保证现存统计资料分析的效度来说则是极其重要的。

现存统计资料分析的信度在很大程度上依赖于统计资料本身的质量，即统计资料是否精确反映其所报告的内容。若统计资料本身不精确，则不会得出有力的结论。因此，对数据和报表的性质进行调查和了解，估计数据失真的程度并加以修正，对于提高现存统计资料分析的信度具有重要的作用。

第四节 文献研究方法的优缺点

文献研究方法的优点和缺点都源于文献自身的特点。社会现象非常复杂，而且处于不断的变迁之中，单一的研究方法往往无法对其做出准确描述、解释和预测。虽然文献研究方法可以单独使用，但在某项具体研究中，文献研究方法常常和其他方法结合使用，通过研究方式的整合达到更好的研究目的。因此，理解文献研究方法的优缺点显得十分重要。

一、文献研究方法的优点

文献研究方法的优点主要有：适用于研究不可能直接接触的研究对象；有利于纵向分析研究，尤其是研究发展趋势一类的课题；费用低、时间短、质量高。

（一）可研究无法接触的对象

文献研究方法可以超越时空的限制，使研究者对不能亲自接近、而且不能以其他方法进行研究的对象实施相关研究。例如，要了解已不在人世的某一人群的情况，除文献研究方法之外，任何其他研究方法都无法实现。尽管所利用的资料存在某些问题，但这是达到研究目的的惟一可行途径。

（二）无反应性

在研究者和研究对象直接接触的研究方法中，由于双方的接触以及调查环境的不同，研究对象的反应常常是各种因素交互作用的结果，从而使收集到的资料不够客观。而文献研究方法由于不直接接触研究对象，它接触的仅仅是相关研究对象的文献，因此不会产生这种“干扰效应”，即在文献研究过程中不会出现研究对象有意识或无意识地改变原有状态，导致收集到的资料出现失真情况。当然，这种方法在收集资料的过程中也可能受到研究者主观意识的影响，但收集资料方法本身不会使正在收集的资料发生性质上的变化。

（三）研究费用低

与其他研究方法相比，如开展一项大规模调查研究、严格控制的实验研究或深入的实地研究，文献研究方法所需要的费用要少得多。虽然文献研究需要的费用会因文献类型、文献分散程度以及获得文献距离等因素影响而有很大不同。但一般情况下文献往往集中在图书馆或报社资料室等中心地点，而且资料档案馆也较为普及，其中不少地方较易获得计算机化的信息，只要得到相关负责人的允许，然后支付交通车费和资料使用费就可以了。因此，文献研究方法可能是最经济的研究方法。

（四）保险系数相对较大

当研究者实施一项调查或开展一项实验研究时，若事先设计不周密或准备不充分，就会导致研究结果不理想。此时，如果重新开展研究，则要花双倍的时间和经费。如若一项实地研究没有成功，重新做一遍可能根本就不可能，因为研究者所分析的事件和环境已经改变或不存在了。但利用文献研究方法，弥补过失就会相对容易一些，只需要对所利用的资料进行重新编码或统计处理，不需要一切从头开始。

（五）适于开展纵贯研究

在医学社会科学研究中，调查研究、实验研究、实地研究等，往往反映的都是现时的状况，难以开展纵贯研究或趋势分析。此时，文献研究方法则凸显出其特有的优势。随着时间的推移，不同历史时期的社会现象、人们的健康状况等，总会通过一定的文献形式被记录和描述下来。例如，当研究不同历史时期（20 世纪 50 年代～20 世纪 90 年代）工业化发展对人群健康的影响及其变化趋势时，最好的方法就是采用文献研究方法，对各类相关文献资料进行收集、整理和分析。

二、文献研究方法的局限性

文献研究方法同样不可避免地具有一些局限性，主要表现为：文献资料往往受到一定历史阶段的限制，获得的文献不一定能满足研究者的需要，可能有偏见、不完全或有选择的残缺，文献的质量有时难以保证。由于缺乏标准化的形式，某些文献难以编码和分析。此外，文献分析的效度和信度存在一定的问题等。

（一）部分文献偏离其描述和反映的事实

许多文献的撰写目的往往与研究者的目的不一样。无论是个人的日记、信件、报刊，还是官方的统计资料，常常隐含着由最初撰写文献者的兴趣、立场、目的和意图以及各种客观条件限制所引入的各种偏性，从而影响文献资料的客观、准确和全面。从某种意义上讲，研究者利用文献开展研究，是根据自己的目的对收集到的文献进行再次分析，进而得出自己的结论。这样会使文献带有各种各样的倾向性，这种倾向性常常会使文献部分偏离其描述和反映的事实，影响研究者对研究对象的考察。

（二）研究对象的范围具有很大的局限性

文献的保存需要一定的条件、方法和技术，因此，并不是所有的文献都能保存下来。通常情况下，只有那些关于重要人物和事件的文献才能够很好地得以保存，而普通人所写的文献通常不是随时间的流逝被损坏，就是不知去向，难以找到。由此可见，文献保存的有选择性常常使得研究对象的范围具有很大的局限性。

（三）文献信息的有限性

由于研究者缺乏相关的知识、经验，使得文献反映出来的信息对于研究者来讲是有限的和不充分的，例如，日记和信件。日记是个人心灵和生活历程的自我表述，其中所包含的信息对记日记者来说是充分的，但对于研究者而言，如果对写日记的人不能非常了解（在通常情况下是不可能的），那么能够提取的日记所包含的信息就很有限了。信件相对来说反映的信息要多一些，但由于通信双方的信件内容通常以大量的共识为基础，因此，对于研究者来说，其所反映的信息也可能是不完整的。例如，目前广泛使用的沟通媒介——网络，亦是如此。网络的快速发展衍生出一些特有的沟通语言，如“886”代表再见。若研究者对这些语言的含义不了解，那么就无法利用这些网络信息进行研究。

（四）有些文献资料难以获得

由于许多文献不是公开的或不可以随意取得，因此，对于某些特定的研究来说，往往很难得到足够的文献资料。例如，个人的日记和信件就属于个人的隐秘，一般情况下不会公布于众。此外，某些政府机构和社会组织内部的保密性文件、决议、统计数字等文献资料，研究者通常也很难得到。在现实生活中，许多研究者和研究机构产生的大量原始调查数据不能被充分利用，不仅其他研究者得不到，就连初始研究者也很少再去分析这些信息，造成极大的资源浪费。

（苏虹）

第八章　医学社会科学研究的常用技术

第一节　问卷设计技术

一、问卷的概念及种类

（一）问卷的概念

问卷(questionnaire)是指把拟收集的数据项目用恰当的措辞构成一系列问题的“答卷”，又称为调查表。问卷是资料收集的最主要工具。如何设计问卷取决于研究目的和分析手段的需要，关键在于保证所获得信息的准确性和可靠性。

（二）问卷的种类

根据问卷的设计类型，可将问卷分为：开放型问卷、封闭型问卷和图画型问卷。

1. 开放型问卷

开放型问卷又称为无结构型问卷，它是指在问卷中只列出问题，不设立备选答案，由研究对象根据自己的情况自由回答。这种形式适用于预调查，可以获得广泛的信息；也用于有深度的、调查人数较少的、资料不必量化的研究。

2. 封闭型问卷

封闭型问卷又称为结构型问卷，它在问卷中不仅列出问题，而且在每个问题的后面附设备选答案，研究者可根据自己的情况选择备选答案。这种形式适合大规模的调查或研究。

3. 图画型问卷

图画型问卷是以生动、形象的图画形式向研究对象提出问题，研究对象根据自己的情况选择合适的图画。这种形式新颖，能引起研究对象的兴趣，便于填写。适合小范围、问题少的调查。

根据问卷填答和使用方式的不同，可将问卷分为自填问卷和访问问卷。

1. 自填问卷

自填问卷是由被调查者本人填答的问卷。自填问卷又依据发送到被调查者手中的方式不同,分为信访问卷和发送问卷。信访问卷是通过邮寄到被调查对象,由被调查对象自行填写后又邮寄回的问卷;发送问卷则由调查员或其他人将问卷送到被调查者手中,被调查者填完后再由调查员逐一收回。

2. 访谈问卷

访谈问卷则是由访问员根据被调查者的回答填写的问卷。访谈问卷又分为电话访谈问卷和面谈问卷。电话访谈问卷是采用电话询问调查内容获得研究信息的一种方法。面谈问卷是通过调查员对被调查对象采用面对面方式进行询问,以获取研究信息。

这两种问卷在具体的形式、设计的方法和要求方面等都存在一定的差别。适用于某种调查形式的问卷可能并不适用于另一种调查形式。

二、问卷设计的程序

问卷设计实质是将一个理论假设逐步操作化过程,在问卷中使用项目将理论问题表述出来,使研究计划具有可操作性,见图 8.1。

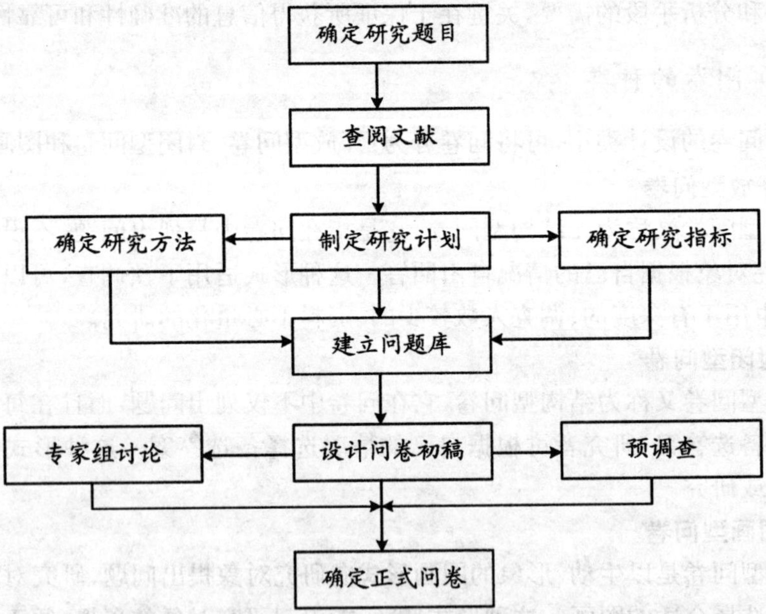

图 8.1 问卷的设计程序

(一) 明确研究目的

研究课题的来源有许多种,可以是国家和政府下达的研究课题,也可以是研究者在日常工作和学习中遇见的问题。要想设计出好的问卷,设计者首先要对调查目的有一个清楚的认识。明确目的后,就要通过操作,用一系列的指标来测量研究目的。例如调查农民工的生命质量,而生命质量是一个不易测量的概念,可以通过反映生理、心理状态、社会生活状态等一系列指标来进行测量。

(二) 建立问题库

立题以后,根据研究目的充分查阅文献,对课题的性质、意义、目的和国内外动态以及发展趋势进行了解,并可以从已有问卷中选用符合研究目的的条目。可以组织与调查有关的人员组成研究小组,如由农民工、医生、心理学家、社会学家等组成生命质量研究小组,让他们围绕生理、心理和社会生活等方面,自由发表意见,提出有关描述的指标,然后进行归纳、合并、删除等处理,以剔除无关的和重复的问题。

(三) 设计问卷初稿

完成上述几个步骤后,根据研究方法和研究指标,开始整理问卷初稿。此时,需要考虑到各种问题的前后顺序、逻辑结构、对被调查者的心理影响、是否便于调查对象回答等多方面因素。尽可能包括所有应调查的内容,不要漏项,问题可以以开放式为主。问卷的初稿可能存在很多问题,要反复进行修改,讨论以后形成问卷的雏形。

(四) 预调查和修改

问卷初稿写好后,应先将它用于一次预调查,而不能直接用于正式调查。预调查在问卷设计中至关重要,时间再紧也不能不做。预调查可以发现问卷初稿中存在的问题和缺陷以及实际操作中可能出现的问题。这样可以通过预调查反馈的信息对问卷进行修改。预调查可以获得问卷中开放式问题的可能答案,这为确定封闭式问题的备选答案提供依据。另外可将问卷初稿分送给该领域的专家,请他们评论。有条件时,最好这两种方法都应采用,先请专家进行评价,进行修改;然后进行预调查,然后进行修改。

(五) 确定问卷

根据预调查遇到的问题和不妥之处对问卷初稿进行修改调整后,可对问卷定稿。定稿后的问卷,一经发出,一切潜在的缺陷和错误都直接展现在被调查者面前，无更改的可能性，因而问卷定稿一定要慎重。

三、问卷的结构和内容

问卷的内容和项目选定主要出于调查目的和分析手段的需要。尽管实际调查中所用的问卷各不相同，但是它们往往都包括以下几个部分。

（一）问卷的名称、编号

问卷的名称是对调查主题的概括说明，目的是使被调查者对将要回答哪方面的问题有一个大致的了解。在确定标题时，要尽量做到简明扼要，不要太长，最好能引起被调查者的回答兴趣。例如，“糖尿病流行病学调查问卷”，“建筑工地农民工生命质量调查问卷”。注意不要仅仅用“问卷”这样简单的标题，否则容易使被调查者产生疑惑，进而导致拒访率的上升。

（二）封面信

它常常放在问卷的封面或封二，故称封面信或卷首语。封面信（cover letter）是一封致被调查者的短信。它的作用在于向被调查者介绍和说明调查的目的，调查单位或调查者的身份，调查的大概内容，调查对象的选取方法和对结果保密的措施等。整个封面信的文笔要亲切，不要太随便，要把各方面的内容讲清楚，不要太啰嗦，短短两三百字最好。封面信虽短小，但在问卷调查过程中却有着特殊的作用。研究者能否让被调查者接受调查，并认真地填写问卷，很大程度上取决于封面信的质量。自填问卷的封面信通常要比访谈问卷详细一些，采用邮寄填答法的方式进行的调查，封面信的作用就更大。因为有关调查的一切情况，都得靠封面信来说明和解释。在封面信中，我们主要说明的内容有：

① 我是谁？即介绍调查的主办单位或个人身份，可以在封面信中说明，也可以通过落款来说明，比如，落款为：“安徽医科大学公共卫生学院农民工生命质量调查组”。落款时仅说明某某调查组是不够的，还需说明具体单位，否则被调查者看到这样的落款后，仍不知你是从哪里来的，是些什么人，对调查将会产生戒备和怀疑的心理。因此，自我介绍时，要让调查对象越明白越好，体现调查的正式性和有组织性，给调查对象留下良好的印象，以利于得到他们的信任与合作。除了写清单位、组织外，最好还附上单位的地址和电话号码及联系人。

② 要调查什么？即说明调查的主要内容。在介绍调查内容时不能欺骗被调查者，不能在封面信中说调查这种问题，而在问卷中却调查那种问题。我们对调查内容的说明，既不能含含糊糊，甚至不谈，也不能过于详细地去谈。通常情况下，用

较概括的方式来说明调查的大致内容就行了。比如，"我们这次调查主要是想了解大家的生命质量情况"。

③ 为什么要调查？即调查的目的是什么，这是封面信中的一项重要内容。目的要叙述得当，使人感到所要进行的调查是有意义的。对于调查目的，应尽可能说明此次调查对整个社会，尤其是对于被调查者在内的群众有重要的实际意义。而不能只谈"为了进行科学研究"等。比如，"我们此次调查的目的是要摸清大家的生命质量，以便国家和政府制定农民工的生活保障体系和政策，从而更好地提高农民工的生命质量"。

④ 这次调查有什么用？即要说明调查的意义和价值。如能指出该调查与调查对象的利益密切相关，或指出被调查者的合作所具有的价值和意义则更好。必要时还要说明"我们为什么找你调查"、"我们的调查不会有损于你的利益"。

⑤ 要说明调查对象的选取方法和对调查结果保密的措施。对于来访和调查，一般人或多或少总存在一些戒心。为消除被调查者的这种戒心，应该在封面信中简明扼要地说明。比如，"我们按照科学的方法选取一部分居民作为全市居民的代表，您是其中的一位。本调查以不记名方式进行，并且我们将对数据和资料进行保密。所有个人资料均以统计方式出现。"另外，还应该明确地说明"本次调查不用填写单位和姓名，答案无对错之分，请您不要顾虑，认真填写"。

⑥ 结尾一定要真诚地感谢被调查者的帮助和合作。下面是一份实际调查问卷的封面信。

问卷编号：××××

亲爱的农民工朋友：

您好！

为了了解您在城市中生命质量的状况，为国家和政府制定农民工的生活保障体系和政策提供依据，从而更好地提高农民工的生命质量，我们开展了此次调查。本调查表不需填写姓名和单位，大约花费您 20 分钟的时间。请您认真填写，答案无对错之分，实际情况怎么样就怎么填，不必过多地担心，我们将对您提供的所有信息严格保密。

谢谢您的合作！

安医大公共卫生学院农民工生命质量调查小组

2010 年 12 月 25 日

总负责人：×××

联系电话：×××××××

（三）指导语

指导语就是告诉被调查者如何正确填答问卷，或提示调查者如何正确完成问卷调查的语句。它包括如何填写问卷及如何回答问题的说明，对问卷中某些问题含义的进一步解释，对某些特殊的或复杂的填答形式的举例等。指导语的形式及安排，随问卷本身的复杂程度、填写方式的难易程度以及调查对象的文化水平等情况的不同而不全相同。一种常见形式是在封面信的下面专门设计出“填写说明”，对填写的要求、方法、注意事项等作一个总的说明。

自填问卷是被调查者的指导语，访谈问卷是调查者的指导语，前者应通俗易懂，后者可简略，因调查员一般要经过培训。

自填问卷的填答说明举例如下：

填答说明

(1) 请在选中的答案号码上画圈，或在题目中的“____”处，填上适合自己情况的内容。

(2) 问卷页右边竖线隔开的方框是供编码用的，您不必填写。

(3) 无特殊说明，每一个题目只能选择一个答案。

(4) 填写问卷时，请不要与他人商量。

（四）项目及答案

一般项目：如姓名、性别、出生日期、出生地、民族、文化程度、职业等。研究项目：即研究变量，包括疾病史、家族遗传史、吸烟史、饮酒史、饮食习惯、体力活动、月经生育史、职业暴露史、体格检查和实验室检查等项目。项目及答案的设计见本节第四项内容。

（五）编码

一般医学研究所得的资料均需使用计算机处理。将各种文字转变为计算机能识别的阿拉伯数字或英文字母，这个过程称为编码(coding)。

(1) 编码的方式　编码可以在问卷设计的同时就设计好，也可以等调查结束后再进行。前者为预编码，用于封闭型题目；后者为后编码，用于开放型题目。在实际调查中，大多采用预编码，因此，预编码成为问卷的一个组成部分。编码一般放在每一页的最右边，有时用一条竖线将问题与编码隔开。后编码在问卷回收后，每发现一种回答，便指定一种编码，往往比较费时和费力。

(2) 编码原则

① 编码必须单一,每个编码代表一种特定的回答,不可重复代表不同的回答。

② 编码必须包含各种情况:每种回答都应有自己的编码。

③ 编码必须简单、符合逻辑。

④ 对无回答的编码,应给予它特殊的编码,不应留有空格。一般常用 9、99 或 999 来表示。

⑤ 每个问卷应有完整的编码表,以供使用。

(六) 结尾部分

包括调查员签名、调查日期、调查所用时间、验收人签名、验收时间等。

四、问卷的题型及答案的设计

(一) 问题的设计

1. 开放式

对所提问题可以不受限制地回答,对于姓名、出生日期等呈连续性分布的变量可以采用此方法。如:“你对婚外性行为有何看法?”

2. 封闭式

封闭式包括问题和答案两部分,形式复杂得多。下面对问卷中常见的封闭式问题和答案形式及其特点、作用等逐一介绍。

(1) 二项式　又称是否式,设有 2 个备选答案,研究对象只能回答其中的 1 个。如:“既往糖尿病病史　① 有;② 无。”

(2) 多项式　每个问题下面设立 2 个以上的备选答案,研究对象只能回答其中 1 个。如:“你的文化程度为:① 小学及以下;② 初中;③ 高中/中专;④ 大专及以上。”

(3) 矩阵式　当询问若干个具有相同答案形式的问题时,可以设计成矩阵形式,如下所示:

	根本不	有点	中等	很大	极其
您能集中注意力吗?					
日常生活中您感觉到安全吗?					
您的生活环境对健康好吗?					

(4) 序列式　指所选答案具有程度上的差异并可排序。如:“你对目前的职业满意吗? ① 满意;② 比较满意;③ 一般;④ 不太满意;⑤ 很不满意。”

(5) 填入式　研究对象直接将数据填入问题的空格。如:“您的年龄:(　　)周岁。”

(6) 尺度式　是将答案分成两个极端,中间分为3、5或7的心理距离,要求被调查者在其认为合适的地方或程度处打“×”,以示回答。如:“你认为吸烟会引起肺癌吗? 非常同意 1——2——3——4——5 非常不同意”

3. 混合式

在一张调查表上同时包括开放式和封闭式问题,绝大部分调查表为混合式。

开放式问题就是只向研究对象提问,而不为研究对象提供答案,由研究对象自由填答。

(1) 优点　可用于事先不知道问题答案有几种的情况。开放式问题可让回答者自由发挥,能收集到生动的资料,回答者之间的一些较细微的差异也可以反映出来,甚至可得到意外的发现。另外,当一个问题有10种以上的答案时,若使用封闭式问题,回答人可能记不住那么多答案,难以作出选择。同时,问题和答案太长,容易使人感到厌倦,此时用开放式提问为好。

(2) 缺点　开放式问题要求回答者有较高的知识水平和语言表达能力,能够正确理解题意,思考答案,并表达出来,适用范围有限。自填问卷通常较少用开放式问题。研究对象回答此类问题,需花费较多的时间和精力,加之许多人不习惯或不乐意用文字表达自己的看法,可导致应答率低。对开放式问题的统计处理常常也比较困难,有时甚至无法归类编码和统计,调查结果中还往往混有一些与研究无关的信息。

封闭式问题就是向被调查者提问并给出两个或两个以上的答案,让被调查者在其中选择。

(1) 优点　封闭式问题容易回答,节省时间,文化程度较低的调查对象也能完成,研究对象比较乐于接受这种方式,因而问卷的回收率较高。从测量的层次看,封闭式问题在测量一些等级问题方面有独特优势,这类问题一般必须列出一系列不同层次的答案,供研究对象选择。例如:“您认为您的健康状态如何? ① 很好;② 好;③ 一般;④ 差;⑤ 很差”。若用开放式问题,由于被调查者可能用很多不同的方式进行描述,很难将答案归纳为统一的等级结果。对于一些敏感的问题,如经济收入等,用等级资料的方式,划出若干等级,让被调查者选择,往往比直接用开放式问题更能获得相对真实的回答。封闭式问题列出答案种类,可以将不相干的回答减少到最小程度,收集到的资料略去了被调查者之间的某些差异,统一归为几类,便于分析和比较。

(2) 缺点　某些问题的答案不易列全，被调查者如果不同意问卷列出的任何答案，没有表明自己意见的可能，调查者也无法发现。对于有些无主见或不知怎样回答的人，答案给他们提供了猜答和随便选答的机会，因此，资料有时不能反映真实情况。封闭式问卷调查还容易发生笔误，例如，本来想选答案②，结果却选了答案③，这类错误无法区分。

封闭式问题和开放式问题的实际应用。由于开放式问题在适用范围和统计分析等方面的缺陷，目前的问卷调查多以采用封闭式问题为主，但在一些少数几个答案不能包括大多数情况的提问中，问卷设计者不能肯定问题的所有答案，或者要了解一些新情况时也可用开放式问题。许多采用封闭式问题的问卷，常常先用部分开放式问题进行预调查，以确定封闭式问题的答案种类。为了保证封闭式问题包括全部答案，可以在主要答案后加上"其他"之类的答案，以作补充，避免强迫被调查者选择不真实的答案。

(二) 答案的设计

答案是封闭式问题中非常重要的一半。如何列举答案，关系到被调查者是否能够回答，是否容易回答，还关系到问卷资料价值的大小，设计答案时应注意以下几点。

答案具有穷尽性和互斥性。我们所列的答案要能包括所有可能的回答，不能遗漏，不能使有的研究对象没有答案可填。所列的答案相互之间又不能相互重叠或相互包含，不能使有的研究对象可以填多于一个的答案。

在设计问卷中，有些问题的答案如果要将它们全部列出，是十分困难的。这时，可以采用几个主要答案，然后加上一项"其他"。当然，如果问卷回收后，选择"其他"一类特别多，那就说明所列举的那几类还不太恰当，还有更主要的类别没有列出来。

五、问题的语言及提问方式

对问卷问题的理解，回答取决于问题的语言，设计时应注意。一般有以下的要求：

① 语言清楚、明白、避免使用专业术语。设计问题和答案时，要尽可能用简单通俗，让人明白的文字。避免使用抽象的概念，如，"政治体制、经济体制、开拓精神"等。

② 问题的提法应肯定和具有客观性，不应带有倾向性和暗示性，应该保持中立的态度。要避免提问方式对研究者形成诱导，即避免使被调查者感到研究者提

该问题是想得到某种特定的回答,或是在鼓励他,期待他作出某种回答。比如,要了解研究对象抽烟情况时,一般问:"您抽烟吗?"。如果把问题改为"您不抽烟,是吗?"就带有一种希望研究对象回答"是的,我不抽烟"的倾向。

③ 避免双重含义的问题。双重含义就是一个问题,询问两件事,或是一句话中实际询问了两个问题。如,"您父母是干部吗?"、"有人认为,应该提高工资待遇,降低福利待遇。您同意吗?"。前一问题,实际上是两个问题,即,"您父亲是干部吗?"和"您母亲是干部吗?",后一问题实际包括了提高"工资待遇"和"降低福利待遇"两个问题。

④ 问题的语言要精确、具体。问题越短,产生含糊不清的可能性越小。在设计中,要尽可能不使用长问句,要使问题尽可能的清晰、简短,使被调查者很快看完,很容易看懂。

六、问卷的项目数量与顺序

(一) 项目的数量

问卷中的项目数量没有统一的规定,主要依据研究的内容,样本的性质,分析方法,拥有的人力、财力等多种因素而定。但总的来说,问卷不宜太长,问题不宜太多,通常以被调查者在半小时左右能够答完为度。问题太多,易造成被调查对象厌倦心理或畏难情绪,影响填答的质量和回收率。如果研究的经费和人员充足,能够采取访问形式,并付给每个被调查者一定的报酬或赠送点纪念品,调查内容又是被调查者熟悉的、关心的、感兴趣的事物,那么稍微长一点也无妨。反之,若是调查的内容是被调查者不熟悉的、不关心的、无兴趣的事物,采用的又是自填问卷的方式,这时问卷应该尽可能短小精悍,能够不问的问题坚决不问,能够使被调查者在 20 分钟以内答完问卷最好。

(二) 项目的顺序

问卷中的顺序也有一定的规则,其目的是便于被调查者思考,减少拒答的可能性。问题要按一定的逻辑顺序排列,应考虑到人们的思维方式,按事物的内容和相互关系以及事情发生或发展的先后顺序排列。内容和性质相同或相近的问题应集中在一起,问完一类问题之后再转向另一类问题,避免跳跃性提问。对有时间关系的问题,应按顺时或逆时方向提问,不要随意更换问题的次序,否则可能扰乱被调查者的思维。有时为了防止被调查者的厌倦或不假思索地随便答问,也可随机地使用各类形式的问题和不同的排列次序相结合,增加问卷的多样性。主要规则有:

① 把调查对象熟悉的,简单易懂的问题放在前面,比较生疏、较难回答的问题

放在后面。问卷的头几个问题一定要较简单,回答起来容易,这样就可以给被调查者较好的感觉,即完成这份问卷很方便,有利于继续填答下去。

② 问题按一定的逻辑顺序排列,同类问题、有关联的问题放在一起;时间也应按一定顺序排列,或由近至远,或由远至近。

③ 能引起研究对象兴趣的问题放在前面,把容易引起被研究对象紧张和顾虑的问题放在后面。如果刚开始出现的问题能够吸引研究对象的注意力,引起研究对象的兴趣,问卷调查将会十分顺利,质量也会比较高。相反,若是问卷开头就是触及到人们思想深处的几个问题,或者是关于敏感的问题,就容易引起研究对象产生强烈的自我防备心理,对问卷产生反感,甚至拒绝合作,这样问卷质量将不高。若这些问题放在后面,有些研究对象已习惯回答各种问题,即使有些拒绝填答这几个问题,也不至于影响到整个问卷的其他问题。

④ 把开放式问题放在后面。由于开放式问题一般需要研究对象较多的思考和书写,所以,回答开放式问题的时间要长一些,因而放在问卷的后面比较合适。

七、问卷设计的原则

① 在项目选定上,需要的项目一个不能少,暂不需要的项目要酌情选用。

② 语言要准确、简练、通俗易懂、易于回答。

③ 项目的设计必须有严密的逻辑性。

④ 尽量使用客观、定量的指标。

八、问卷设计中应注意的问题

① 调查表的使用必须伴有使用手册(manual)或操作指南(protocol),并严格按其中的规定和要求执行。

② 必须对调查员进行统一的培训和考核。

③ 填写的字迹要工整、清楚,不能缺项。

④ 调查员要签名,并注明调查日期。

九、问卷的效度和信度

(一) 效度

医学社会科学研究的目标之一是问卷效度,效度(validity)是指测量结果与试图要达到的目标之间的接近程度。它分为内在效度和外在效度。所谓内在效度

(internal validity)是指研究结果与实际研究对象真实情况的符合程度。例如，如果研究者声称医疗费用居高不下是医院高收费所导致的，就要用证据来证明这种情况确实是由于医院收费较高所致，而不是药品和其他原因所导致的价格较高。外在效度(external validity)是指研究结果与推论对象真实情况的符合程度。比如在研究中国农民工生命质量时，仅仅选择一个地区的农民工进行调查分析，而用此结果来代表中国农民工的生命质量就不合适，因为即使它的内在效度很好，但外在效度肯定不够。

1. 表面效度(face validity)

从表面上看，问卷能否测量研究者想要了解的问题。这是一个由专家评价的主观指标。

2. 内容效度(content validity)

该指标评价问卷所涉及的内容能在多大程度上覆盖研究目的所要求达到的各个方面和领域，同表面效度一样也是一个主观指标。在实际工作中，只能由专家根据自己的经验，判断问卷表达内容的完整性。

3. 结构效度(construct validity)

用两个相关的可以相互取代的测量尺度对同一概念交互测量，如能取得同样结果，可认为有结构效度，一般可用相关分析、因子分析等方法评价结构效度。

4. 准则效度(criterion validity)

该指标评价问卷测量结果与标准测量即准则间的接近程度。常用相关分析，相关系数称为效度系数。

(二) 信度

信度(reliability)指的是对同一事物进行重复测量时，所得结果一致性的程度，即测量工具的稳定性或可靠性。通常用信度系数来评价。一般将两种测量结果的相关系数作为信度系数。

1. 复测信度(test-retest reliability)

复测信度也称检验—再检验信度，指用同一问卷在不同时间对同一对象进行重复测量的一致程度。由于研究对象的特征可能随时间发生变化及重复测量受前一次的影响，故两次测量间隔的时间不宜太长，也不宜太短，以 2～4 周为宜。

2. 复本信度(alternate form reliability)

设计另外一种与问卷在测量内容、应答形式及统计方法等方面高度类似的问卷，同时测量研究对象，评价两个问卷测量结果的相关性。

3. 折半信度(split-half reliability)

将一个问卷分拆为两半，分别作为各自的复本。由于分拆的方法很多，不同分拆方法可能得出不同的信度系数。最常用的折半法是将问卷分为奇数和偶数条目。

两半问卷的相关系数等于半个问卷的信度系数，而一个完整问卷的条目增加了一倍，其信度系数(R)可用下式换算：

$$R = \frac{2R}{1 + R}$$

4. 克龙巴赫信度

另一个应用比较广泛的测量是克龙巴赫的 α 系数(Cronbach's alpha)，它是一种项目之间的相关汇总统计，用以估计一组量表的总体方差及每一个项目单独方差的贡献。

(三) 效度和信度的关系

效度和信度之间，一般有下述4种关系：

① 不可信的测量一定是无效的。即信度不高，效度也不高。

② 可信的测量，既可能是有效的，也可能是无效的。即信度高不一定效度也高。

③ 无效的测量，可能是可信的，也可能是不可信的。即效度不高，信度可能高，也可能不高。

④ 有效的测量，一定是可信的测量。即效度高，信度也高。

第二节　访 谈 技 术

一、访谈的概念及种类

访谈是一种最古老、最普遍使用的收集资料的方法，也是医学和社会学研究中最重要的调查方法之一。访谈技术是指调查人员为了获得准确可靠的研究资料，运用科学的访问方式，引导访谈对象说出研究所需情况的技巧和策略。

访谈因研究目的、性质或对象的不同，而有各种不同的方式。根据访谈中访谈员与访谈对象的交流方式，可分为直接访谈和间接访谈。直接访问就是面对面的访谈，是专门的访谈员按照问卷问题向访谈对象进行口头提问，并根据访谈对象的回答圈出答案。间接访谈，则是通过电话进行访谈。它是借助于电话这种通讯工具进行的问卷访问，因此，能否顺利进行电话访问要看电话的普及情况。

（一）当面访谈

当面访谈的基本做法是：研究者首先制定好问卷，并培训好访谈员。由这些访谈员携带着调查问卷到各个调查地点，按照调查方案和调查计划的要求，与选取的访谈对象进行面对面交谈，并按照问卷的格式和要求记录访谈对象的各种回答。在访问中，访谈员应严格依据调查问卷提出的问题，并按照事先规定的程序来进行，访谈员不能随便修改问题的内容和顺序，也不能随意给访谈对象予以提示或解释。

当面访谈具有回答率高，收集问卷质量高，适合于各种访谈对象等优点。但当面访谈法的结果易受到访谈员访谈技巧的影响。由于在访谈过程中，双方不可能做到完全客观，这样必然会影响到资料的质量和效果，因而当面访谈对访谈员要求较高。另外当面访谈法不利于敏感问题的资料收集，调查的费用也较高，时间也较长。

（二）电话访谈

电话访谈是指访谈员通过打电话的方式与访谈对象联系，并在电话中对访谈对象进行访问的方法。随着社会的发展，尤其是普通居民中电话普及率的提高，电话访谈使用越来越广泛。国内现已开始在少数大的城市中运用电话访问开展调查研究，可以预料，在不久的将来，在我国城市中开展电话访谈来收集资料也逐步成为现实。电话访谈的一般步骤是：首先，根据调查目的要求设计好电话访谈问卷，并将问卷表按照"计算机辅助电话访问系统"的格式录入计算机。其次，在系统中设计好随机抽取电话号码的计算机程序，挑选和培训电话访谈员，最后由访谈员对访谈对象进行访谈。电话访谈具有调查迅速的特点，一项样本数量为几百人的调查，采用电话访问，一天时间就可以完成。同时，电话访谈适合调查对象是专业人员的调查，因为在一般情况下，这些人不愿意别人打扰，而对于电话来说，效果可能更好些。电话访谈的缺点是抽样困难，调查时间不能太长。

另外，根据对访问过程的控制程度进行分类，可分为结构式访谈与无结构式访谈。

（三）结构式访谈

结构式访谈（structured interview）又称标准化访谈，它是一种对访谈过程高度控制的访谈。这种访谈的访问对象必须是按照一定的标准和方法抽取的。访谈过程也是高度标准化，即对所有被访问者提出的问题、提问题的次序和询问的方式以及记录的方式都是一致的。为保证统一性，通常采用事先统一设计好的统一的结构式问卷进行访谈，并且对访谈员进行严格的培训。不难看出结构式访谈的最大优点是可以将访谈的结果进行量化，方便进行分析。另外，能够控制调查过程，从而可以最大限度地降低来自被调查者方面的误差，提高调查结果的可靠程度。但结构式访谈存在一些缺点，研究的结果受到访谈员的态度、素质、经验等影响，因而需要事先对访谈员进行系统的培训。此外，结构式访谈要使用统一的问卷或表格，这种问卷往往很难包括事件的全部，很难触及社会生活的深层及其变化过程。因此，在实际调查中，往往与另一种访谈方法——无结构式访谈结合使用。

（四）无结构式访谈

无结构式访谈(unstructured interview)又称为深度访谈或自由访谈。与结构式访谈相反，无结构式访谈不依据事先设计的问卷和固定的程序，而是只有一个访谈的主题或范围，由访谈员与被访者围绕这个主题或范围进行自由的交谈。无结构式访谈适合并主要是在实地研究中应用。它事先不预定问卷、表格和提问的标准程序，只给访谈者一个题目，由双方自由交谈，调查对象可以自由地谈出自己的意见和感受。与结构式访谈相比，无结构式访谈最大的特点是弹性大，灵活性强，有利于发挥访谈员和访谈对象的积极性。另外，无结构式访谈能充分、细致、全面地了解现象或事件的全貌。但无结构式访谈对访谈员要求较高，研究结果往往依赖于访谈员的素质，访谈所获得的资料很难进行统计处理和定量分析，而且花费时间较多，调查的规模受到限制，这些都是无结构式访谈的缺点，在使用时应注意。在实际应用中，无结构式访谈和结构式访谈相互补充，分别适用于不同的情况，两种都是医学社会科学研究的重要的工具。

二、访谈的实施

（一）访谈员的挑选

从前面介绍可以看出，不管是当面访谈还是电话访谈，都是访谈员同研究对象的交流过程，在这过程中，访谈员的性格、气质、文化水平、观念等方面都会影响访谈的结果。一个好的访谈员，不但所得资料丰富、可信，而且还可以从访谈中获得新思想，发现新问题，通过访谈获得对问题的更深的认识与理解。否则，只能得到一些肤浅和表面的东西。因此，访谈员的挑选和培训是访谈实施中很重要的一步。

1. 访谈员的一般条件

语言表达能力：访谈员应具有较好的语言表达能力，善于将访谈的目的、要求向访谈对象表达清楚。

专业知识：访谈员必须熟悉自己的专业，明确访谈的目的、内容，对访谈对象提出的问题能够给予合理的解释。

诚实与认真：诚实主要指不弄虚作假，客观地、实事求是地对待结果。认认真真，不马虎，不敷衍。

勤奋负责：研究工作比较辛苦，要求访谈员具有不怕苦，不怕累的精神以及努力完成研究任务的高度责任心。

2. 访谈员的特殊条件

特殊条件主要是依据研究的主题、社区的性质、访谈对象的特点来考虑的。比如从研究主题来看，调查政治、经济问题时，可以优先考虑男访谈员。调查家庭和婚姻方面的主题可以优先考虑女访谈员。而访谈对象主要为年龄较高、资历较深、影响力较大的人时，则选择年龄较大的访谈员。访谈对象为年轻人时最好选择年轻的访谈员。也就是说所选的访谈员在年龄、职业、社会地位等背景条件上与访谈对象越接近越好。在对社区进行调查时，应注意挑选当地的、同民族、同宗教的人，这样的访谈员由于具有相同的风俗习惯、文化传统、语言特点等，往往易开展访谈调查。一般来说，教育程度较高的访谈员的理解和表达能力较高，调查技巧的能力也较强。教育水平对访问的重要性还在于访问技巧的运用和对访谈对象的反应程度。因而在研究复杂问题的时候要相对提高访谈员的学历要求，而且要求有一定的经验。

（二）访谈员的培训

访谈员培训的意义在于不仅可以提高访谈员的访问技巧，而且可以保证访问过程的标准化。因为大规模的访谈需要较多的访谈员，他们对问卷的理解、对访谈中出现问题的处理以及对答案的记录方法上难免存在差别，需要统一训练，以降低并消除误差对调查结果的严重影响。培训访谈员的方法和步骤如下：

① 研究者首先作简要介绍，介绍该研究的目的、意义、整个调查的范围、访谈对象的情况、调查的步骤、调查的时间和劳动报酬等。

② 阅读问卷、调查员手册或访问指南以及与此次研究有关的材料。先由访谈员阅读，然后由访问指导者逐条对上述文件进行讲解和提示，使访谈员明确每个项目内容，回答类别及如何记录回答，明确访问中每一步工作及对他们的要求。介绍和传授一些基本的和关键的访问技术，比如，如何敲门，如何自我介绍，如何获得访谈对象的信任，如何尽快与被调查者建立良好的合作关系，如何客观地提出问题，如何记录回答等。

③ 举行模拟访问，可通过访谈员之间一对一互相访问，也可以找个试验点，使每个访谈员实际操作一遍。研究者应从旁边观察和协助，并严格检查访问结果。模拟现场访问可以早发现和解决在实际访问中可能出现的潜在问题，熟悉访问内

容与磨炼访问技巧。

④ 集体讨论，结合模拟访问，全体访问员与访问指导者一起再次逐一复习和讨论问卷的所有问题，并将每一疑问加以解决，并指出今后工作中应注意的问题。

⑤ 建立相互联系、监督和管理的办法及规定，以保证正式调查工作的顺利开展。

（三）访谈前准备工作

① 准备好问卷和访谈提纲：当使用结构式问卷调查时，由访谈员叙述或提出问题，访谈对象回答问题，然后由访谈员将答案填入问卷之中，需要事先准备好问卷。当使用非结构式问卷调查时，事先要对访谈的目的做出规定，设计出访谈的方式和顺序。如果使用的是无结构式访谈时，访谈员应事先设计访谈提纲，在访谈过程中围绕访谈提纲自由进行访谈。

② 联系访谈对象：访谈的实施要求访谈员同样本中每一位访谈对象建立暂时的联系。在访谈前尽量同访谈对象获得联系，告诉访谈对象本次研究的目的和意义以及对谈话内容的保密等，以期获得访谈对象的配合。

③ 了解访谈对象的一般情况：了解访谈对象的年龄、性别、职业和经历等，这样在访谈过程有益于同访谈者拉近距离，并有利于寻找合适的访谈员和访谈方式。

④ 准备好访谈的工具和物品：访谈员的身份证明、介绍信等；访谈对象的基本资料；访谈工具，如照相机、录音机、摄像机等；访谈用的笔、问卷等。

（四）调查过程中的管理与质量控制

在访谈实施的阶段，除了要求访谈员严格按照计划的要求和进度安排开展调查工作外，还要对整个访谈过程实施管理和监督，建立监督和管理的办法及规定。为了保证访谈工作的顺利开展和调查资料的质量，在组建访谈队伍的同时，就要向访谈员宣布访谈工作的各种程序规定和管理制度。这种程序规定和管理制度包括调查进度控制措施、调查小组管理办法。调查指导和监督措施、资料复核与检查措施、调查小结与交流制度等。当访谈开始时，访谈员分散在各个访谈地点，研究者需要了解各个访谈点的情况，及时解决访谈中出现的问题。每天访谈结束后进行总结，针对访谈中出现的问题进行解决。问卷回收时需要对问卷进行浏览和检查，发现问题及时回访核实。并在检查合格的问卷上签上访谈员姓名和时间，核查员的姓名和时间。

三、访谈技巧

（一）谈话技巧

1．开场白一定要说好

要求简明扼要、意图明确、重点突出。如果是同社区或社会组织的话，可以安排地区或单位负责人召集主持，向群众阐明调查的目的和意义，调查与群众的利害关系及对群众的要求，这样调查可以获得很好的配合。开始访谈时，首先要进行自我介绍，然后说明来访的目的以及为什么要进行此项研究，请求调查对象的支持和合作。开始谈话时可以先谈谈研究对象具备或熟悉的方面，从而消除拘束感，比如，住房、家庭、爱好等。也有些访谈员开头总要问问访谈对象是哪里人，从而开展谈话。

2．问题要明确和具体

有了有利于访谈的气氛后，就可以详细说明要访谈的内容，提出问题。对每个问题应该简单明了，尽量少用或不用专业术语，使用的语言要适合访谈对象。开始需要提出一些容易回答、不需要考虑的问题，等到访谈对象进入谈话状态后再提复杂和敏感或需要思考的问题，切忌提出一些大而复杂的问题。经验证明，开始问题回答顺利能使访谈对象的信心增加，调动兴趣，建立轻松和融洽的谈话气氛。

3．控制话题，掌握插话和提问时机

（1）题目的转换　在访谈中，有时向访谈对象连续提出一系列与其工作有关的问题之后，随后又提出一些毫不相干的家庭关系和朋友关系问题。这种从一个题目突然转换到另一个题目的做法，会使调查对象因为毫无准备而产生困惑。这种转变应不露痕迹，通常可以使用一些功能性问题。所谓功能性问题，是指在访谈过程中为了对访谈对象发生某些作用而提出的问题。例如，在从工作问题转到家庭关系问题时，可以问："您的工作真忙，回到家里，可以轻松一下吧？"这种过渡性的功能性问题可以使谈话保持连贯与自然。访问中有时访谈对象可出现跑题，这时访谈员不能粗鲁直接地打断对方的谈话，或者说："你跑题了"、"你没必要回答这些问题"之类的话，因为这会使访谈对象感到尴尬，从而产生抵触情绪。访谈员应该引导访谈对象回到原来的主题上，具体方法有归纳法、提要法或用动作转换话题。归纳法即将研究对象谈的那些漫无边际的情况加以归纳说："您刚刚谈的是×××问题，很好，现在请您再谈谈关于×××问题的看法。"把研究对象引到要谈的话题上。提要法即从研究对象所谈的不着边际的材料中，选取出一两句跟正题有关的话进行提问，如："您刚才谈的×××问题，是怎么回事？"也可以用动作转换话题，当访谈对象把话题扯远了时，可给他送水递烟，中断谈话，当谈话重新开始后，可提出新的问题请他回答,不知不觉中改变话题。

(2) 对问题的追问　当访谈对象对问题的回答含糊不清时就要进行追问,以引导访谈对象给出更准确的回答。回答前后矛盾不能自圆其说,或者回答不全时也需要追问。追问可以是正面地进行询问,指出回答不正确、不具体、不准确,也可以从侧面给予提示。

(3) 合适的提问和插话　要求访谈员善于捕捉时机,通过适时的插话和提问来巧妙地掌握和控制访谈进程。在访谈对象叙述过程中,除了十分重要的细节外,一般不要提问,插话也不要太多,以免打断访谈对象的思路。

(4) 提问时注意事项　提问者要始终保持中立态度;提问时要把握方向及主题的焦点,尽量减少题外话;注意要根据访问对象的特点,灵活掌握问题的提法和口气;使用语言要越简单越好,以能达到意思为原则;提问时还要注意时间上的顺序,特别是在研究变迁问题时,事件先后发生的顺序非常重要。

(5) 结束访问　访问的结束是访问的最后一个环节,有时比开始访问还要困难。访问结束应掌握两个原则:一要适可而止,即访问时间不宜太长,一般以1～2 小时为宜。二要把握结束谈话的时机。例如,有时访谈对象仍然有兴趣进行其他重要的谈话,而又要求转换话题时,访谈员可以乘机说话,就可以圆满结束。有时双方都觉得比较累和厌倦,希望可以早点结束谈话,为使材料完整,这时可以问访谈对象:“我们忽略了什么没有?”、“我们有什么地方没谈到?”或“你还愿意告诉我些什么?”之类的问题以结束调查。在访谈结束后,一定要热情地感谢被访谈者。

(二) 谈话中的非语言交流

1. 态度

访谈时应采取自然、亲切的态度去接近访谈对象。尊重访谈对象的观念和习惯,对其忌讳的事情,不去冒犯。

2. 表情和动作

访谈技巧也包括表情和动作,访谈员可以通过目光、表情、姿态等非语言形式发出信息,表达感情。在访谈中这些非语言的表达形式往往能取得很好的访谈效果。例如,前面讲的,当访谈对象跑题时,可以利用送水递烟中断他的谈话,然后就可以顺理成章地开始话题。又如,连连点头表示“很对”、“同意”,匆匆记录表示对方讲的内容重要,鼓励访谈对象继续交流下去。访谈中,访谈者一定要专心,不能够随随便便,以免影响被访谈者的情绪。

第三节　敏感问题调查技术

在医学社会研究过程中，经常会遇到一些不受被调查者欢迎或使其感到尴尬的所谓敏感问题，比如，吸毒、性行为、避孕手段、同性恋等。在这类问题的调查过程中，如果直接使用问卷来进行调查，被调查者往往会产生抵触情绪，从而拒绝回答敏感问题，或者给出相反的答案。这大大增加了调查结果的误差，降低了结果的可信度，使调查数据失去调查意义。因而，必须采取特殊的、科学可行的方法来提高应答率、降低不真实回答率，以使调查结果真实可靠。下面就介绍一下敏感问题调查的技术和方法。

一、敏感问题的概念及种类

（一）敏感问题的概念

所谓敏感问题（sensitive problem）是指涉及个人（或单位）的隐私或利益的问题以及大多数人认为不便在公开场合表态或陈述的问题，在某些情况下，还包括一些违法或犯罪的行为。

（二）敏感问题对调查结果产生的影响

由于很多具有敏感问题特征的行为往往不被社会赞同、容易遭受非议，有些甚至会涉及违法犯罪，故在对敏感问题调查时，一部分被调查者会拒绝回答或说谎，这两种情况都会导致偏倚。

被调查者在回答敏感问题时往往受到某种特定的社会倾向的影响，最常出现的是社会期望反应定势（social desirability response set），也就是应答者不是按自己的真实情况来回答，而是根据社会期望的取向来回答问题。另外，由于不应答者和应答者之间在某些特征上往往存在明显差异，故应答者的情况往往与整个研究人群的情况并不一致，这时如果用应答者的结果来推测整个研究人群的特征，往往会产生偏倚，即无应答偏倚；在调查中还可能出现调查者故意说谎，给出与真实情况相反的答案，这些都会导致调查结果偏离实际情况。

（三）敏感问题的分类

敏感问题按其答案的特征可分为两大类：即数量特征敏感问题和属性特征敏感

感问题。数量特征敏感问题是指被调查者具有敏感问题数额大小的特征，一般是估计敏感问题数值的均数，故也可称为敏感性均值问题。例如，"您有几个婚外性伴侣?"，"您每月的工资外收入有多少?"等，这些都是数量特征的敏感问题。属性特征敏感问题也称分类特征敏感问题，它被用于了解被调查者是否具有敏感问题的特征，并估计具有敏感问题特征的人在总体中所占的比重，故也可以称为敏感性比例问题。例如，"考试中有无作弊行为?"、"是否有婚外性行为?"等，都是属性特征的敏感问题。这些敏感问题根据其所提供答案的数目又可进一步分为两分类敏感问题和多分类敏感问题。例如，多分类敏感问题：① 无性病；② 有性病，并去正规医疗机构诊治过；③ 有性病，但未去正规医疗机构诊治过。

二、敏感问题调查的技术和方法

敏感问题调查之所以较其他一般问题困难，其原因主要来自于被调查者担心自己的隐私被暴露。因此敏感问题调查能否获得满意效果的关键在于要消除被调查者的这种担忧心理，一旦被调查者确信自己的隐私不会被暴露，那么他们给出真实答案的概率就会大大增加，从而使调查结果更接近于真实情况。敏感问题调查可采取以下几种方法：

（一）改良问卷调查法

目前大多数的研究所涉及的变量有多个，在这种情况下用调查表进行调查是最常用的方法。当调查表中涉及敏感问题时，需对普通的调查表作一些修正或改良。

1. 严密设计的问卷调查

在设计涉及敏感问题的调查表时，要精心设计、巧妙安排，把敏感问题放到最后或中间偏后的地方，而且在提问时不要转折变化太大，最好渐次提出，即按"非敏感问题→弱敏感问题→敏感问题"的格局提出。

2. 用委婉询问法询问敏感问题

敏感问题在问卷中经常采用有文字游戏法的提问方式。这种方法采用不直截了当的文字语句进行询问，通过旁敲侧击来引出被访问者的实话，同时不给访问对象有泄露隐私的感觉。常用的方法有释疑法、人称代换法、数值归档法等。

例如，询问被访问者对饮酒的态度时可以用"释疑"法，比如说"有些医生认为饮酒有害而有些医生认为有益，你认为如何?"——运用了无假定规范性意见的策略。

询问被访问者是否有过犯罪冲动时可用"人称代换"法，比如说："多数人承认他们有过犯罪的冲动，你有过么？”——指出该想法或该行为即使可能有违规范，但也是比较正常的现象。

询问家庭积蓄情况可以用“数值归档”法，如：Q1：“你认为你的生活水平在本地区属于哪一个层次？1. 富裕；2. 较好；3. 一般；4. 偏低；5. 困难。”Q2：“你认为每月支出在何种水平上才称得上是以下几种情况？1. 富裕____元/月；2. 较好____元/月；3. 一般____元/月；4. 偏低____元/月；5. 困难____元/月。”Q3：“如果从现在开始你家不再有任何收入，以你家现在的生活水平和积蓄情况，估计能维持多长时间的基本生活呢？1. 1个月以下；2. 3个月以内；3个月以上等。”这就是将一个敏感的大问题分解成若干个不敏感且容易回答的小问题来暗中测量。

委婉提问法一般用于敏感性较低的问题。调查员在提问时，应注意提问语言的艺术性，对被调查对象充满真诚，消除其疑虑，才能得到真实答案。

3. 采用保密式的问卷

为了消除调查者隐私被暴露的恐惧心理，可以在调查表的最前面（或最后面）附一份保证保守被调查者个人隐私的协议书，协议书中必须注明保密的基本原则、采取的具体措施以及如果调查者泄密所应受的惩罚和被调查者应获得的赔偿等。

也可以用封闭式不记名自填式问卷，这是敏感问题的问卷调查中应用得最多的一种方法，它没有姓名、年龄、学号（工号）等泄漏身份的项目，而且问题均为封闭式答案，被调查者只需打钩或写字母数字，无须在问卷上留下笔迹，这样既省时省力、又能防止从笔迹中推断回答者而导致泄密，故较易取得被调查者的合作，获得的结果往往比较准确。

4. 对完成问卷者给予一定的物质奖励

承诺给完成含有敏感问题问卷的被调查者一定的物质奖励，如一套纪念邮票、一套精美的外国硬币等，再辅以保证守密的承诺，会大大提高应答率和正确回答率。

问卷调查是最常用的调查方法，在用于敏感问题调查的过程中既有长处又有其缺点。其优点主要表现在以下几点：① 设计简单，操作方便，可实施性强；② 省时省钱省力；③ 所获的信息全面；④ 可以获得每个调查者的详细信息，这在统计分析时具有许多优越性和便利，并可以进行易感因素或影响因素分析；⑤ 所需的样本量显著少于下面要介绍的随机应答技术。缺点主要是无应答率较高而正确应答率较低。另外在一些文化层次较低的地区，问卷调查的实施有困难。

（二）随机应答技术

1. 随机应答技术的概念

随机应答技术（randomized response technique，RRT）是指在调查过程中使

用特定的随机装置,使被调查者以一个预定的基础概率 P 从两个或两个以上的问题中选择一个问题进行回答,除被调查者本人以外的所有人(包括调查者)均不知道被调查者的回答是针对哪一个问题,以便保护被调查者的隐私,最后根据概率论的知识计算出敏感问题特征在人群中的真实分布情况的一种调查方法。

2. 随机应答技术的发展及其原理

(1) Warner 模型 在社会学研究中,关于敏感问题的调查技术一直是社会学家们关注的重点之一。1965 年,美国社会学家 Warner 博士就提出了一种新的专用于敏感问题调查的技术——随机应答技术。Warner 模型抛弃了以往直接问卷固定的提问方式,而是巧妙地利用一个随机装置来决定被调查者所回答的问题。Warner 模型的原理是根据敏感性特征设计两个相互对立的问题,让被调查者按预定的概率从中选择一个回答,除了被调查者本人,没有任何人知道被调查者回答的是哪一个问题,从而起到了为被调查者保密的效果。Warner 模型可以用下面的例子来说明:

假定对大学生考试作弊率进行调查,设置两个相对立的问题:"A. 你在考试中作弊了吗? B. 你在考试中没有作弊吗?"准备若干相同外观的卡片,其中部分卡片写上问题 A,剩下的卡片写上问题 B。混合所有的卡片,然后由被调查者随机抽取卡片,自己根据卡片上的问题回答"是"或者"否",调查员只需记录被调查者的回答,不能查看卡片上是哪个问题。被调查者回答完后将卡片放回混匀,供其他被调查者继续使用。设定:n 为参加调查的人数(样本量);P 为抽中 A 卡片的概率,抽中 B 卡片的概率则为$(1-P)$;λ 为所有参加调查的人中回答"是"的人的比例;π 为所有被调查者中实际有考试作弊行为的人的比例。分析得知:回答"是"的人实际上分为两种,一种是抽中 A 卡片的有作弊的人,人数为 $nP\pi$,另一种是抽中 B 卡片且没有作弊的人,人数为 $n(1-P)(1-\pi)$,可以得出

$$n\lambda = nP\pi + n(1-P)(1-\pi)$$

则

$$\pi = \frac{\lambda - (1-P)}{2P-1} \tag{8.1}$$

π 就是所调查对象的作弊行为发生率,它的方差 $\mathrm{Var}(\pi)$ 可以由以下公式计算:

$$\mathrm{Var}(\pi) = \frac{\pi(1-\pi)}{n} + \frac{P(1-P)}{n(2P-1)^2} \tag{8.2}$$

Warner 模型设计中一个需要重点考虑的问题就是 P 的设定。如果 P 等于 0 或者 1,就变成了直接提问法。从公式(8.1)看,P 也不能等于 0.5,否则 π 无法计算。从公式(8.2)看,π 的方差直接受到抽中 A 卡片的概率 P 的影响,P 越接近 0 或 1,方差就越小;P 越接近 0.5,方差就越大。但是如果为了使 π 方差减小而使 P

接近0或1,另一个问题又凸现出来,因为这时两个问题分别被抽中的概率失衡,对被调查者的隐私保护力度会减小,容易失去被调查者的信任。所以,对 P 的选择是在被调查者的合作性与概率估计的精确性之间一个权衡的过程,需要设计者在调查中视具体情况而取舍。同时可以看出,π 的方差也受到样本量 n 的影响,小样本甚至中等大小的样本都可能会造成对 π 的错误估计。如果要取得问卷调查同等的统计学效力,Warner 模型需要较平常 4 倍的样本量。

(2) Simmons 模型　1967 年,Simmons 博士对 Warner 模型进行了改进,提出了 Simmons 模型,又称无关联问题模型(unrelated question model)。Simmons 模型在设计中,其设计思想仍是基于 Warner 的随机化回答思想,只是在设计中,利用一个无关的问题代替了敏感问题 A 的对立问题。比如,敏感性问题为"你在考试中作弊了吗?",Warner 模型中的对立问题应当是"你在考试中没有作弊吗?",而在 Simmons 中用一个与敏感性问题无关的问题来代替这一问题,比如"你的生日是单数吗?"。Simmons 模型可以由以下例子说明。

假定对大学生中考试作弊率的调查,设置两个无关联问题:"A:你在考试中作弊了吗? C:你的生日是单数吗?"设定:n 为调查样本量;λ 为回答"是"的人的比例;π 为被调查者中有作弊行为的比例;R 为被调查者中生日是单数的比例;P 为抽中 A 卡片的概率。同样可以得出

$$n\lambda = nP\pi + n(1-P)R$$

$$\pi = \frac{\lambda - (1-P)R}{P} \tag{8.3}$$

$$\mathrm{Var}(\pi) = \frac{\lambda(1-\lambda)}{nP^2} \tag{8.4}$$

在公式(8.3)里,R 被认为是已知的。在这个例子里,R 可以在调查结束后或者调查开始前通过查阅被调查者的人口学资料而获得。有的时候为了加强保密性,取得被调查者的信任与合作,问题C会设置成:"你是否喜欢红色?"或者"你是否相信命运?"等更能保护被调查者隐私的问题。此时 π 的计算需要使用另外的方法,在此不做介绍。

与 Warner 模型相比,Simmons 模型引入了一个无关的问题,它的优点是使 $\mathrm{Var}(\pi)$ 减小,对 π 的估计的精确度提高。缺点是需要计算 R,并且被调查者有可能因为害怕泄漏隐私而无论抽到哪个问题均回答"否"。实际工作中,当 R 比较容易获得的时候,推荐使用 Simmons 模型。

(3) RRT 模型的发展　RRT 模型自 Warner 博士首次提出以来,统计学家们在此基础上,设计出了各种改进的 RRT 模型,比如,Greenberg 于 1971 年在无关联两问题模型的基础上设计了用于定量调查的 RRT 模型。对 RRT 模型的改进主要针对模型本身存在的缺陷,力图使其能更方便地应用于各种情况的敏感问题

调查。后来还发展出了适用于电话、电子邮件及网络调查的RRT模型。对被调查者即使在RRT调查中仍然撒谎的问题，Clark等在1998年设计了一种方法解决这个问题。但是无论模型怎么发展，它的基本思路仍然是基于Warner模型的思路，即让被调查者相信自己的回答不会使自己的隐私被暴露，能够让被调查者有安全感，从而获得更好的合作。

3．随机应答技术的类型

(1) 用于二分类敏感问题调查的RRT

① 两个相关问题的RRT模型，又称为沃纳模型(Warner model)。

② 两个无关联问题的RRT模型，又称西蒙斯模型(Simmons model)。

③ 改进后的单问题RRT模型：该模型只针对敏感性问题提出一个问题，未抽到敏感问题的人则直接回答随机装置提供的答案，比如制作一套卡片，由3部分组成，第一部分卡片上印有"您是否有过同性恋行为?"，第二部分卡片上只印有"是"，第三部分卡片只印"否"，抽到第一部分卡片的人根据自己的实际情况回答"是"或"否"，抽到第二和第三部分卡片的人只要读卡片上的字即可。

④ 3个无关联问题的RRT模型：这一模型是Greenberg等人于1971年提出的，当时是为了解决Simmons模型中非敏感问题特征的比例未知的情况而设计的。该模型需抽取两个独立的样本，设计3个不相关的问题，其中一个是针对敏感问题的，而另两个则是针对非敏感问题的，比如，问题A："你曾经吸过毒吗?"，问题B："你喜欢红色吗?"，问题C："你是单月出生吗?"等。

(2) 用于多分类敏感问题的随机应答技术

① 多分类敏感问题的多样本RRT模型：这一模型根据所涉及的敏感问题的分类情况，来抽取多个样本(样本的数目比敏感问题的分类数目少一个)，比如敏感问题的特征可分为3类，则抽取2个独立的样本来进行调查。所设计的问题则与敏感问题特征的分类数目相同。

② 多分类敏感问题的单样本RRT模型：这一模型由Bourke等人提出，只需抽取一个样本，且只设计一个问题，例如："你有过流产史吗? a. 从来没有过；b. 只有过自然流产史；c. 只有过人工流产史；d. 既有过人工流产史，又有过自然流产史。"然后设计一个随机装置，比如说红白球，红球代表敏感问题，在一定比例的白球上分别写上"1"，"2"，"3"，"4"字样，抽中红球者根据自己的实际情况回答，抽中白球者则读白球上的数字。

(3) 用于数量特征敏感问题的随机应答技术

① 数量特征敏感问题的单样本单问题RRT模型，该模型一般用于确定数值变量的敏感问题。

② 数量特征敏感问题的随机截尾RRT模型，该模型可以调查确定数值变量

敏感问题和不确定数值变量敏感问题。

③ 数量特征敏感问题的无关联问题 RRT 模型，这种模型的问题设计与 Simmons 模型相似，设计的两个问题中一个为敏感问题，一个为非敏感问题，只不过其答案为被调查者的该变量的实际数值，而不仅仅为"是"或"否"。

④ 数量特征敏感问题的加法乘法 RRT 模型，这一模型用一个无关的随机变量（如随机数字表）与被调查者敏感问题特征的实际值的和或积来作为答案，对敏感问题进行数值估计，由于随机变量出现的值只有被调查者知道，故能保护其隐私，易取得被调查者的合作。

三、常用随机应答技术的设计和实施

（一）用于二分类敏感问题调查的 RRT 模型

1. 两个相关问题的 RRT 模型

① 针对某敏感问题提出两个相关联的问题。假定对女青年的婚前性行为进行调查，设置两个相对立的问题：问题 A："你有婚前性行为吗？"，问题 B："你没有婚前性行为吗？"

② 设计一随机装置，比如说纸箱、布袋等，其中放入红球和白球，两球的比例分别为 P 和 $1-P$，红球与白球的比例接近 1∶1，但不能等于 1∶1，比如 0.6∶0.4 等。以红球代表问题 A（即敏感问题），白球代表问题 B（非敏感问题）。

③ 在别人看不到的情况下，受试对象从随机装置中摸出一球，根据球的颜色不同分别按自身实际情况回答对应的问题。这样除回答问题的本人外，别人根本不知道她或他回答的是哪一个问题，也就无法知道她或他的真实情况，这样就保护了被调查者的隐私，又得到了被调查者的真实回答。回答完毕后将球放回并混匀，调查员则得到了一个回答"是"的人的比例 λ 值。

④ 根据概率论的基本知识，计算出在被调查人群中具有某一敏感问题特征人的比例。

【例 8.1】 调查 1 000 名女青年的婚前性行为，用上述方法，设红球比例为 0.6，白球为 0.4，通过调查，回答"是"的人的比例为 0.47，则女青年中有婚前性行为的人的比例 π 为

解 $$\pi=\frac{0.47-(1-0.6)}{2\times0.6-1}=0.35$$

$$\mathrm{Var}(\pi)=\frac{0.35(1-0.35)}{1\,000}+\frac{0.6(1-0.6)}{1\,000\,(2\times0.6-1)^2}=0.006\,23$$

总体 π 的 95%可信区间为

$$0.35 \pm 1.96\sqrt{0.00623} = 0.35 \pm 0.15$$

即 0.20～0.50。

本模型的优缺点：优点是保密性极强，无论应答者回答“是”或“否”都不会暴露应答者的任何隐私。缺点是模型的方差较大，而且两个问题均为敏感问题，容易导致应答者的抵触情绪。

2. 两个无关联问题的 RRT 模型

① 设计两个不相关的问题，第一个问题针对敏感性问题，第二个问题针对一个与敏感问题无关的问题。例如问题 A：“你考试中作弊了吗？①是；②否。”问题 B：“你的生日是单数吗？①是；②否。”

② 设计一个随机装置，内置许多红、白两色的小球，红白球之比为 0.6∶0.4（或 0.5∶0.5 等），混匀。

③ 在别人看不到的情况下，由调查对象从随机装置摸出 1 个球，摸到红球则回答第一个问题，摸到白球则回答第二个问题，回答完毕后将球放回，调查员获得回答“是”的人的总比率 λ。

【例 8.2】 调查 1000 名大学生考试作弊情况，用上述方法调查，其中红球比例为 0.6，白球比例为 0.4，估计本次调查中生日是单数的人所占比例为 0.50，最后得到回答的人的比例是 0.25，问作弊的学生占多少比例？

解 其中 $n = 1000, P = 0.6, 1 - P = 0.4, \lambda = 0.25, R = 0.50$

$$\pi = \frac{0.25 - (1 - 0.60) \times 0.50}{0.60} = 0.083$$

则

$$\mathrm{Var}(\pi) = \frac{0.25(1 - 0.25)}{1000 \times 0.6^2} = 0.0005208$$

π 的 95%可信区间为

$$\pi \pm 1.96\sqrt{\mathrm{Var}(\pi)} = 0.083 \pm 1.96\sqrt{0.0005208} = 0.083 \pm 0.045$$

所以，得到有作弊行为的学生约占 8.3%，其 95%可信区间为 0.038～0.128。

本模型的优缺点：优点是本模型的方差较小，精确度较高，而且抽到敏感问题的比例可以为不等于 0 或 1 的任何数（但不能太靠近 0 或 1，否则保密性不好）。缺点是存在泄密的可能性较大（回答“否”则肯定无敏感问题特征，而回答“是”则可能有敏感问题特征），容易导致不真实回答。

（二）多分类敏感问题 RRT 调查的设计与实施

Bourke 等人提出了一种单样本的多分类敏感问题的 RRT 模型，其设计如下。

① 设计一敏感问题，该问题可分为 K 种互相排斥的类别 $A_1, A_2, \cdots, A_k$，例如，在一个地区进行性病患病及其诊疗情况的调查时，可以设计这样一个问题：“你

患过性病并做过治疗吗？"可以选择的答案有："① 未患过性病；② 患过性病，但在非正规医疗单位进行诊治；③ 患过性病并去正规医疗单位诊治。"

② 设计一随机装置，比如一套卡片，将卡片按一定比例分成 $K+1$ 堆（其中 K 为敏感问题可能的类别数），在一堆卡片上写敏感问题及其可供选择的答案，在剩下的 K 堆卡片上，分别写上"1"，"2"，…，"K"的字样。比如，上面的例子中可将卡片分成 4 堆，一堆写上敏感问题及答案，其余 3 堆分别写上"1"，"2"，"3"。

③ 从研究人群随机抽取一个样本，样本中的每一个对象均从随机装置中摸出一张卡片，如卡片上写有敏感问题，则根据自己的实际情况从答案中选择"1"，"2"，…，"K"作回答。如果卡片上为数字，则直接读出，回答完问题后把卡片放回盒内并混匀。

④ 设写有敏感问题的卡片占全部卡片的比例为 P，写有"1"，"2"，…，"K"数字的卡片比例分别有 $P_1, P_2, \cdots, P_k$，显然 $P + P_1 + P_2 + \cdots + P_k = 1$。另以 n 代表样本量，以 π_i 表示人群中具有第 i 类敏感问题的人占的比例，以 λ_i 表示回答数字 i 的人占总调查人数的比例，则根据概率论知识可得

$$\lambda_i = \pi_i \times P + P_i, \quad i = 1, 2, \cdots, K$$

将上式转换后得

$$\pi_i = \frac{\lambda_i - P_i}{P}$$

π_i 的方差为

$$\mathrm{Var}(\pi_i) = \frac{\lambda_i(1-\lambda_i)}{nP^2}$$

π_i 的 95%可信区间为

$$\pi_i \pm 1.96\sqrt{\mathrm{Var}(\pi_i)}$$

【例 8.3】 对一个地区开展性病调查，将人群分为 3 类：① 无性病；② 有性病，并去正规医疗机构诊治过；③ 有性病，但未去正规医疗机构诊治过。在广泛进行调查目的和随机化调查方法保护隐私作用宣传的基础上，抽取一个样本容量为 3 000 的随机样本，随机装置中代表敏感问题的红球比例为 0.5(10/20)，白球有 10 个，其中有 4 个写有数字"1"，3 个写有数字"2"，另外 3 个写有数字"3"。让被调查者在别人看不到的情况下摸球，摸到红球回答敏感问题（选符合自己情况的答案前面的数字作回答），摸到白球则回答球上的数字。在 3 000 个回答中，回答 1 的有 1 986份，回答 2 的有 504 份，回答 3 的有 510 份，问人群中性病患病及诊治情况。

解 本例中 $P = 0.5, P_1 = 0.2, P_2 = P_3 = 0.15, n = 3\,000, \lambda_1 = \frac{1\,986}{3\,000} \approx 0.662$，$\lambda_2 = \frac{504}{3\,000} \approx 0.168, \lambda_3 = \frac{510}{3\,000} = 0.17$，故：

$$\pi_1 = \frac{\lambda_1 - P_1}{P} = \frac{0.662 - 0.2}{0.5} = 0.924$$

$$\pi_2 = \frac{\lambda_2 - P_2}{P} = \frac{0.168 - 0.15}{0.5} = 0.036$$

$$\pi_3 = \frac{\lambda_3 - P_3}{P} = \frac{0.17 - 0.15}{0.5} = 0.040$$

3 者的方差分别为

$$\mathrm{Var}(\pi_1) = \frac{\lambda_1(1-\lambda_1)}{nP^2} = \frac{0.662 \times 0.338}{3\,000 \times 0.5^2} \approx 0.000\,298$$

$$\mathrm{Var}(\pi_2) = \frac{\lambda_2(1-\lambda_2)}{nP^2} = \frac{0.168 \times 0.832}{3\,000 \times 0.5^2} = 0.000\,186$$

$$\mathrm{Var}(\pi_3) = \frac{\lambda_3(1-\lambda_3)}{nP^2} = \frac{0.17 \times 0.83}{3\,000 \times 0.5^2} = 0.000\,188$$

95%可信区间的估计为

$$\pi_1 \pm 1.96\sqrt{\mathrm{Var}(\pi_1)} = 0.8\,643 \sim 0.9\,837$$

$$\pi_2 \pm 1.96\sqrt{\mathrm{Var}(\pi_2)} = 0.0\,093 \sim 0.0\,627$$

$$\pi_3 \pm 1.96\sqrt{\mathrm{Var}(\pi_3)} = 0.0\,131 \sim 0.0\,669$$

即该人群中没有性病的人所占比例为 92.4%；有性病，并去正规医疗机构诊治过的人所占比例为 3.6%；有性病，但未去正规医疗机构诊治过的人所占比例为 4.0%。

本模型的优缺点：优点是本模型的适用范围较广，可用于多分类敏感问题调查，也可用于某些数量特征敏感问题的调查，所得的估计值也为无偏估计，且操作简单、易理解、计算简单。缺点为所需样本量必须足够大，否则 π_i 的估计值可能出现负数，导致无法解释。

（三）数量特征敏感问题 RRT 调查的设计与实施

不同形式的数量特征敏感问题应选用不同的随机应答技术模型，现分别进行说明。

1. 数量特征敏感问题的单样本单问题 RRT 模型

该模型一般用于确定数值变量的敏感问题，该模型的设计与实施过程为：

① 针对敏感问题提出一个定量的问题，比如，你一天吸毒多少次？

② 设计一个随机装置，其中放两种颜色的球（比如，为红、白色球），红球上没有任何数，白球上有一个数码，可为 0，1，2，…，K。K 是估计人群有敏感问题的最高程度，比如，估计婚外性伴侣最多为 5 个，则 $K=5$。

③ 被调查者回答问题。被调查者在无人的条件下，进行抽球后不记名地回答。若抽到红球，应答者就根据自己的实际情况回答，比如，被调查者有 1 个婚外性伴侣

则回答“1”，若没有婚外性伴侣则回答“0”，如果抽到白球，则回答白球上的数字。

红球的比例以 P 表示，以 Pi 表示写有数字 $i(i=0,1,2,\cdots,K)$ 的白球比例。以 n 代表样本量，以 π_i 表示人群中具有第 i 类敏感问题的人占的比例，以 λ_i 表示回答数字 i 的人占总调查人数的比例，则根据概率论知识可得：$\lambda_i=\pi_i\times P+P_i, i=1,2,\cdots,K$，转换后得

$$\pi_i=\frac{\lambda_i-P_i}{P}$$

π_i 的方差为

$$\mathrm{Var}(\pi_i)=\frac{\lambda_i(1-\lambda_i)}{nP^2}$$

π_i 的95%可信区间为

$$\pi_i\pm1.96\sqrt{\mathrm{Var}(\pi_i)}$$

【例 8.4】 某地对1 000名已婚女性调查婚外性伴侣的数量情况，估计婚外性伴侣的数量最多为5个。在袋中装入红球40个，写有“0”、“1”、“2”、“3”的白球各8个，写有“4”、“5”的白球各4个。在无人的条件下，让被调查者从袋中摸球，凡摸到红球的人，则无记名的回答“你有几个婚外的性伴侣?”。有几个即回答“几个”，没有则回答“0”。若摸到白球，则回答白球上的数码即可。结果为 $\lambda_0=0.405, \lambda_1=0.179, \lambda_2=0.151, \lambda_3=0.126, \lambda_4=0.078, \lambda_5=0.061$，求 $\pi_i(i=0,1,2,3,4,5)$ 及总体 π_i 的95%可信区间。

解 已知 $P=40/80=0.5, P_0=P_1=P_2=P_3=8/80=0.1, P_4=P_5=4/80=0.05, \lambda_0=0.405, \lambda_1=0.179, \lambda_2=0.151, \lambda_3=0.126, \lambda_4=0.078, \lambda_5=0.061, n=1\,000$，将有关数值带入公式，得

$$\pi_0=\frac{\lambda_0-P_0}{P}=0.610$$

$$\mathrm{Var}(\pi_0)=\frac{\lambda_0(1-\lambda_0)}{nP^2}=0.000\,964$$

π_i的95%可信区间为

$\pi_i\pm1.96\sqrt{\mathrm{Var}(\pi_i)}=0.549\sim0.671$。余者以此类推，结果见表8.1。

表 8.1 某地已婚女性婚外性伴侣数量的比例

	婚外性伴侣					
	1	2	3	4	5	6
π_i	0.610	0.158	0.102	0.052	0.056	0.022
π_i 的95%C.I.	0.549～0.671	0.111～0.206	0.058～0.146	0.011～0.093	0.023～0.089	0～0.052

本模型的特点与多分类敏感问题 RRT 模型相同。

2. 数量特征敏感问题的随机截尾 RRT 模型

该模型可以调查确定数值变量敏感问题和不确定数值变量敏感问题，其设计如下：

① 确定敏感问题特征值 x 的取值范围$(a, a+t)$。将该取值范围按一定的间距均匀地分割成 n 个数值，例如，确定 x 的取值范围为 0～1 000，可按 100 为间距将该取值范围分割为 0，100，200，300，…，900，1 000。

② 设计一个随机装置。内置一套卡片，将上述 n 个数值写在卡片上。

③ 被调查对象回答问题。被调查者在无人的条件下从随机装置中摸卡片后不记名回答，若抽到的卡片上所写的数字大于或等于自己敏感性问题特征量则回答"1"。相反若抽到的卡片上所写的数字小于自己敏感性问题特征量则回答"0"。由于别人不知道被调查者敏感性问题特征量，也不知道卡片上所写的数值，故能起到保护隐私的目的。调查者获得一个回答"1"的人的比例 λ。

④ 分析。设被调查者敏感问题特征的数值为 x，敏感性问题特征值 x 的取值范围为 t，回答"1"的人的比例为 λ，n 为 x 的取值范围被分割成的数据个数，μ_x 表示所有被调查者的敏感问题特征值 x 的平均值，则有

$$\mu_x = t \times \lambda$$

其方差为

$$\mathrm{Var}(\mu_x) = \frac{\mu_x(t - \mu_x)}{n}$$

【例 8.5】 欲调查某地区 1 000 对已婚夫妇每月的性生活次数，估计已婚夫妇每月的性生活次数的取值范围为 0～30 次。在随机装置中装入卡片 31 张，写 0，1，2，…，29，30 的数字，在无人的条件下，让被调查者从袋中摸卡片，若抽到的卡片上所写的数字大于等于自己每月的性生活次数则回答"1"，相反则回答"0"。结果回答"1"的人有 357 人，求该地区的已婚夫妇每月性生活次数的估计值。

解 已知 $t = 30$，$\lambda = 357/1\,000 = 0.357$，$n = 31$，将有关数值代入公式，得

$$\mu_x = t \times \lambda = 10.71$$

其方差为

$$\mathrm{Var}(\mu_x) = \frac{\mu_x(t - \mu_x)}{n} = 6.66$$

本模型的优缺点：优点是本模型的适用范围较广，既可以调查确定数值变量敏感问题，也可以用来调查不确定数值变量敏感问题，且操作简单、易理解、计算简单。缺点为精确性差，方差较大，可信区间的范围较宽。

3. 数量特征敏感问题的无关联问题 RRT 模型

该模型和下面要介绍的加法、乘法模型都是用来调查不确定数值变量敏感问

题的,例如,逃税额、工资外收入、毒品的吸入量等。其设计如下:

① 设计两个无关联的问题,其中一个为敏感问题,另一个为非敏感问题。比如问题:i“你每月工资外收入是多少?”,ii“你的月工资是多少?”。注意非敏感问题的度量单位应与敏感问题相同,数值大小应与敏感问题接近。

② 设计两套随机装置,每套装置中放有一定比例的红球和白球,两套随机装置中的红球比例不能相等。以红球代表敏感问题,白球代表非敏感问题。

③ 从研究人群中随机抽取两个独立的样本,样本量分别为 n_1 和 n_2,为每个样本随机选择一套随机装置,每个被调查者在别人看不到的情况下抽球,摸到红球回答敏感问题,摸到白球回答非敏感问题。调查员从样本 1 和样本 2 中分别获得 n_1 和 n_2 个大小不同的数值。被调查者回答完问题后把球放回原装置中并混匀。

④ 分析。从两样本的被调查者回答的数值可计算出样本 1 所有回答值的均数和方差(分别以 μ_1 和 $\mathrm{Var}(\mu_1)$ 表示)以及样本 2 所有回答值的均数和方差(分别用 μ_2 和 $\mathrm{Var}(\mu_2)$ 表示)。

设样本 1 中的红球比例为 P_1,样本 2 中的红球比例为 P_2(注意 $P_1 \neq P_2$),用 μ_x 表示人群中敏感问题特征的平均值(如平均每月工资外收入),用 μ_y 表示非敏感问题特征的平均值(如月平均工资)。则有

$$\mu_1 = P_1 \times \mu_x + (1 - P_1) \times \mu_y$$

$$\mu_2 = P_2 \times \mu_x + (1 - P_2) \times \mu_y$$

将上式解方程得

$$\mu_x = \frac{(1 - P_2) \times \mu_1 - (1 - P_1) \times \mu_2}{P_1 - P_2}$$

$$\mu_y = \frac{P_2 \times \mu_1 - P_1 \times \mu_2}{P_1 - P_2}$$

μ_x 和 μ_y 的方差为

$$\mathrm{Var}(\mu_x) = \frac{1}{(P_1 - P_2)^2} \times [(1 - P_2)^2 \times \mathrm{Var}(\mu_1) + (1 - P_1)^2 \times \mathrm{Var}(\mu_2)]$$

$$\mathrm{Var}(\mu_y) = \frac{1}{(P_1 - P_2)^2} \times [P_2^2 \times \mathrm{Var}(\mu_1) + P_1^2 \times \mathrm{Var}(\mu_2)]$$

【例 8.6】 欲调查某单位职工每月的工资外收入,随机抽取两个独立的样本,样本量均为 100,用上述模型进行调查,样本 1 所用的随机装置中红白球比例为 0.4∶0.6,样本 2 所用的随机装置中红白球比例为 0.6∶0.4。结果样本 1 所有对象回答的数值的平均数为 691.23,标准差为 18.942(方差为 358.811),样本所有对象回答的数值的平均数为 646.38,标准差为 35.857(方差为 1 285.689),试问该单位职工每月的工资外收入。

解 已知 $n_1 = n_2 = 100$, $P_1 = 0.4$, $P_2 = 0.6$, $\mu_1 = 691.23$, $\mathrm{Var}(\mu_1) =$

358.811，$\mu_2 = 646.38$，$\mathrm{Var}(\mu_2) = 1\,285.689$。则

$$\mu_x = \frac{(1 - P_2) \times \mu_1 - (1 - P_1) \times \mu_2}{P_1 - P_2} = 556.68$$

$$\mu_y = \frac{P_2 \times \mu_1 - P_1 \times \mu_2}{P_1 - P_2} = 780.93$$

本模型的优缺点：优点为对样本的数据计算简单，而且是无偏估计的，另外计算时无需考虑数据的具体分布形式，因为本模型具有较好的大样本性质（服从渐近正态分布）。缺点为需抽取两个独立样本，所需样本量较大，另外非敏感问题的选择比较困难，如选择不当则起不到保密效果，会导致模型应用效果不佳。

4. 数量特征敏感问题的加法、乘法 RRT 模型

对于某些敏感问题如逃税的数额、工资外收入的多少等，我们的目标是找出敏感特征数量的平均值，即平均逃税金额、工资外收入的平均值等。这时运用数量特征敏感问题 RRT 的加法、乘法模型较好，其设计步骤如下：

① 针对敏感问题提出一个问题，比如“你上个月的逃税额为多少？”。

② 设计一个与敏感问题无关的随机变量，该随机变量的分布函数是已知的，常用一张随机数字表来作随机变量。

③ 设计一个随机装置，比如纸箱、布袋均可，内装小球或卡片，上面写有随机变量的数值，比如把一串随机数字分别写在小球上（或卡片上），并完全混匀。

④ 从研究人群中随机抽取一样本，让每个被调查者在别人看不到的情况下摸球（或卡片），然后将本人敏感问题特征的数值与球上的数值相加（加法模型）或相乘（乘法模型），被调查者将相加或相乘后的结果报告给调查员，并把球放回随机装置中混匀。由于从随机装置中摸到的数字只有被调查者本人知道，故可起到保密的作用。

⑤ 设被调查者敏感问题特征的数值为 x，随机变量的数值为 y，用 z 来代表 x 与 y 的和或积，则有如下模型：

加法模型

$$\mu_x = \mu_z - \mu_y$$

其方差为

$$\mathrm{Var}(\mu_x) = \frac{s_z^2}{n}$$

其中 μ_x 表示所有被调查者的敏感问题特征值 x 的平均值，μ_y 表示所有随机变量 y 的平均值，μ_z 表示所有被调查者所回答的数值 z 的平均值，s_z^2 表示所有被调查者所回答的数值 z 的方差，n 为样本含量。

乘法模型

$$\mu_x = \frac{\mu_z}{\mu_y}$$

其方差为

$$\mathrm{Var}(\mu_x) = \frac{{s_z}^2}{n \times {\mu_y}^2}$$

各符号意义同上。

【例 8.7】 欲调查某地区个体工商户的每季度逃税情况，用上述加法模型进行调查，共抽取 20 个个体工商户，所用的随机数字表的均值和方差分别为 160.5 和 243.36，所有调查对象的应答值的平均数为 391.73，方差为 7 969.365 7，试问该地区个体工商户每季度的平均逃税金额估计为多少？

解 本例中 $n=20, \mu_y=160.5, \mu_z=391.73, s_z^2=7\,969.365\,7$，则

$$\mu_x = \mu_z - \mu_y = 391.73 - 160.5 = 231.23$$

$$\mathrm{Var}(\mu_x) = \frac{{s_z}^2}{n} = \frac{7\,969.365\,7}{20} = 398.478\,5$$

故该地区个体工商户每季度的平均逃税金额估计为 231.23 元。

加法和乘法模型的优缺点分别是：缺点为 μ_x 的方差易受 y 取值的影响，当 y 比较分散（即 y 的方差较大）时，$\mathrm{Var}(\mu_x)$ 明显增大，但 y 取值过于集中时，保密性不好。优点为所需样本量较小，设计也较简单，模型的方差也明显小于无关联模型，另外 x 的分布无论是离散型的，还是连续型的，均可估计其均值。本模型的计算量也较小，故不失为一种较好的数量特征敏感问题的 RRT 调查模型。

四、RRT 应用时的注意事项

RRT 问世 40 年来，在各种敏感问题调查中的应用已经证明了其实用性。RRT 设计的宗旨就是要尽最大可能保护被调查者隐私，使个人的真实情况不被他人所知，从而消除顾虑，取得良好的合作。为了更好地发挥该技术的作用，需要注意以下几点：

① RRT 的样本选择：RRT 样本的选择一定要遵循随机化原则，否则无论 RRT 的实施多么精确，其研究结果均没有代表性。

② 调查员的培训：调查员要熟悉 RRT 的原理和操作，并向每一个被调查者解释清楚，取得被调查者的信任。调查员还需严格遵守伦理道德，态度和蔼，服务周到。

③ 被调查对象的培训：必须要对被调查对象作详细的解释，让他们理解 RRT 之所以能保密的原理，相信这个方法能巧妙地保护其隐私，是一种科学的调查方法，而不是骗术，否则 RRT 使用效果不佳。必要时可以让被调查者检查随机装置或问题卡片，使其彻底打消顾虑。

④ 注意被调查者的特征：一般来说受教育水平高的人相信这种调查技术是一

种科学的研究方法,并能较好的配合,而文化程度较低者,可能误认为该法是诡计,因而配合较差。若调查人群中,普遍教育水平偏低,则容易导致调查失败。

⑤ 随机装置的设置:随机装置可采用不同形式,但设计必需科学合理、保密性好,易于操作,并为被调查者理解和接受。在调查过程中要自始至终保证该装置的随机性并保证调查员不知道被调查者抽到什么球(或其他代表物品卡片等),答题后必须把球或卡片放回原处,并混匀,否则会改变抽取敏感问题的概率,致使误差增大。

⑥ RRT 模型的选择:不同的 RRT 模型适用于不同类型的敏感问题调查,故在实际工作中应根据敏感问题的特征和人群的特点选择合适的 RRT 模型。在使用无关联两问题模型的时候,注意无关联问题的选择。如果该问题是个人的一般特征,则调查员一定不能是和被调查者熟悉的人,否则该无关联问题就起不到其应有的掩护作用。如回答:“我是外地人”,调查者能从口音上判断调查者是否说谎,这样失去了无关联问题本来应起到的作用。同时要注意该问题应该是让被调查者容易回答的,而不需要花时间思考。

⑦ 样本量:要求有足够的样本量,否则很难保证调查结果的真实性。

虽然人们对上述两个随机化回答模型进行了修改、补充、完善,形成了各种类型的 RRT 模型,但由于敏感性问题调查的复杂性,敏感问题在内容和形式上的多样性以及随机化回答技术在实际应用中的局限性等,RRT 在实际中较难推广使用。主要原因有:

① 虽然随机化应答技术解决了调查过程中对被调查者个体敏感特征的掩护,但未考虑到调查结果在调查过程之外对被调查者将会产生的直接或间接作用,特别是因调查结果对被调查者群体敏感性特征的暴露而导致对被调查者本人的可能影响。而实际上这种直接或间接作用特别是可能带来的影响是被调查者完全可以预期的,有时也是令被调查者拒绝真实回答的根本原因。

② 由于敏感性问题在内容、形式和产生过程等方面所表现出来的多样性,随机化回答技术试图用一种标准化的技术模型一劳永逸地解决此类问题,显然是过于简单化和理想化,致使在实际运用中所获得的调查研究结论信度不高,效度低下。

五、敏感问题调查的几种方法评价

对于敏感性程度较低的问题,可以采用委婉提问法。委婉提问法应注意提问语言的艺术性,向被调查者说明调查的意图及对被调查者提供的资料保密等以消除被调查者的顾虑。随机化回答技术比委婉提问法更具有保密性,也更容易得到被调查者的配合，因此适用于调查敏感性程度很高的问题。但每种模型各有优缺点，需要根据实际需要选择。Warner 模型中，由于对每一个敏感性问题都可以从正反两个方面陈述，故不论回答“是”或“否”，其他人均无法知晓他回答的是哪一个问题。但对敏感性问题从反面陈述时，被调查者如果文化程度较低，则不容易理解而造成错误回答。而 Simmons 模型中，由于采用的是一个容易理解的无关问题，被调查者不容易错答。但在该模型中，可以根据回答者是否具备无关问题的特征而推知其回答的是敏感性问题还是无关问题。如：已知被调查者不具备无关问题特征，若其回答“是”，则可断定其回答的是敏感问题；已知被调查者具备无关问题特征，若其回答“否”，则同样可断定其回答的是敏感性问题。此时，如果肯定回答敏感问题不符合社会规范，则前者会对被调查者构成威胁；与之同样，如果否定回答敏感问题不符合社会规范，则后者会对被调查者构成威胁。可见，Warner 模型具有更强的保密性。另外，Warner 模型调查方案实施简便，不需要另外组织调查 π_y。对于多项属性特征的敏感问题随机化回答模型，由于整个过程都是在调查者不在场的情况下进行的，调查者只知道回答的数字却不知道被调查者属于哪一类，因而对保护隐私起到屏蔽作用。

第四节　资料整理和核查技术

在医学社会科学研究中，所收集的资料是围绕某特定目的收集起来的原始资料，这些资料必须经过加工处理后才可以进行分析。在加工整理中，数据的核查是必不可少的步骤，因为资料的可靠性是确保统计分析结论有效可靠的前提。资料的整理和核查技术是按研究的设计，使原始数据系统化、条理化的过程，以便进一步统计计算，做出分析结论。资料的整理过程主要有两个方面：① 核对检查原始资料数据；② 根据研究数据的特征分组，将原始数据分别归入相应的组，并作简单总结。

一、资料的检查与核对

由调查或实验收集来的原始资料，往往是一堆比较杂乱无序的数据。必须经过统计整理，使数据系统化，才能使其变化规律暴露出来，并为分析做好准备。

在着手整理前，首先应检查、核对原始资料的完整性和正确性。所谓完整性是指数据有无漏失或缺项，所谓正确性是指数据的记载和测量是否具有差错以及不合理的合并。主要核对原始资料的收集和记载有无明显的差错，检查原始资料有无遗失、重复不合理的合并和特大、特小异常值的出现。对个别缺失的数据，可以进行缺失数据估计，对重复、错误和异常值应予以删除和修订，但不能随意改动，必要时进行复查和重新试验。数据的检查和核对，在统计处理工作中是一项非常重要的工作。只有经过检查和核对的数据资料，保证数据的完整、真实和可靠，才能进行统计分析，真实的反映出调查和试验的客观情况，揭示研究对象的规律。

1. 调查对象的范围和漏失

已调查研究对象的个体资料是否属于规定的调查范围是资料核查首先要进行鉴别的。如，在甲型肝炎出院病人的前瞻性调查中，应该找到足够的证据证实每一个调查对象确实是出院的甲型肝炎病人，而不是其他型肝炎或肝脏疾病等；在肝癌的病例对照研究中，对病例组首先要确认肝癌患者诊断无误，如果有肝脏其他疾病患者混入，调查到的“肝癌危险因素”就会包含一些假象。有些调查以某地流动人口为对象，有些调查以某个年龄范围或某种职业的人为对象，在检查资料时都应该认真核对。

2. 缺项和差错

由于种种原因，常在一些调查表资料中见到有缺项，即对某些问题没做回答。如果缺的项目是十分重要的，甚至是必不可少的，那么这部分调查表资料就成了没有用的资料，如儿童生长发育中儿童的性别、年龄、体重，卵巢癌病人生命率研究中病人的诊断或手术年份(生存计算起点)等。有时，虽然所缺项目的内容也十分必要，但为了避免因此而剔表过多，就作为单项漏失处理。例如，调查2 000 名正常成年人血液中的血糖、血脂、血压正常值范围，其中有 3 人血压值未填入，那么在统计血糖和血脂时仍可以以 2 000 人计算，而统计血压值时则以 1 997 人计算。为了避免资料缺项的出现，除了对填写人和调查员做好培训外，还应在每一张调查表填完后进行检查，以便及时补充修改。

除了对缺项的调查表作适当的处理外，及时发现调查表资料中的错误并作适当的处理也是十分重要的，因此，应该对已经获得的数据作必要的检查。

(1) 专业检查　从专业的角度，利用专业知识来发现和纠正错误。如在有些调查表中出现，性别栏内填写“男”，而在死亡原因栏内填写“卵巢癌”；妇女产后 7 天月经恢复来潮；4 岁孩子有大学文化程度；年龄 5 岁，体重却填了 75 kg；儿童头围 1 cm，身高与坐高之差 8 cm 等明显错误的情况。因为这些情况可以肯定是不可能的，所以应该删除。

(2) 统计检查　许多数据都有统计学规律。例如，数据结尾，如果要求体重数据精确到 0.01 kg，那么从 0～9 都有同等的可能出现，不应该都是 0 和 5 结尾的。例如，有一张调查表记录的数据是

体重　5.5 kg

身高　78.0 cm

头围　34.0 cm

腰围　39.5 cm

这4个数字都以0与5结尾，从理论上计算，这4个数据都是以0与5结尾的可能性只有0.16%，如果这一类数据的调查表太多，至少可说是测量和记录都是比较粗糙马虎的。另外，可统计计算各横行、纵列的合计是否有误，还可与经验数值、参考值进行比较。

(3) 人工检查和计算机检查　传统的方法是对调查表逐份逐项作检查，这样工作量很大，如果要检查的数量很多，难免检查的不够仔细。人工地对每一份资料作检查的优点是可以运用人的专业等方面的知识对资料作全面的检查。但如果把要检查的内容编成计算机程序，计算机也可以毫不疲倦、准确无误地按照指令对全部资料作检查。例如，可以通过计算机把不满18岁却具有研究生文化程度的调查表找出来，把不满20周岁已婚或已有子女的找出来，研究者可以对这些值得怀疑的资料进行仔细的检查。只要把计算机审查的程序编的全面一些，这种审查是十分有效的。

(4) 逻辑关系检查　根据指标与指标间的逻辑关系来判断资料是否有错误。例如，入院患者的入院时间应该大于其出生时间；女性月经初潮时间应晚于出生年龄；出现毒性反应的时间应该迟于接触毒物的时间。利用这些时间顺序、大小关系、依赖关系等逻辑关系，判断原始资料中是否具有错误。

3. 异常值的处理

在测量或调查得来的数据中，有时会出现一个或数个过大和过小的数据，它们明显远离群体测定值，这些数据称为“离群值”、“异常值”、“强影响点”或“可疑数值”。这种值过度偏离数据会使研究者认为出现了异常情况和发生了错误，从而引起警惕和怀疑。异常值可能是测定结果随机波动的极值，也可能是与群体测定值非属同质总体的异常值。对这种数据是舍弃还是保留，应首先检查其产生的原因，然后进行仔细判断，切不可随意取舍，若一时难以找到确切的原因，就不能随意舍弃，而应用其他方法来进行判断。常用的判断方法如下：

(1) 频数表或直方图法　初步判断离群值可通过绘制原始数据的频数表或直方图。频数表和直方图能清楚地显示各分类观察值出现的频率大小，发现数据中远离群体的离群值。

(2) 箱式图法　箱式图用于多组计量资料的分布比较，统计软件中绘制箱式图一般用到5个基本统计量(最小值、P_{25}、中位数、P_{75}、最大值)来绘制。通过统计软件作观察值的箱式图，如果观测值距箱式图底线(第25百分位数)或顶线(第75

百分位数)过远,如超过箱体高度(四分位数间距)的两倍以上,则可以认为该数据为离群值。如根据表 8.2 所示某医院病人是否使用抗生素与住院天数记录数据,绘制箱式图 8.2,即可认为第 7 编号的病人数据是离群值。

表 8.2 某医院病人是否使用抗生素与住院天数记录数据(1 = 是,2 = 否)

编号	是否使用抗生素	住院天数	编号	是否使用抗生素	住院天数
1	2.00	5.00	14	1.00	8.00
2	2.00	10.00	15	1.00	8.00
3	2.00	6.00	16	2.00	5.00
4	2.00	11.00	17	2.00	5.00
5	2.00	5.00	18	1.00	7.00
6	1.00	14.00	19	2.00	4.00
7	1.00	25.00	20	1.00	3.00
8	2.00	11.00	21	2.00	7.00
9	2.00	17.00	22	2.00	9.00
10	2.00	3.00	23	1.00	11.00
11	2.00	9.00	24	2.00	11.00
12	2.00	3.00	25	2.00	9.00
13	2.00	4.00			

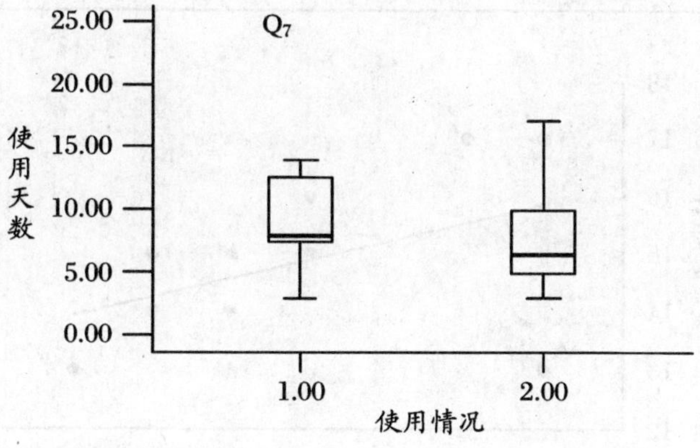

图 8.2 某医院病人是否使用抗生素与住院天数的箱式图

(3) 分布范围检查法 分布范围检查法是对指标的分布进行检查。医学研究中任何观察值都有各自的分布范围,例如,我国汉族正常成年男子的身高为 1.4～

2.1 m,这是身高这一观察指标的分布范围,如果一数据超过此范围,就要怀疑是否是离群值。

对于近似正态分布资料,可以计算资料的 $\bar{\chi} \pm 3S$ 来判断资料中是否具有离群值,如果数据在此范围之外,可认为是离群值。对于非正态分布数据,可通过正态化转换为近似正态分布,再利用上述方法判断资料中是否有离群值。例如,有一记录体重为 25.5 kg,初步怀疑是离群值,经计算,该资料"体重"变量的均数为 72.58 kg,标准差为 14.03 kg,其 $\bar{\chi} \pm 3S$ 的范围为 30.49~114.67 kg,该例记录的体重观测值在此范围之外,可视为离群值。

(4) 散点图法　要确定两个指标间有无关系,最简单的方法就是在直角坐标系中绘图,把一个指标取作变量 x,另一个指标取作变量 y,据此在直角坐标系中绘制出各点来,这样的图形称为散点图。散点图的作用是便于我们直观的看出两变量之间是否具有相关关系,如在散点图中出现一个观察点远离众散点,变量间相关关系受此点影响很大,则该点即为离群值。如表 8.3 所示是随机抽取 10 名健康成人,测定血液的凝血酶浓度及凝固时间,据此表作散点图。图 8.3 中 A 点远离众散点,数据资料的相关关系受此影响点影响较大,因此该点可认为是离群值。

表 8.3　10 名健康成人血液的凝血酶浓度与凝血时间测量值记录

受试者编号	凝血酶浓度(ml)	凝血时间(s)	受试者编号	凝血酶浓度(ml)	凝血时间(s)
1	0.9	15	6	0.9	16
2	1.2	13	7	1.1	14
3	0.6	17	8	1.0	15
4	1.0	14	9	0.7	17
5	1.1	15	10	0.6	13

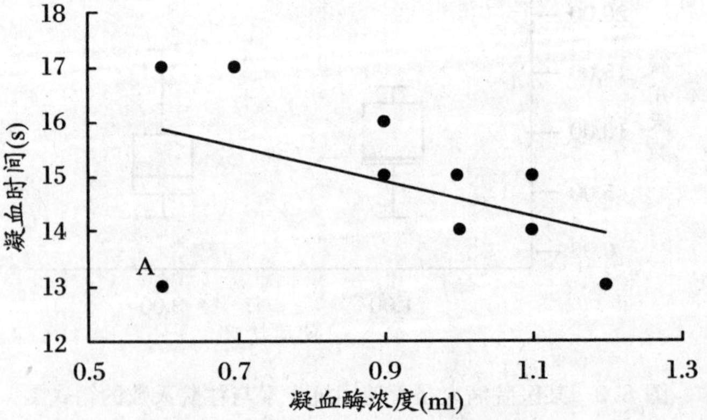

图 8.3　表 8.3 中数据的散点图

(5) 残差分析法　残差是指观测值与回归模型拟合值之差。将残差减去其均值,除以其标准差,便得标准化残差。如将应变量或自变量作为横坐标,以标准化残差为纵坐标,绘制散点图,这类散点图称为标准化残差图。在标准化残差图中观察数据点位于±2 倍标准差以外,即是离群值。表 8.4 是依据表 8.3 绘制的残差分析表,图 8.4 是残差分析图,可判断点(13,-2.672)为异常值,即第 10 号病人为离群值。

表 8.4　凝血酶浓度与凝血时间测量值记录残差分析

编号	凝血酶浓度 x	凝血时间 y	y 拟合值	残差	标准化残差
1	0.9	15	15.491 7	-0.491 7	0.019 9
2	1.2	13	13.397 7	-0.397 7	0.081 7
3	0.6	17	17.585 8	-0.585 8	-0.042
4	1.0	14	14.793 7	-0.793 7	-0.178 7
5	1.1	15	14.095 7	0.904 3	0.937 7
6	0.9	16	15.491 7	0.508 3	0.677 4
7	1.1	14	14.095 7	-0.095 7	0.280 2
8	1.0	15	14.793 7	0.206 3	0.478 8
9	0.7	17	16.887 8	0.112 2	0.416 9
10	0.6	13	17.585 8	-4.585 8	-2.672

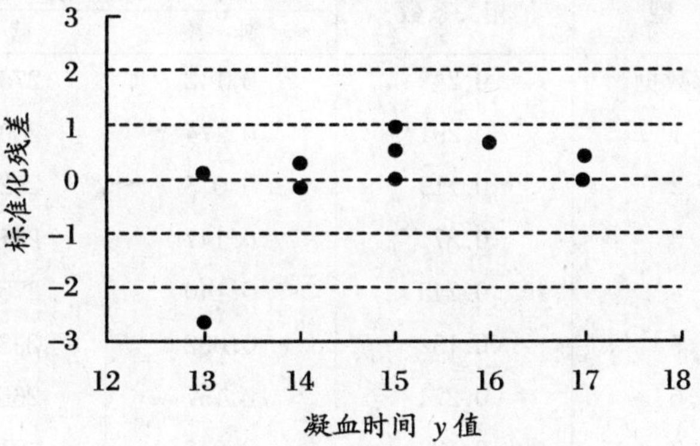

图 8.4　标准化残差图

(6) 弃一法　离群值的存在可影响数据统计结论的稳定性,检验资料统计结论稳定性的一个常用的方法即是弃一法,又称 jack knife。即每次剔除一个观测值,再用相同的方法进行统计分析看看剔除该观测值后统计结论是否与不剔除该观测值的统计结论相近。如剔除某个观测值后统计所得结果与以前未剔除该值时结果相差很大，据此判断该值为离群值。该法的推广是一次剔除数个观测值，观察其统计结果是否和全部数据所得的结果一致，由此判断这几个观察值是否同为离群值。例如，表 8.5 为对 11 名成年男子(尸检)肾脏重和心脏重检测的结果，对其进行相关和回归分析。不剔除任何点时，相关系数为 0.247，回归方程为 $y = 273.288 + 0.142x$，然后我们依次剔除一个观测值进行分析。表 8.6 中，"－1"表示剔除第一个观察值得到的结果，"－2"表示剔除第二个观察值得到的结果，其余类推。从表上可见，剔除第 11 个观察值所得的结果与全部数据所得的结果相差很大，因此可判断第 11 个观察值为离群值。

表 8.5　11 名成年男子(尸检)肾脏重和心脏重检测结果

编　号	肾重 x(g)	心重 y(g)	编　号	肾重 x(g)	心重 y(g)
1	333	271	7	369	404
2	357	439	8	312	262
3	361	328	9	268	255
4	305	326	10	354	350
5	269	276	11	260	450
6	340	305			

表 8.6　弃一法检测离群值

类　型	相关系数	回归系数	
		斜　率	截　距
全部数据	0.247	0.142	273.288
－1	0.291	0.174	260.267
－2	0.119	0.076	292.673
－3	0.271	0.147	267.575
－4	0.245	0.140	275.554
－5	0.152	0.082	298.000
－6	0.274	0.157	265.932
－7	0.133	0.075	291.590
－8	0.237	0.145	272.281
－9	0.104	0.058	306.122
－10	0.235	0.131	274.044
－11	0.721	0.432	188.025

数据核查中当出现离群值时要慎重处理,应首先反复检查核对,寻找其产生的原因。如果条件允许,可在离群值附近进行多次抽样,以了解真实的数据分布结构。对离群值的识别与处理,要将专业知识和统计方法结合起来,首先应认真检查专业数据,看能否从专业上加以合理的解释,如果数据存在逻辑错误而原始记录又确实如此,且无法找到该观察对象进行重新调查核实,则只能将该观察值删除。只有在确定离群值源于过失或确实由实验技术失误或仪器状态失常所致,则不管这样的测定值偏离多少,均应视为异常值予以舍弃。必要时可应用一些统计学方法来减少离群值对结果的影响,如非参数统计方法等。如果不能确定异常值是否由于过失而导致,又难以探查其原因,通常的做法是建立两种统计分析,其一是包含异常值的,另一是不包含异常值的。

检查工作不仅应在资料的收集过程中进行,以便发现问题可随时修正、补充或重复,还应贯穿于整个资料的整理过程,无论是在调查和实验收集资料的哪个环节,都可以有意或无意的对资料进行检查,及时补正。检查是减少错误的一个步骤,而不是避免所有错误的办法。

二、资料的分组、归组与总结

分组是根据事物内在规律和整理资料的需要,将研究对象按照其不同的标志特征划分为性质不同的若干部分。分组是核查整理资料的方法之一,它的目的是将属性相同的研究对象分在一起,将属性不同的研究对象拆分开来,把同组内的一致性、组间的差异性或相似性显示出来。分组能使原始资料在归纳时,更加便于明确研究对象的类型、内部结构和分析研究对象间的依存关系。

分组的主要问题是正确选择分组标志和划分相邻各组的界限,保证在属性一致的基础上进行分组。分组标志应是被研究对象最核心的特征。若分组标志选择错误,则分组不能正确反映事物的内部规律;界限划分不当,则会混淆各组的标志差别。分组根据其采用的标志分为质量分组和数量分组两种。

质量分组指按研究现象的质量属性来分组;数量分组指按研究现象的数量表现分组,如将研究对象按年龄大小、体重、身高等分组。质量分组和数量分组往往结合起来使用。如将性别分组和年龄分组结合起来,可分析指标特征在同一性别中的年龄差异和同一年龄组的性别差异。

分组时必须依从下列原则:一是互相排斥性,它指所划分的组别仅能有一个分组标志,使一个研究对象不能同时归属于两个或多个分组。二是高度的概括性,它指分组后,所有研究对象都有各自归属的组别。三是根据研究目的、资料的性质和研究对象的多寡来确定分组数。分组数不宜过多或过少。为使最后的分组进行的顺利,开始时可将组分的细些。分组细些便于检查各个变量的分布,然后通过合并相邻的组可获得更有用的分组。

归组和总结指按照资料整理分组方法,将原始资料分别归入各组。具体归组方法如下:

1. 分类计数法

适用于卡片登记资料的分组归纳,如将医院住院卡片按疾病编码分别排放,最后分别清点各组卡片数得到各种疾病的住院人数。该法是将原始的单一调查表或卡片按分组把同类的标志归在一起,再将计数结果整理在表上的方法。

2. 划记计数法

适用于表格式登记资料的分组归纳。该法是将记录簿或调查表中项目标志相同的事实,用划“正”字或“+ + +”分别列入分组整理表内,然后计总,该法简单易行。

3. 计算机汇总法

适用于记录项目多、汇总归纳复杂的数据整理工作。其一般过程是:先将原始资料编码输入计算机,并运用计算机中有关统计软件进行审核资料,然后计算机根据需要对数据进行分组。计算机汇总法方便迅速,当用手工分组法归纳有很大难度时,就必须借助计算机。

4. 频数分布表和频数分布图法

该法本身不包含对比分组因素,如果原始记录需要分组归纳,要分别制作频数表或频数图。该法在统计分析中也有重要作用,是一种常见的统计数据表达形式。明确资料整理的计划和目的,根据资料的性质选择不同的统计图和统计表,可以进一步的进行统计计算与分析。

第五节 医学经济学评价技术

医学经济学研究的中心问题是解决资源稀缺性和需求无限性的矛盾。当一定量的卫生资源用于某一方面的卫生规划时,这些资源就不可能用于其他方面的卫生规划。究竟将这些卫生资源用于哪一个方面效果最好或者较好,能使有限的资源发挥最大的效益,这就需要利用医学经济分析和评价方法对不同的备选方案进行比较,从中选出最优方案,帮助决策部门确定卫生服务的重点和优化,有利于保障基本的公共卫生服务和基本的医疗服务。

医学经济学评价是应用一定的技术经济分析与评价方法,将相关卫生规划和卫生活动的投入和产出相联系进行比较评价。

一、医学经济学评价中的几个概念

医学经济学评价是从投入和产出两个方面对医疗卫生方案进行评价。投入即成本，产出即效果、效益或效用。

1. 成本(cost)

医学经济学中的成本是指社会在实施某项医疗卫生服务方案的整个过程中所投入的全部物质资源和人力资源的消耗，包括公共支付的和私人支付的。成本是以货币为统一计量或表示。在经济学评价中，人们比较注意物质资源的消耗，容易忽视人力资源的消耗，尤其是参与医疗卫生计划方案实施的社会人力资源的消耗。

成本一般分为直接成本和间接成本，直接成本是指在医疗卫生服务过程中能够直接计入某项服务的成本。间接成本是指不能直接计入而要按一定标准分摊计入各项服务项目的成本，间接成本也称间接费用或共同费用。在经济学评价中，往往容易忽视间接成本，注意直接成本。

医学经济学评价中成本一般由劳务费、公务费、业务费、药品材料费、折旧大修理费、低值易耗品费 6 大类成本构成。评价常常从整个社会的角度来计量，不仅包括国家或卫生部门的支出、服务对象的支出，而且包括所涉及的其他各方面(如交通费、营养费等)的支出或付出的代价(如工资损失、国民生产总值的损失、休工休学等)。

在评价中既要注意计算物质资源的消耗和直接成本，也要注意人力资源的消耗和间接成本，尤其是参与医疗卫生计划方案实施的社会人力资源的消耗。在所有的计算中应避免重复计算。

2. 效果(effectiveness)

广义的效果是指卫生服务产出的一切结果。狭义的效果指有用的效果，是满足人们各种需要的属性。在成本—效果分析中，效果更多地指因为疾病防治所带来的各种卫生方面的直接结果指标的变化，如发病率、死亡率降低，治愈率、好转率的提高，人群中期望寿命延长等。

3. 效益(benefit)

效益是效果的收益，是有用效果的货币表现，即用一个指标——“钱”来表示医疗卫生服务的效果，效益一般可以分为直接效益、间接效益和无形效益。

直接效益是指实行某项卫生计划方案之后，所节省的卫生资源。如发病率的降低，就减少了诊断、治疗、住院、手术或药物费用的支出，减少人力、物力资源的消耗，这种节省的支出或减少的消耗就是该医疗卫生服务的直接效益。

间接效益是指实行某项医疗卫生计划后所减少的其他方面的经济损失。如由于发病率的降低或住院人数和天数的减少，生病的人及其家庭陪同人员避免了工资、奖金的损失，出勤率提高给生产带来的增长产值等。

无形效益是指实行了某项医疗卫生计划后减轻或避免了病人肉体和精神上的痛苦以及康复后带来的舒适和愉快等。无形效益是难以定量并用货币来表示的客观存在的效益。

4. 效用(utility)

效用即功效、作用。是指人们通过医疗卫生服务后对自身健康状况和生活质量的改善和提高的满意程度。效用更多的是从消费者或病人的角度考虑，主要体现在对生活质量的判定上。

二、成本—效益分析方法

成本—效益分析(cost-benefit analysis)是通过比较各种备选方案的全部预期效益和全部预计成本的贴现值来评价各种备选方案，作为决策者进行计划方案的选择和决策时的参数和依据的一种方法。主要内容就是研究一个方案的效益是否超过它的资源消耗的机会成本，只有效益不低于机会成本的方案才是可行的方案。

成本效益分析应将不同时间发生的成本和效益，按一定的折算率折算成同一时点上的成本效益现值进行比较分析。常用指标有：净现值、效益成本比率、内部收益率和年当量净效益。

1. 净现值

净现值(net present value，NPV)是指计划期内卫生项目投资方案各年效益的现值总和与原始投资成本的现值总和之差。即

$$净现值 = 效益现值 - 成本现值$$

净现值指标是根据货币时间价值的原理，消除货币时间因素的影响，对计划方案的总效益和现值与总成本现值进行比较，根据差值即净现值对方案进行选择和决策。只有净现值大于零，方案才可以接受。

应用条件：对某项计划有几个不同的方案可供选择，在没有预算约束的条件下，投资的增量具有正效益的情况下，几个排斥的对比性方案的选择以净现值最大为优。

【例 8.8】 互斥方案 A、B、C，其有关的成本与效益数据如表 8.7 所示，试比较选优。

表 8.7 3 种不同方案的成本和效益现值

方 案	成本现值	效益现值
A	8.0	13.0
B	12.1	18.0
C	13.4	17.5

解 方案 A 的净现值为

$$NPV = 13.0 - 8.0 = 5.0(万元)$$

方案 B 的净现值为

$$NPV = 18.0 - 12.1 = 5.9(万元)$$

方案 C 的净现值为

$$NPV = 17.5 - 13.4 = 4.1(万元)$$

A、B、C 3 个方案中，B 方案的净现值最大，所以应选择 B 方案。

2. 效益成本比率

效益成本比率(benefit-cost ratio)是指卫生项目投资方案所产生的效益现值与原始投资成本现值的比值。即

效益成本比率＝效益现值总额/成本现值总额

如果考虑贴现的因素，还应用贴现率加以调整。根据效益成本比率法进行方案选择和决策，只有效益成本大于 1，方案才可以接受。

应用条件：将一定的卫生资源分配给一组卫生服务项目，即在有预算约束的条件下，在这一组的卫生服务项目中，使一定量的有限资源分配获得最大效益。此种情况应以效益成本比率为标准进行选择，即单位成本收益越大，总的收益就越大。

例如：表 8.8 所示，田惠光等报告了 1996 年天津市脑卒中和冠心病事件综合干预项目的成本—效用和成本—效益分析结果。1996 年由于脑卒中和冠心病综合干预而避免了的心脑血管病的病例数为 439 例，其中有一定比例的在职职工。这些职工所增加的 QALY 为 945。1996 年综合干预的效益为 945 乘以 1996 年天津市人均国内生产总值(GDP)的积 11 595 150(元)。效益—成本比为效益除以净成本 2 329 148 元得 4.98，即 1996 年天津市综合干预每投入 1 元人民币可减少心脑血管病的发生而产出的效益为 4.98 元。可见，这个慢性病的综合干预项目效益很好。如果推广到天津市整个城区 400 万人进行估算，投入约 4 600 万元，效益则为 2.3 亿元。

表 8.8　1996 年天津慢性病项目经济效益分析和效益—成本比

项　　目	脑卒中		冠心病		合　计
	男	女	男	女	
避免发生的病例数	248	128	42	21	439
增加的 QALY	2 212	1 165	330	144	3 851
职工增加的 QALY	721	116	89	19	945
1996 年天津人均 GDP(元)	12 270	12 270	12 270	12 270	59 080
增加的经济效益(元)	8 846 670	1 423 320	1 092 030	233 130	11 595 150
净成本(元)					2 329 148
效益—成本比(效益/成本)					4.98

(田惠光,2000,稍加修改)

此外,在成本固定时,效益现值越大,则净现值越大,效益成本比率也越高,这时两个指标是一致的,所以在各方案成本都不变时,净现值和效益成本比率两指标均可用来评价决策。

3. 增量效益成本比率

在有限的预算成本中未用完的资金不用于计划项目,而可以用于其他具有净效益为正的项目时,净现值和效益成本比率指标都不适用,应根据两方案间的增量效益成本比率,同未用完的资金用于其他项目的效益成本比率进行比较,对方案作出评价和决策。

4. 内部收益率

内部收益率是指卫生项目投资以后,在卫生项目计划期限内使成本现值总额等于收益现值总额,即使净现值等于零的那个贴现率。例如,一个医院生产某种药品制剂的内部收益率为 22%,大于医院期望的最低期望内部收益率(19%),该方案可以实行。

5. 年当量净效益

年当量净效益是将方案各年实际发生的净效益折算为每年平均净效益值,它是净现值考虑贴现时的年平均值。当几个互斥的卫生计划方案计划期限不同时,一般采用年当量净效益指标对计划方案进行选择和决策。

三、成本—效果分析方法

成本—效果分析的基本思想是以最低的成本去实现确定的计划目标。任何达到目标的计划方案的成本越低,该计划方案的经济效益越好;或者任何一定数量的卫生资源在使用中应获得最大的卫生服务效果。成本—效果分析一般有 3 种方法:① 成本相同时比较其效果的大小。即指方案的成本总额相同,比较其效果的大小。② 效果相同时比较其成本的高低。即指方案的效果相同,比较其成本。③ 比较增量成本和增量效果的比率。

例如,一位 30 岁妇女泌尿道感染反复发作已经有数年,平均每年发作 3 次,可以使用抗菌药物预防疗法,也可以发作时再治疗。两种方法的效果都是使泌尿道感染不再发作。可以通过成本效果分析,效果相同时花费比较低的方案是最佳治疗方案。通过调查分析,如果发作时治疗,一次的费用至少需要 126 元,则每年的治疗费为 126×3=378 元;如果采用长期口服复方磺胺片预防,可将每年平均发作的次数降低至 0.15 次,则每年的治疗费用为 126×0.15=18.9 元,再加上预防药物的费用为 85 元,总计每年需要花费 85+18.9=103.9 元。可以看出两种方案虽然取得效果相同,但是采用抗菌药物预防疗法花费要少得多,从经济学的角度可以将之选择为最佳治疗方案。

成本—效果分析方法不仅可以使用货币值作为效果指标,也可以使用能够反映人民健康状况变化的指标,如减少的死亡人数,发病率、患病率的降低,休工休学率的降低,健康的恢复,人均期望寿命的增长等。成本—效果分析方法被广泛地应用到医疗、卫生防疫、计划生育、卫生宣教、劳动保护、环境保护、妇幼保健等各个方面的评价和决策中。

成本—效果分析一般用于相同目标、同类指标的比较,不同目标的比较在成本—效果分析中一般没有意义。例如,肿瘤死亡率的降低与心脑血管疾病死亡率的降低两指标不能比较,且没有意义,除非将其统一到一个相同指标上比较。多个效果指标的处理方法有:将实际工作中难以实现的目标去掉;将不能协调的目标权衡后放弃一个。或另案处理:有从属关系的目标,去掉从属的目标;方向基本一致的目标进行合并。

方案的目标确定后,就是选择效果指标,如果效果指标过多难以评价时应精选指标,处理方法是:对于满足效果指标条件较差的指标可以去掉;将对卫生计划方案重点内容评价的指标作为效果指标;将较次要的指标作为约束指标对待。

如果因为方案的性质和内容而无法将指标精简成 1～2 个指标时,可以采用综合评价方法,即对各效果指标根据其数值给以一定的权重,经过计算使各效果指标换算成一个综合性指标,作为方案总效果的代表值,用于不同方案之间的比较和评价。

四、成本—效用分析方法

在医学经济学中,效用是用来衡量人们从医疗卫生服务之中获得的幸福或者满足的尺度。有了这种尺度，就可以在评价效用的增加和降低的时候有所参考，因此，也可以在解释一种卫生服务方案是否带来好处时有了衡量标准。效用值的范围为 0～1，0 表示死亡，1 表示完全健康。成本—效用分析常用的指标为质量调整生命年和失能调整生命年。

1. 质量调整生命年(quality adjusted life years，QALY)

质量调整生命年是将不同生活质量的生存年数换算成生活质量相当于完全健康的人的生存年数，称之为质量调整生命年。

在卫生计划方案的成本—效果分析中，由于效果指标内部生命质量构成的不同，不同方案同类效果指标之间的比较就不一定合理，如能采取适当的方式对效果指标进行一定的调整，可以使评价和决策更为科学、合理。比如，美国的 Mark Thompson 举过这样的一个例子：为减少公路事故对人的生命和健康的影响，有两种方案可以供选择。

方案一：加强公路巡逻的计划，每年保护 2 条生命，所花的费用是 20 万美元，平均保护一条生命的代价为 10 万美元。

方案二：加强特种救护车的计划，用于救护因冠心病昏倒在路上的人或意外事故受伤的人。每年能救活 4 条生命，成本为 2 万 4 千美元，平均每条生命花费 6 千美元。

用成本—效果分析表明方案二是较好的方案。但是，加强公路巡逻所保护的人多为年轻人，而加强特种救护车计划保护的多为老年人或因车祸受伤致残的人。如果以被保护人今后继续生存的年数即生命年为效果指标，这就是所谓的效用的指标。

方案一：公路巡逻所保护的每条生命平均再活 40 年。

方案二：特种救护车的每条生命平均再活 6 年。

从这里可以看出，较好的指标应该是生命年而不是几条生命，以生命年为效果指标，两个方案以方案一为佳。如果既考虑了保护的人数和受保护的生命年数，又考虑到两个方案受保护人在生命质量上存在的差异，方案一将更佳。

2. 失能调整生命年(disability adjusted life years，DALY)

失能调整生命年是指从发病到死亡所损失的全部健康寿命年，这是非致死性健康结果与早逝的复合健康评价指标，用来衡量人们健康的改善和疾病的经济负担。失能调整生命年估计的重点是失能权重的确定和选择。在复合健康评价指标中，使用 0～1 之间的权重；在完全健康和完全死亡之间确定 6 个失能等级，每个等级表示比上一个等级有更大的福利丧失或增加了严重程度。同一等级的失能可能是不同的能力或功能的受限，但它们对个体的影响是相同的。用失能调整生命年作为测量工具，应包括所有的健康损失的结果。

应用质量调整生命年或失能调整生命年对医疗卫生服务计划、方案进行评价，就死亡和残疾来说，年龄越小损失越大，容易引起对疾病等危险因素对老年人死亡和残疾的忽视。因此，我们在进行卫生服务计划和方案评价时，应结合客观实际情况作出合适的评价和解释。

第六节　双盲技术

当一个临床试验，反映疗效和安全性的主要变量是一个受主观因素影响较大的变量，或在某些情况下需要临床全局评价指标评价疗效和安全性时，必须使用双盲技术进行临床试验。即使是一个主要变量为客观指标（如生化指标、血压指标等），为了科学客观地评价疗效和安全性，也必须使用双盲设计。双盲设计试验是指临床试验中受试者、研究者、参与疗效和安全性评价的医务人员、监察员、数据管理员、生物统计学人员都不知道治疗分配程序，即不知道受试者归入哪一个组别，从而避免他们对试验结果的人为干扰。

一、设盲技术

要保证双盲临床试验顺利完成的一个最基本也是最关键的环节就是研究药物的设盲。

1. 随机化(randomization)

随机化是使临床试验中研究对象有同等机会被分配到测试组和对照组中，而不受研究者主观愿望的影响。随机化是临床试验疗效和安全性评价的统计基础。

2. 盲法编码

用随机化方法将受试者随机地分配到测试组和对照组中。药品随机编盲所用随机数字表，可应用 SAS 等统计软件模拟产生，按试验要求分层分段进行随机。一般采用文件形式予以确定。

3. 药物编码

药品的随机编码是临床试验的一个重要环节，一般由生物统计专业人员根据已产生的随机数字和相应的药物编码，在有关药品监督管理部门人员的监督下对试验药和对照药进行分配包装，并准备相应的应急信件。过程如下：

① 依据试验方案为每位研究对象准备所需药物的补充量，以备特殊情况下需要，如患者药物发生丢失时。在分装药物时需有书面记录，装入试验与安慰剂的瓶

子外形应相同，并有相同的标签。

② 应急信件及其内容：从医学伦理学方面考虑，生物统计学专业人员根据处理的编码，应为每一个研究对象设置一份应急信件，信封上印有××药物的临床试验的应急信件、药品编号和遇紧急情况揭盲的规定，如图 8.5 所示。信件内容为该编号的受试者所分入的组别及用药情况，不良反应处理方法及应立即汇报的单位和地址。应急信封应密封，随相应编号的临床研究用药物发往各临床试验中心，由该中心负责保存，非必要时不得拆阅。在发生紧急情况（如严重不良事件）或病人需要抢救必须知道该病人接受的是何种处理时，由研究人员按试验方案规定的程序拆阅，并注明拆阅者、拆阅日期、原因等，并在病例报告表中记录。

编号：______

×××治疗×××病的Ⅱ期临床试验

应　急　信　件

（非紧急情况下不可拆封）

本信封随病例观察表一起收回和保存

(a) 应急信封的正面

注意：本应急信件非紧急情况时，不得拆阅，并妥善保存临床试验结束。只有符合下列条件时，由研究者决定是否拆阅。

1. 研究对象发生严重不良事件；
2. 研究对象需要紧急抢救。

如需拆阅，需在信件上注明拆阅者、拆阅日期和拆阅原因。

(b) 应急信封的反面

图 8.5　应急信件

③ 药物分配编盲的实施：当申办者将药物、标签和药盒准备好，生物统计学人员在计算机上产生处理编码、打印出应急信件后，就可以进行药物分配编码。整个编盲过程需有人监督和质控。

④ 盲底及盲底的保存：盲法编码又称为盲底，药品按处理编码进行分配包装以后，全部处理编码所形成的盲底连同产生随机数的初值、区组的长度等参数，密封后一式两份分别交主研单位的国家药品临床研究基地和申办单位妥善保存，试验期间盲底不得拆阅。

⑤ 编盲记录：全部药品编码过程应由编盲者写成文件形式，即编盲记录，作为该临床试验的文件之一保存。编盲记录包括：临床研究题目、研究过程简介、研究病例分配、研究药品的准备、药品标签的准备、随机数的产生、药物编盲过程、盲底保存、揭盲规定、紧急揭盲、随机指定临床研究参加单位的药品分配结果、应急信件发放等内容。

编码后向各临床研究中心分送的药物及其资料包括：临床用药物、应急信件、药品质检报告、对照药质量标准、对照药说明书、临床试验用药包装说明书、药物发放记录表和物品交接记录。

二、双盲双模拟技术

1. 双盲双模拟的基本原理

在双盲临床试验中，安慰剂对照和阳性药物对照必须要通过药品检验部门的检定，而且要求试验药物与阳性对照药品或安慰剂在外形、气味、包装、标签和其他特征上均应一致。但是由于阳性对照药物的外观设计受到专利保护，研究药物不能仿制。在实际操作中，很难找到在外形、气味等方面与试验药物完全一致的阳性对照药物，且阳性对照药物与研究药物的使用方法、使用剂量和用药途径不同（如试验药为 2 次/天、2 片/次，而阳性对照药物为 3 次/天、1 片/次），若直接使用阳性对照药物和研究药物进行临床试验，则无法实现双盲观察。所以临床上多采用双盲双模拟临床试验。

双模拟技术（double dummy）是指在双盲临床试验中，为阳性对照药物和研究药物各准备一种安慰剂，使得测试组和对照组所用的药物在外观、使用方法和使用途径等方面一致，保证双盲观察。

双盲双模拟临床试验的具体步骤为：首先需要制备与测试药物外观相同的安慰剂，即测试药的安慰剂；再制备一个与阳性对照药外观相同的安慰剂，即对照药的安慰剂。测试组的受试者使用测试药与对照药的安慰剂；而对照组的受试者则使用对照药与测试药的安慰剂。测试药和对照药与其安慰剂的使用方法要相同，以此达到测试组与对照组在用药外观和剂型、用药方式、每日次数和剂量等方面的一致，排除混杂因素的干扰，这就保证了双盲观察的实施。

2. 双盲双模拟的实例

例如，黄紫止咳颗粒是江西某制药厂生产的治疗急性支气管炎的一种新型药物，在临床试验中采用双盲双模拟技术对其临床疗效及安全性进行检验。阳性对照药物为通宣理肺口服液。黄紫止咳颗粒为袋装冲剂，每次 1 袋（每袋 5 g），每日 3 次，饭后温开水冲服；通宣理肺口服液为瓶装液，每次 2 瓶，每日 3 次。

试验前需制备黄紫止咳颗粒和通宣理肺口服液的安慰剂，其安慰剂在外形包装、用药方式和用药剂量等方面应与药物一致。实际试验中，测试组和对照组的用药情况分别为：

测试组：黄紫止咳颗粒（每日 3 次，每次 1 袋）+ 通宣理肺口服液的安慰剂（每日 3 次，每次 2 瓶）

对照组：通宣理肺口服液（每日 3 次，每次 2 瓶）+ 黄紫止咳颗粒的安慰剂（每日 3 次，每次 1 袋）

双盲双模拟技术因将增加研究对象的用药量和用药次数而较难实施，并且可能由此影响受试者的依从性。

三、胶囊技术

在双盲临床试验中，当无法通过制备安慰剂来模拟测试药和对照药时，可采用胶囊技术(capsule technique)。即将测试药和对照药分别装入一个外型完全相同的胶囊中，测试组和对照组的受试者服用的是含有不同药物的形状相同的胶囊。但是采用胶囊技术可能会改变药代动力学或药效学的特征，因此对胶囊的要求相对较高，不易实施。另外，实施胶囊技术，必须告诫研究对象和研究者及其他参与研究的人员不能打开胶囊探视囊内药物，以免破坏双盲设计。

四、揭盲技术

1. 常规揭盲技术

双盲临床试验中如果测试组和对照组的设计病例数相等，则需要采用二次揭盲法。两次揭盲均应有药品监督管理局行政人员的监督。病例报告全部录入电脑后，并经过监察员、数据管理员、生物统计员审核检查。经盲态审核(blind review)、数据锁定(lock)后，由监督管理人员进行第一次揭盲。第一次揭盲的内容为告知分析人员各病例号所对应的分组情况(如A组或B组)，但不告知测试组与对照组的具体分组情况，与数据连接后，用事先编好的统计程序分析。当统计分析结束后，交给主要研究者及各个中心的负责研究者，写出临床试验的总结报告或分析报告后，经参加临床试验的全体人员确认后，由监督管理人员进行第二次揭盲，告知哪一组为测试组，哪一组为对照组。当双盲临床试验的试验组和对照组例数不相等时，只需要第一次揭盲，不存在第二次揭盲。

2. 紧急个案揭盲技术

在双盲试验中，当发生严重不良事件或病人需抢救等情况时，需知道受试者所用药品。但若将密封的盲底打开，则意味着双盲临床试验的失败。因此，在双盲临床试验必须考虑紧急揭盲的问题时，由各中心试验负责人和申办者协商后决定紧急揭盲，拆阅相应应急信件，这就是紧急个案揭盲技术。

相应编号的应急信件一经拆开，该病例即按脱落(drop out)病例处理，不计入疗效，如有不良反应，应计入安全性评价分析。所有应急信件(拆阅的和未拆阅的)在试验结束后随病例报告表一起收回。试验结束时，应对破盲的范围、原因、时间以及其他的特征进行分析，判断已破盲者是否可以对原设计样本的随机性产生影响。

在双盲临床试验进行过程中，盲底一旦泄漏，或者应急信件的拆阅率超过20%，则意味着双盲试验失败，需要重新安排另一个新的临床试验。

第七节　其他技术

一、定性资料的量化技术

定性资料来源于多种形式，最常见的是采访或讨论后形成的转录资料以及观察记录。无论是哪种形式，都面临着信息量庞大且内容难以定量化。为了对科研结果进行科学地比较与评价，需要一个客观定量的测量方法，用专门的技术将定性研究的结果加以量化。

所谓定性量化，其实就是将模糊的数据转化为清晰的结果。通常可以将定量分析的事物或指标按照合理的方式转化成若干个必要的组成部分，对每个部分依照各自的标准进行评分，然后将各部分的分数乘以权重值并相加，所得的分数即是该事物或指标的量化值。医学研究中的量表和问卷中条目的设置常采用的量化技术一般包括条目的分级和条目的权重。

（一）条目的分级

分级是一种最常用的衡量方法，通过条目分级，让受试者回答每个问题或对每个项目做出选择。主要的方法有以下几种。

1. 李克特(Likert)型分级

李克特型分级又称总加分级法，是由美国评估测量学家李克特于1932年创制的，是衡量态度中使用最广泛的一种分级方法。该方法主要应用一系列形容词对研究对象进行某个方面的评价。在提出的问题之后，用一组系列性的形容词提供各种不同程度的答案，回答者在自己同意的形容词及短语上做出自己的评定。对象在同意与不同意、或接受与拒绝之间作出不同强度的反应，以获得态度得分。备选答案中所用到的形容词是比较固定的，也是比较容易确定的。例如：极好、很好、好、尚好、不好等。

确定条目分级的步骤：

① 明确需要解决的问题。

② 产生备选条目：针对需要解决的问题设定一系列条目，条目是回答需要解

决问题的具体形式，通过对一系列条目的态度，判断对问题的看法。

③ 条目分级：根据研究对象对各个条目的可能态度，将每个条目答案分为1～5级或1～7级。

④ 确定条目：选择一组评定人为各备选条目打分，根据评定人给每个条目的分级，计算各条目间的相互关系。

2. Thurstone 型分级(描述性分级法)

本法是由 Thurstone 在20世纪20年代创制的，是等距量表问卷中最常用的一种。这种方法是向受试者提供一系列陈述句，仅要求其对每一陈述句回答同意还是拒绝，而不需要表明其感受程度。

3. Guttman 型分级法(累积分级法)

本法是由 Guttman 于20世纪40年代创制的，这种方法首先要求对条目进行分解，即把一个问题分成若干个可以按顺序结构排列的条目，每个小项目以"是"与"否"的方式作答。

(二) 条目的权重

由于研究项目的难度不同，其对得分的贡献大小是不同的，经过权重后的测量结果，将会更合理地反映受试者的真实情况。

确定条目权重的方法与步骤如下：

权重确定的方法大体可分为两类，即定性法和定量法。

1. 定性权重确定法

定性权重确定法是有关专家根据个人经验直接为各条目确定权重的方法。最常用的是特尔菲法。该方法比较简便，如果专家选择合适，确定的权重一般能够反映各条目的实际情况，能够取得较好的效果，所以也是最常用的方法。但如果选择的专家缺乏经验，势必会使评估结果失真。

2. 定量权重确定法

依据确定权重所运用的数学方法，可把定量权重确定法分为归一化权重确定法、比较确定法和累进确定法等3种，其中最常用的是归一化权重确定法。运用时，首先要就各相关条目对研究问题的重要性向大量的人员进行调查，然后统计认为条目重要的人数，再对这个统计结果进行归一化就可求出各条目的权重。

3. 权重的比较确定法

该法是一种定量确定法。它首先由专家将各条目的重要性逐一进行两两比较，再对专家比较的结果进行数理分析，最后确定各条目的权重。

二、预测技术

预测指对研究对象的未来状态或未知状态进行预计和推测。它根据历史资料和现状以及主观经验和教训，通过分析，对一些不确定的或未知的事物作出定性或定量的描述，以寻求事物发展规律。预测技术较多，根据预测在预测分析中的不同作用，主要分为以下几种：

1．定性预测技术

定性预测技术指研究预测目标的未来发展性质的分析、方法与手段，主要用于对定量分析（广义的）进行准备，作为定量分析的基础性工作；在缺乏定量数据时，直接用于预测；对定量预测的结果进行评价；与定量方法结合使用，提高预测的可信程度。定性分析多采用经验调查法，如专家调查法、主观概率法等。

2．定量预测技术

凡属于研究预测目标的未来发展程度的分析、方法与手段，都归为定量预测技术，用于单个预测目标多因素的因果分析。

3．定时预测技术

该技术研究的是预测目标 y 与时间 t 之间的关系，包括时间序列 y_t 的发展趋势、季节变化、周期变化和不规则变化，并同有经验的主观判断与假设相结合，寻求预测模型。凡属于研究预测目标未来发展过程的分析、方法与手段都归为定时预测技术。定时分析多采用时间序列预测技术，其中可分为确定型时间序列技术和随机型时间序列预测技术两种。

4．定比预测技术

定比预测技术指研究预测目标之间的未来发展比例（结构）的分析、方法与手段。定比分析，多采用多方程回归预测技术以及投入产出技术。

5．评价预测技术

评价预测技术指对预测结果进行评价的分析、方法和手段，可采用不同方法进行比较，利用预测与执行后的资料进行分析，在一般情况下多采用经验调查法进行概率估计。

（黄芬）

第九章 医学社会科学研究资料的整理与分析

在科研工作中，研究者利用一些方法和技术收集来的研究资料并不能直接证明研究结论，因为这些资料可能存在虚假、歪曲因素，需要进一步整理与分析，才能使庞杂无序的原始资料逐渐系统化、条理化，为得出正确结论奠定基础。

资料的整理，是对资料进行“去伪存真、去粗取精”的加工过程，是从资料收集阶段到资料分析阶段的过渡环节。也就是按照研究设计的要求，对收集到的资料的真实性、准确性、合格性、完整性等进行审查，并通过分类、分组和归纳汇总等，使其条理化、系统化，以为进一步分析提供条件的过程。根据原始资料的表现形式，可以把它分为定性资料和定量资料。性质不同的资料所对应的整理过程和方法不同。资料分析对资料性质的依赖性相对较小。资料分析方法可分为定性分析和定量分析(或统计分析)两类。定性分析是对现象资料进行“由此及彼、由表及里”加工，分析研究对象的性质、变化的过程和原因，揭示社会活动中的动态规律。定量分析是用数量形式将丰富的现象资料表示出来，借助统计学方法进行处理，描述现象中散布的共同特征以及对变量间的关系进行假设检验。一般情况下，定性分析与定性资料，定量分析与定量资料之间存在一一对应关系。但是，随着对研究方法的深入探究，发现定量资料分析离不开定性分析，而用定量方法去分析定性资料往往也会得出令人信服的结论，两者之间的严格对应关系被逐渐打破。

第一节 定性资料的整理

定性资料是以文字、图形、录音、录像等非数字形式表现出来的研究资料。和定量资料一样，有两个来源——实地源和文献源。定性资料的实地源包括访谈、个案研究、开放式问卷、非结构观察；文献源包括与研究主题相关的著作、论文等。由于资料来源上的差异，整理方法上也略有不同。定性资料的特点有：来源的多样性、形式的无规范性、不同阶段的变异性等。定性资料的整理过程包括：整理笔记与建立档案、编码、形成概念和撰写分析型备忘录。

一、整理笔记与建立档案

分析定性资料的第一步就是对凌乱的记录资料进行整理。在实地研究的过程中，通过较长时间的观察、访问、交往、闲聊和参与，研究者会得到一堆凌乱、无结构、无顺序的现场笔记。与定量资料整理不同的是，定性资料整理的工作量更大，难度也更大。它主要包括分类、建档、编码等项具体内容，通常的方法是先将实地记录或现场笔记全部输入计算机，存在磁盘上，变成可以随时调用、不断复制、任意组织和无数次处理的文件。需要注意：输入内容应与实地记录完全一致，即保持其"原始"文本的特点。其次，根据需要将其复制若干个备份，进行各种删改、编排、摘录的处理。最后，建立各种资料档案（分类与编码）。巴比就曾建议研究者建立下列几种类型的资料档案：一是背景档案，特别是对一些研究社会运动或重大社会事件的定性研究。二是传记档案，其对象是实地研究中的各种人物。三是参考书目档案，将整个研究过程中所查阅、记录下来的各种书目、文献资料都系统的整理和归档。四是分析档案，即根据分析的主题将各种资料分别集中，这是资料分析过程中最主要的档案类型。

计算机对定性资料分析除了体现在文字处理功能上以外，在美国已经出现了许多专门处理定性资料的分析软件，如 Ethnograph、Nudist 等，使得研究者分析定性资料的能力大大加强。

二、资料的编码

与定量资料分析不同，在定性研究中，编码是资料分析的完整的部分。其编码是两种同时发生的活动：资料的机械减少与类别化分析。这种编码是在研究问题的指导下进行的，而其结果又会导致提出新的问题。它使得研究者摆脱了原始资料的细节，而在更高层次上来思考这些资料，并引导研究者走向概括和理论。

Strauss 定义了 3 种定性资料的编码类型：开放式编码、轴心式编码、选择式编码。

1. 开放式编码

在初次对所收集的定性资料进行分析时，研究者通常采用开放式编码（open coding）。其具体做法是，研究者先设置一些主题，同时，将最初的代码或标签分配到资料中，以便将大量零散的、混杂的资料转变成不同的类别。研究者仔细地阅读实地记录，寻找评论的项目、关键的事件或主题，标上记号。然后，在记录卡片的边缘写一个初步的概念或标签，并用红笔或其他方式作出明显的标记。开放式编码要求研究者以一种开放的心态，尽量排除个人的偏见和研究界的定见，将所有的材料按其本身所呈现的属性分类。

2. 轴心式编码

轴心式编码(axial coding)是从一组初步的主题或初步的概念开始。在这种方式中，研究者更为注重的是主题，而不是资料，即研究者的头脑中带着基本的或初步的编码主题去看待资料，阅读资料。在这个过程中，研究者也会产生出新的观点、思想或添加新的编码，并在分析过程中不断将各种观点、主题组织起来，同时识别作为轴心的关键概念。

轴心式编码的重点在于：发现和建立类别之间的各种联系，包括因果联系、时间联系、语义联系等。它可以刺激对概念与主题间联系的思考，同时也提出新的问题，它可以提示放弃某些主题或是更深入的探讨另一些主题。此外，它还加强证据与概念间的连接。

3. 选择式编码

选择式编码(selective coding)是在浏览资料和进行开放式或轴心式编码工作的基础上，有选择地查找那些说明主题的个案，并对资料进行比较和对照。研究者在发展出某些概念，并开始围绕几个核心概括，或围绕几个观点来组织他们的总体分析时，着手进行这种工作。

选择式编码也可以说是在主题中找到一个可以统领其他一些相关主题的核心主题，将所有的研究结果统一在这个核心主题的范围之内。这种方法比较适合建立"扎根理论"(grounded theory)。[扎根理论是由芝加哥大学的 Barney Glaser 和哥伦比亚大学的 Anselm Strauss 两位学者共同发展出来的一种十分著名的定性研究理论(1967)，其主要宗旨是经由系统化的资料收集与分析而发掘、发展，并已暂时地验证过的理论。在国外管理学与社会学界非常流行，是一种非常有效的研究方法。]

三、形成概念

定性研究者是根据资料来提炼或形成新的概念。形成概念是定性资料分析过程中一个完整的部分，并且在收集资料时就已经开始。因此，概念化是定性资料分析过程中用以组织和概括资料含义的主要方式。在定性资料的整理过程中，研究者往往通过对资料提出评论性的问题来进行概念化或形成概念。

概念的形成为定性资料分析提供了一种很好的基础和框架。研究者通过将资料组织成基于某种主题、概念或特征的类别来对资料进行分析。定性研究者从资料中发展出新的概念，形成概念化的定义，并考察概念间的关系，最终将概念相互连接，交织到其理论陈述中去。

四、撰写分析型备忘录

定性研究的一个重要特征是研究者总得不停地写笔记。分析型备忘录(analytic memo)是实地笔记的一个特殊类型。它是实地研究者对于编码过程的想法和观点的一种备忘录或一种讨论记录，其中包含对这一概念或主题的相关讨论。

分析型备忘录锻造了具体资料或者粗略证据与较为抽象的理论思考之间的链条。它包含着一种研究者对资料和编码的主动反应及思考，使其成为研究报告中资料分析的基础。

其写作方式可以是多样的，每个研究者可能都会采用他们自己所习惯的方式。比如，有的研究者可能将实地记录复印两份，然后根据其内容裁剪成不同的部分，然后添加某些评论和思考，就制成各种不同的分析型备忘录。

第二节　定性资料的分析

一、定性资料分析的基本过程

定性资料分析的过程是一个对资料进行分类、描述、综合、归纳的过程。定性资料分析的基本逻辑是归纳法，即从具体的、个别的、经验的事例中逐步概括、抽象到概念和理论，其主要任务可以概括为对信息的组织、归类和对信息内涵的提取。这种分析大致可以分为以下 3 个不同的阶段：

1. 初步浏览阶段

先将整个实地观察记录和访谈笔记等资料粗略地浏览一遍，其目的是对全部资料的整体有所了解和熟悉，同时也可以重新回想起许多实地参与中的情景和感受。这种浏览实际上起到了某种提供背景和分析基础的作用，使得研究者在对原始资料进行各种处理时更加心中有数。

2. 阅读编码阶段

在第一阶段的基础上，研究者重新开始逐字逐句地仔细阅读每一段实地记录，分析每一段笔记的内容，并且在阅读中进行资料的各种编码工作。通常，研究者边阅读边根据具体内容做记号，以标签的形式表明各种具体事例、行为、观点的核心内容或实质，并将其归入所属的各种不同主题或概念备忘录中，形成了整理后的、具有更为清晰的内容框架的资料。

3. 分析抽象阶段

最后，根据不同的标准或从不同的角度，仔细审阅和思考资料中所作的各种记号，思考和比较各种不同的主题及分析型备忘录，看看哪些信息反复出现，哪些资料中存在突出差异，并从中归纳或抽象出解释和说明现象和社会生活过程的主要变量、关系和模式。

二、定性资料的几种分析方法

与定量资料分析的重要差别之一，是定性资料具体分析方法的多样性。这种多样性与其在分析过程中主要依赖研究者的主观作用有很大关系。这里对四种较为常用的分析方法作一介绍。

1. 连续接近法

连续接近法(successive approximation)是指通过不断地反复和循环的步骤，使得研究者从开始时具有的一个比较含糊的观念以及杂乱、具体的资料细节，得到一个具有概括性的综合分析的结果。

具体地说，研究者从所研究的问题和一种概念与假设的框架出发，通过阅读和探查资料，寻找各种证据，并分析概念与资料中所发现的证据之间的适合性，以及概念对资料中的特性的揭示程度。研究者也通过对经验证据进行抽象来提出新的概念，或者修正原来的概念以使它们更好地与证据相适合。然后，研究者又从资料中收集另外的证据，来对第一阶段中所出现的尚未解决的问题进行探讨。不断地重复这一过程，这种过程就被称作"连续接近"，因为经过多次的反复和循环，修改后的概念和模型几乎"接近"了所有的证据，并且这种经过连续地、一遍又一遍地修改的概念和模型也更加准确。

2. 举例说明法

举例说明法(illustrative method)即是用经验证据来说明某种理论。这是定性资料分析中最为普遍的一种方法。根据这一方法，研究者将理论应用于某种事件或背景中，或者根据先前存在的理论来组织资料。

举例说明法在具体操作上可以分为两种不同的方式：一种方式主要表明理论模型是如何说明或解释某种特定的个案或特定的现象。研究者所列举的主要是一个个案或一种现象的证据。另一种方式则是对一种理论模型的"平行说明"，即研究者平行列举多个不同的个案，比如多个不同的单位、或多个不同的时间周期等，来说明这种理论模型可以应用于多个不同的个案，可以解释或说明多个个案中的情况。或者反过来,研究者采用来自多个平行个案的材料来共同说明某种理论。

3．比较分析法

比较是各种资料分析的中心过程。19 世纪的英国哲学家 J·S·米尔提出了有关比较的逻辑方法。其中,关于一致性比较和差异性比较的方法,形成了定型资料分析中"比较分析法"(analytic comparison)的基础。

定性资料分析中的比较分析法可以分为两种类型:一致性比较法和差异性比较法。

(1) 一致性比较法(method agreement)　这种比较法是将注意力集中于各个不同个案中所具有的共同的特性上,并通过运用一种排除的过程来进行。其基本思想是:研究者先找出不同个案所具有的某种共同点作为结果的特性,然后再比较各种可能作为原因的特性。如果某种被看作原因的特性不为所有具有共同结果的个案所共有,那么,研究者就将这种特性从可能的原因中排除掉,而所剩下的那种为所有个案所共有的特性则为可能的原因。比如,如果研究者考察 4 个不同的群体,它们都具有某种共同的结果(假设为特性 A)。同时,研究者发现这 4 个群体的资料中具有多种可能作为原因的特性(假设为 B、C、D、E、F、G)。研究者对它们进行比较,发现除了特性 C 以外,其他几种特性都不同时为 4 个群体所具有。因而根据一致性比较法,特性 B、D、E、F、G 都将从可能的原因中排除掉,而只有特性 C 才是结果 A 的原因。详见表 9.1。

表 9.1　一致性比较法的假设例子

群体 1	群体 2	群体 3	群体 4
A	A	A	A
B		B	B
C	C	C	C
D	D	D	
	E		E
F		F	
	G		G

(2) 差异性比较法(method of difference)　差异性比较法的原理比一致性比较法要复杂一些,理解起来也更困难。但它却比一致性比较法更为有力,可以说是一致性比较法的"双倍应用"。其基本思想是:研究者先找出那些在许多方面都十分相同,但在少数方面不同的个案;然后找出那种使这些个案具有相同的原因和结果的那些特性,同时找出另一组在这种结果上与此不同的个案,即找出那些不出现

第一组个案中的结果的另一组个案;这样,研究者就可以比较两组个案,查找那些在不出现结果特性的个案中,也没有出现的原因特性。这种没有出现的特性就是结果的原因。

例如,假设研究者先考察两个在许多特性上都相同的群体,设为群体1和群体2(表9.2)。通过比较发现,二者在5个特性(即特性A、B、C、F、O)上都相同。假设A为某种共同的结果,如果仅用一致性比较法,很难从中发现真正的原因特性。这时,研究者再找出两个群体,设为群体5和群体6。这两个群体中也有许多共同特性和一些不同的特性。并且,最为重要的是,不具有群体1和群体2中所具有的结果特性,即不具有特性A(这是理解差异性比较法的关键)。将这两个群体与原来的两个群体进行比较(差异性比较),看看在不具备结果A的群体所具有的各种特性中,缺乏原来那组群体中哪些共同的特性。这即是说,看群体5、群体6中或者群体5和群体6中,都缺少的属于群体1和群体2中所共同具有的特性。在此例中,群体1和群体2共同具有的可能成为原因的特性有4个,即B、C、F、O。群体5和群体6中唯一缺乏的是特性B。因此,真正的原因特性只有B。简而言之,凡没有特性B的群体就不会出现结果A;而只要出现了特性B,就一定会出现结果A。

表9.2 差异性比较法的假设例子

群体1	群体2	群体3	群体4
A	A	X	X
B	B	D	P
C	C	E	C
F	F	F	F
H	G	N	M
O	O	O	K

可以看出,差异性比较法不仅从正面的个案(即那些具有共同的原因和结果特性的个案)中获得信息,同时,它还从反面的个案(即那些缺乏结果特性的个案)中获得信息,因而这种比较方法的结论更加准确。

4. 流程图方法

流程图方法主要指的是以历史和现时发展过程为标准,对定性资料所进行的描述。这种方式的最大优点是能够很好地展现事物发展变化的过程。

比如,贝克尔在其所作的《成为大麻吸食者的过程》一书中所采用的研究中,采取的就是这种流程图的分析方法。这项研究试图概括出个人态度和经历的一系列有关变化,以解释吸食大麻的问题。作者所用的资料来自他们对50个具有不同背景的大麻吸食者的访问记录。这些访问把注意力集中于被访者吸食大麻的经历，探寻他们对于大麻的态度、实际使用情况的变化以及这些变化的原因。最后的概括是一系列态度变化的表述，这些态度变化是在研究者所观察到的各种事例中发生的。正是在这些变化中，个人开始为取乐而吸食大麻。作者的研究报告展示了这一过程的一种流程图：研究结果的第一部分——吸食大麻的技术；第二部分——学习领悟大麻的效力；第三部分——学会喜欢这种效力。研究者利用大麻吸食者自己对吸食大麻的陈述作为研究的基础，并且从这些资料中建立了一种“成为大麻吸食者”的过程的理论。

无论采用什么样的分析方法，都应记住：定性研究的分析过程是一个开放式结构。如果初步建立的分析框架、类别，甚至所研究的问题不符合收集到的原始材料，研究者可以随时进行修改。为研究结果做结论时应该注意材料之间的异同，避免为了使结论看上去完整正确而牺牲材料的丰富复杂性。定性研究在理论建树方面强调“扎根理论”，即在原始材料的基础上发展理论。如果前人建立的有关理论可以用来深化对研究结果的理解，可以借助于既存理论；如果这些理论和本研究的结论不符，研究者则应该尊重自己的发现，真实地再现被研究者看问题的方式和观点。建立理论时，研究者也可以借助个人的经验和直觉，不过，因此而下的结论必须建立在原始材料的基础之上，不能凭空杜撰。

三、定性资料的计算机辅助分析

总体说来，对于定性研究而言，计算机化的优势并不像定量研究那样明显。对于内容分析、符号分析等基于语言学的定性研究方法，人们对计算机的辅助作用的评价普遍较高。当定性分析策略基于编码—检索的扎根理论框架时，定性分析辅助软件的优点显而易见，研究者管理资料的效率和系统性均有很大提高，对不同定性资料的处理的一致性也有明显增加。然而，对于话语分析、个案研究和叙事分析，定性分析辅助软件的作用则比较有限。

1. 计算机辅助的定性分析—优势

定性分析软件的优势在于提高资料分析的效率和深度。

(1) 辅助编码是计算法辅助分析的最大优势　利用计算机辅助的定性分析过程，有助于研究者尽快熟悉资料，利用软件的自动编码功能，研究者可以较系统地考察那些被自动编码的段落。这样，一旦有资料，就可以进行编码工作，分析过程可以和资料收集过程并行。定性分析软件可以帮助研究者简化代码。首先是简化代码数量，其次是围绕主题组织代码。

借助于计算机，代码界定的过程就是一个不断修正和迭代的过程，这比手工操作具有更大的优势。而且,软件的检索功能也大大提高了研究者编码过程的前后一致性,代码之间的关系也更容易被发现。对代码的修正过程也可能借助于程序而得以保存,成为一个记载所有代码特征的"编码簿"。

(2) 检索和资料管理　大多数定性分析软件可以把一个代码的所有原始材料集中在一起,从而方便研究者对一个问题进行考察。借助于计算机,定性研究者可以更有效地管理更多的定性材料。这样,研究者就可以"更有组织、更系统地构建理论"。

简言之,借助于计算机,定性研究者可能获得以下的优势,包括:① 更容易发现纷繁的定性材料中的隐含模式。② 更清晰地界定概念。③ 展现概念之间的关系:定性分析辅助软件对概念网络的图示功能,可以把代码之间的关系用图形表示出来,从而让研究者或者读者直观地把握研究的理论模型。

2. 计算机辅助的定性分析—劣势

定性分析软件在提高资料分析的效率和深度的同时,也带来一些问题。

① 例如,把定性分析转换为定量分析的诱惑,对定性资料的时间和语言方面分析上的困难,没有其他选项等。而且,定性分析软件也容易使定性资料失去语境,通过把大量资料肢解成不同的段落,并把这些段落及其代码关联,失去诠释这些段落的总体参照系的可能性就更大了,这种操作过程割裂了编码段落和诠释总体。

② 第二个弱点是把数据和分析隔离。

③ 最后,计算机辅助的定性分析还容易使研究者产生一种对技术的盲从态度,以为计算机可以替代人们的思维,从而产生误用。在对待定性分析软件的态度上,就像对待任何一种新技术一样,盲目拒绝和一味迎合都是不可取的态度。相反,我们应当正确认识其优劣,并结合自己的具体研究问题,灵活加以应用。

随着计算机技术的更新,定性分析和研究过程也会因为新技术的发展而出现新的机会。例如,大型团队的合作使定性研究有了技术可能,汇聚众多定性资料的"语料数据库"(例如,英国的 ESDS Qualidata[①]、美国的 TalkBank[②])建设也给研究者带来资料共享、框架借鉴和学问上相互砥砺等机遇。下面是英国的苏雷大学(http://www/soc.surrey.ca.uk/sru/SRU1.html)的社会学家列出的定性资料分析中的电脑程序清单:The Ethnograph, HyperQual, HyperResearch, HyperSoft, NUD * IST, Qualrus, QQUALOG, Textbase Alpha, SONAR, Atlas.ti。

第三节　定量资料的整理

定量资料是以数字形式表现出来的研究资料。其来源有两个:一是实地源,二是文献源。前者包括问卷资料、结构性访问和观察的记录等,后者包括年鉴、实验报告、调查报告等。定量资料的整理过程通常分为资料的审查、分类与编码及汇总3个阶段。

一、资料的审查

定量资料的审查主要集中在完整性、统一性和合格性上。

定量资料的完整性审核主要体现在两个方面:

① 资料总体的完整性,即要求实际收到的资料要达到研究计划要求。就问卷调查来说,有效问卷回收率在30%左右的资料,仅作参考;回收率在50%,可采纳建议;只有回收率达到70%,才能作为得出研究结论的依据。

② 每份资料的完整性。含有漏答、误答题目的问卷就不具有完整性,必须经过一定的技术处理才能作为有效资料。

定量资料的统一性审查有两方面的要求:

① 检查所有问卷、报表的登记填报方法是否统一。

② 检查同一指标的数字所使用的量度单位是否统一,检查不同表格对同一指标的计算方法是否统一。

定量资料的合格性审查主要包括:

① 被调查者的身份是否符合相关规定。

② 提供的资料是否符合填报要求。

③ 提供的资料是否真实无误。

研究者可以采用3种方法进行合格性审查:① 判断检验,即根据已知的情况判断资料是否正确。② 逻辑检验,即分析资料内部的逻辑关系来辨别真伪。③ 计算检验,即计算各部分的和是否等于总量,各部分百分比之和是否等于1,判断资料真伪。

二、资料的分类和编码

问卷通常是由多项调查内容组成的,每一份问卷反映了一个具体的研究对象,即特定个案对调查问题的具体回答，从而构成一份个案档案。编码就是给每个问题及答案一个数字作为它的代码。其目的是用一组变量表示各项调查问题，用每一变量的不同取值表示对这一问题的不同回答，从而将文字资料转换为供计算机识别和统计的数字形式，用于资料处理阶段。

编码分为两步，第一步是对回答进行分类，第二步是建立回答类别与变量数值间的对应关系。对某一特定变量如何分类，没有固定不变的方法，应视研究的问题与目的而定。无论是开放性问题还是封闭性问题的答案的分类，都必须遵循有效性、完备性、互斥性和同层次分类等原则。表9.3就是一份问卷中被调查者对前几个问题的回答以及研究者将他们回答的答案转换成的数字。

表9.3　资料转换示例

编　码	项　目	转换成的数字
A1	你的性别：　①男√　②女	1
A2	你的年龄：28　周岁	28
A3	你的文化程度： ①小学及以下　②初中　③高中及中专√　④大专以上	3
A4	你的婚姻状况： ①未婚　②已婚√　③离婚　④丧偶　⑤其他	2

对于专门的社会调查，除对问卷或调查表中的所有问题进行编码外，还应对每一份问卷中包括的下述项目进行编码：问卷编号、问卷所属区域或部门、其他要进行统计的分类标准。这些编码在数据处理中非常重要。

由于社会研究的样本规模通常达到成百上千，而一份问卷中又包括很多问题，这样问卷编码的任务往往十分繁重，需要多人共同完成。为了减少编码中的误差，保证编码数据的质量，研究者需要编制一份编码手册（也称编码簿）发给编码员，每个编码员则按编码手册的要求，统一进行编码。在编码手册中研究者将编码的项目和问题一一列出，逐一规定它们的代码、宽度、栏码、简要名称、答案赋值方式及其他特殊规定等。整个编码手册的格式要规范统一，指示要明确，且容易理解，便于操作。表9.4就是一个编码手册的例子。

表9.4　编码手册

列	问题号码	变量名称	内容说明
1~6	A1	期刊年月编号	1991年6月第2个个案为910602
7	A2	性别	1.男　2.女

续表

列	问题号码	变量名称	内容说明
8～9	A3	年龄	如实填写
10	A4	学历	1.小学以下　2.中学　3.高中 4.中专　5.大专　6.本科 7.硕士　8博士　9.其他
11～13	A5	身高	cm
14～15	A6	职业	1.工人　2.农民 3.党政机关公务员　4.私营企业主 5.离退休人员　6.教师医生 7.公安，司法，军人　8.企业白领 9.专业技术人员　10.其他
16	A7	婚姻状况	1.未婚　2.离婚 3.丧偶　4.其他

三、资料汇总和初步分析

定量资料汇总和初步分析是研究者根据研究目的，对分类后的各种数据进行计算、累加，汇集到有关表格中，以集中系统反应调查资料总体数量情况。研究者一般需要借助计算机来完成这项工作。首先是把经过编码的资料输入到计算机中，这个过程叫登记或数据录入。数据录入的方式主要有两种：

一是直接从问卷上将已编码的数据输入计算机；另一种是先将问卷上已编码的数据转录到专门的登录表上，然后再从登录表上将数据输入计算机。登录表的横栏为问题及变量名，且都有给定的栏码，纵栏为个案记录。表 9.5 是一个择偶标准调查数据登录表的一部分。

数据的录入，不同的研究者有不同的喜好，可使用不同的软件，专门性的数据库管理软件往往更能保证输入的正确性，更能减少输入数据时所产生的差错，且更便于转换为统计分析软件适用的数据格式。为了保证登记的正确性，可以两个人同时输入相同材料，检查输入结果是否相一致。然后可以使用相关的软件如 SAS、SPSS 等进行数据的初步分析。

表 9.5　择偶标准调查数据登录表

个案编号	A1	A2	A3	A4	A5	A6	A7	…
	1～6	7	8～9	10	11～13	14～15	16	…
0525	921 001	1	35	5	176	03	1	…
0526	921 002	2	24	6	165	04	2	…
0527	921 003	1	27	7	177	06	3	…
0528	921 004	1	28	6	167	09	2	…
0529	921 005	2	31	8	158	12	1	…
0530	921 006	2	24	7	155	10	1	…
…	…	…	…	…	…	…	…	…

四、数据清理

在开始进行计算机统计分析之前，应仔细地进行数据清理工作，避免有错误的数据进入运算过程。数据清理工作是在计算机的帮助下进行的，通常有下列几种方法。

1. 有效范围清理

对于问卷中的任何一个变量来说，它的有效的编码值往往都有某种范围，而当数据中的数字超出了这一范围时，可以肯定这个数字一定是错误的。

比如，如果在数据文件的“性别”这一变量栏中，出现了数字 5，就是错误的编码值。因为“性别”这一变量的赋值是：“1. 男；2. 女；0. 无回答。”如果一份问卷中错答的问题不止一两处，则可考虑将这个个案的全部数据取消，作为废卷处理。

2. 逻辑一致性清理

逻辑一致性清理则是从另一种角度来查找数据中所存在的问题。它比数据清理要稍微复杂一些。其基本思路是依据问卷中的问题所存在的内在的逻辑联系，来检查前后数据之间的合理性。

比如，过滤性问题是：“你们有孩子吗?”答案为“1. 有；2. 没有”。而后的问题是：“请问你们的孩子今年多大了?”那么，对于选“没有”的人，在第 2 个问题的答案上出现了“4”、“6”，那么这些个案的数据就一定有毛病。根据这些个案的编号找来原始问卷进行核对，纠正错误。逻辑一致性清理还可以采取 SPSS 软件中构成新变量的命令(即 Compute 命令或 if 命令)来进行。

3. 数据质量抽查

尽管采取了上述两种方法对数据进行清理，但仍会有一些错误的数据无法查出来。

一个很简单的例子:假设某个案的数据在“文化程度”这一变量上输错了,问卷上填答的答案是“2(初中)”,编码值也是“2”,但数据录入时却错敲成了“3(高中及中专)”。由于3这个答案在正常有效的编码值范围中,因此,前一种方法检查不出这一错误。

查出这类输入错误的惟一办法是拿着原始问卷一份一份地、一个答案一个答案地进行校对。但实际调查中却没有一个人这么去做,因为那样做的工作量实在太大了。作为一种妥协,人们往往采用随机抽样的方法,从样本的全部个案中,抽取一部分个案,进行这种形式的校对工作。用这一部分个案校对的结果,来估计和评价全部数据的质量。

第四节　定量资料的分析

定量资料的(统计)分析,就是对调查搜集来的数据资料进行计算、统计检验、分析解释,并以此为依据,做出科学推断,揭示社会现象中所蕴涵的规律的一种方法。它包括描述统计和推断统计两种类型。无论是在描述统计还是在推断统计中,不同的统计方法与数据类型之间有相互对应关系。研究者必须熟悉自己收集的数据到底属于哪种类型,才能够为这些宝贵资料“量身定做”,选择合适的统计方法。

一、描述统计

描述统计主要是对所收集的资料进行整理、分类和简化,描述数据的全貌以表明研究对象的某些特性。描述统计包括数据的初步整理,数据集中趋势和离散趋势以及相关系数的度量等方面。其目的在于用最简单的概括形式反映出大量数据资料所容纳的基本信息,使杂乱无章的数据更清晰直观地反映研究对象的特征,以利于进一步分析。下面介绍在研究资料的描述统计中一些常用的统计指标。

(一)描述样本分布

1. 集中趋势分析

集中趋势分析指的是用一个典型值或代表值来反映一组数据的一般水平,或者说反映这组数据向这个典型值集中的情况。最常见的集中趋势有算术平均数

(简称均数,也称为均值)、几何平均数和中位数3种。这里只对使用最多的均数略作介绍。平均数的定义是:总体各单位数值之和除以总体单位数目之商。统计分析中习惯以 $\overline{X}$ 来表示。其计算公式如下

$$\overline{X}=\frac{\sum x}{n}$$

如果是单值分组资料,那么,计算平均数时首先要将每一个变量值乘以所对应的频数 f,然后将各组的数值之和全部相加,并除以单位总数(也即各组频数之和)。其公式是

$$\overline{X}=\frac{\sum xf}{\sum f}=\frac{\sum xf}{n}$$

在调查收入、年龄等方面情况时,常常得到组距分组形式的资料(比如,人口普查的许多数据就是以年龄分组的形式给出的,即我们常常知道的是0~4岁、5~9岁、10~14岁等年龄段的人数,他们的各种特征等)。这时,若要计算样本的均数,就需要先计算出各组的组中值,然后再按照上述单值分组资料计算均数的公式计算。组中值的计算公式为

$$组中值=\frac{上限+下限}{2}$$

当组中值为小数时,通常采取四舍五入的办法将其化为整数后再计算。

【例9.1】 调查某企业100名职工的收入,得到表9.6所示的资料,计算他们的平均收入。

表9.6 某企业100名职工的收入分布

收 入(元)	职工数(人)	组中值	xf
100~200	10	150	1 500
200~300	10	250	2 500
300~400	40	350	14 000
400~500	20	450	9 000
500以上	20	550	11 000
合 计	100		38 000

$$\overline{X}=\frac{\sum xf}{n}=\frac{38\,000}{100}=380(元)$$

2. 离散趋势分析

离散趋势分析指的是用一个特别的数值来反映一组数据相互之间的离散程

度。它与集中趋势一起，分别从两个不同的侧面描述和揭示数据的分布情况，共同反映出资料分布的全面特征。常见的离散趋势统计量有全距、方差、标准差、异众比率、四分位差、离散系数等。下面主要介绍标准差和离散系数。

标准差的定义是：一组数据对其平均数的偏差平方的算术平均数的平方根。它是用得最多、也是最重要的离散趋势统计量，其计算公式为

$$S = \sqrt{\frac{\sum (x_i - \overline{X})^2}{n-1}}$$

对于单值分组数据资料，计算标准差的公式略有变化

$$S = \sqrt{\frac{\sum (x_i - \overline{X})^2 f}{n-1}}$$

其中，f 为 x_i 所对应的频数。由组距分组资料计算标准差时，只需先计算出各组的组中值，然后按照单值分组资料计算标准差的公式和计算方法即可。

离散系数是一种相对的离散趋势统计量，它使我们能够对同一总体中的两种不同的离散趋势统计量进行比较，或者对两个不同总体中的同一离散趋势统计量进行比较。离散系数的定义是：标准差与平均数的比值，用百分比表示。其计算公式为

$$CV = \frac{S}{\overline{X}} \times 100\% \qquad (CV\text{ 为离散系数})$$

例如，某地 20 岁男子 100 人，其身高均数为 166.06 cm，标准差为 4.95 cm；其体重均数为 53.72 kg，标准差为 4.96 kg。试比较身高与体重的变异哪一个比较大。

$$CV_{(\text{身高})} = \frac{4.95}{166.06} \times 100\% = 2.98\%$$

$$CV_{(\text{体重})} = \frac{4.96}{53.72} \times 100\% = 9.23\%$$

由此可见，该地 20 岁男子体重的变异大于身高的变异。

（二）变量间关系的描述

1. 相关分析

相关是以量化形式对客观世界中事物间普遍联系的反映。两个变量之间的变化关系表现在变化方向和密切程度两个方面。从变化方向来看，两变量之间有正相关、负相关和零相关 3 类。正相关是指一个变量变动时，另一变量也发生相同方向变化，如经济收入和受教育程度之间的关系（在其他影响收入的因素基本相同情况下）；负相关是指一个变量变动时，另一变量发生相反的方向变动，如某人的身体

健康状况与患病率的关系；零相关是指一个变量变动时，另一变量不变或是呈现无规则变化，如某学生的成绩与他所住楼层的关系。从密切程度来看，无论两变量的变化方向如何，凡密切程度高的称为强相关或高度相关，密切程度一般的称为中度相关，密切程度弱的称为弱相关或低度相关。

相关系数是用来描述两个变量之间变化方向和密切程度的数字特征量，一般用 r 表示，取值在 -1.00 和 1.00 之间。相关系数的绝对值表示相关的密切程度，前面的符号表示相关的变化方向。如 $r=1.00$ 表示变量之间相关程度为 1，为正相关，即完全正相关；$r=-1.00$ 表示变量之间的相关程度为 1，但是为负相关，即完全负相关；$r=0$ 表示相关程度为 0，变量之间没有相关，即零相关。

应该说明的是，相关关系不等于因果关系。即使两个变量完全相关，也不能说两者之间存在因果关系。这一点对于社会调查特别重要，因为调查方法只是一种描述性研究而不操作自变量和控制无关变量。这是调查区别于实验的一个显著特点。证明因果关系需要大量的证据，有的研究者甚至认为这种关系是不能证明的而只能证伪，不断增多的证据只能增加我们对论点的信心。

下面介绍几种常用的相关系数及其使用条件。

(1) 积差相关　当两个变量都是正态连续变量，两者之间呈线性关系时，表示这两个变量之间的相关称为积差相关。积差相关的使用条件是：① 两变量为连续变量，即变量数值取自等距或等比量表。② 两变量呈线性关系，可由相关的散布图的形状来描述。③ 两变量为正态分布，或接近正态分布，至少是单峰对称的分布。④ 必须是成对数据，每对数据之间相互独立。⑤ 要排除共同因素的影响。如果两个变量都随着一个共同因素在变化，即使算出的积差相关系数很高，也难以判断两个变量之间存在高度相关。⑥ 样本容量大于 30，计算出的积差相关系数才有意义。

(2) 等级相关　当两个变量以等级次序排列或以等级次序表示时，两个相应的总体并不一定是正态分布，样本容量也不一定大于 30，表示这两个变量之间的相关，称为等级相关。等级相关的使用条件是：① 两列变量为等级变量。② 两个相应的总体并不一定呈正态分布。③ 样本容量不一定大于 30。

(3) 二列相关　当两变量都是正态连续变量，其中一个变量被人为地划分成二分变量，表示这两个变量之间的相关，称为二列相关。二列相关的使用条件是：① 两列变量都是连续变量，总体呈正态分布，或接近正态分布，至少是单峰对称分布。② 两列变量之间是线性关系。③ 二分变量是人为划分的，分界点应尽量靠近中值。④ 样本容量应大于 80。点二列相关的一列变量是连续变量（等距或等比变量），另一列是真正的二分名义变量（如男和女，对与错等），与二列相关有区别。

2. 回归分析

回归分析是对有相关关系的现象，根据其关系的形态找出一个合适的数学模型，即建立回归方程，来近似地表达变量间的平均变化关系，以便依据回归方程对未知的情况进行估计和预测。增加了因果性，且具有了预测的功能，因此，它比相关分析更近了一步，其作用也更大了。在医学领域中，此类问题很普遍，如人头发中某种金属元素的含量与血液中该元素的含量有关系，人的体表面积与身高、体重有关系等。回归分析就是用于说明这种依存变化的数学关系。

回归分析的对象是定距层次的变量，其中心问题是建立回归方程，下面以表9.7中的数据为例，简要介绍一元线性回归方程的建立过程和方法。

表 9.7　10 名工人的收入资料统计表

年龄 x(岁)	收入 y(元)	$x-\overline{X}$	$(x-\overline{X})^2$	$y-\overline{Y}$	$(y-\overline{Y})^2$	$(x-\overline{X})(y-\overline{Y})$
25	280	−12	144	−50	2 500	600
32	300	−5	25	−30	900	150
41	350	4	16	20	400	80
28	300	−9	81	−30	900	270
37	380	0	0	50	2 500	0
50	360	13	169	30	900	390
44	400	7	49	70	4 900	490
54	420	17	289	90	8 100	1 530
33	260	−4	16	−70	4 900	280
26	250	−11	21	−80	6 400	880
合　计			910		32 400	4 670

首先，依据理论分析或根据研究的需要确定两个变量中哪一个为自变量，哪一个为因变量。在本例中，我们确定年龄为自变量(x)，收入变量为(y)。

其次，以自变量为 x 轴，因变量为 y 轴作出资料的散点图，以判明是否为线性相关(图 9.1)。

从图中可以看出，两个变量为线性相关。但接近这些点的直线有很多条，每条直线都不会正好与每一点都相连，即都会有误差。回归计算的目的就是找出一条最佳的直线，使它与各点的误差之和为最小。根据最小二乘法的原理，最佳回归直线的标准方程为：$y=a+bx$，其中 b 称为回归系数，计算公式为

$$b=\frac{\sum(x-\overline{X})(y-\overline{Y})}{\sum(x-\overline{X})^2}$$

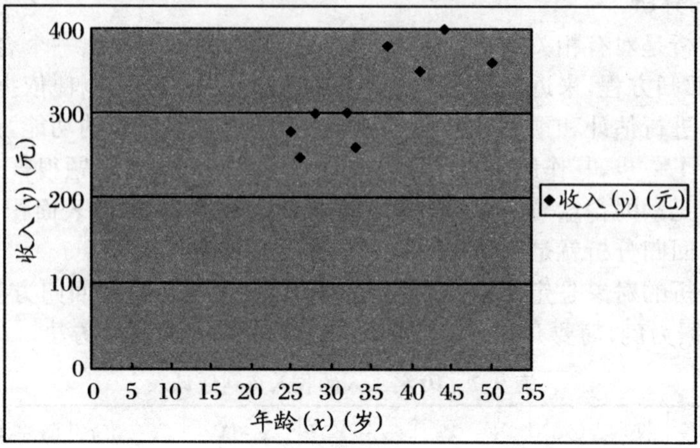

图 9.1　年龄与收入的散点图

$$a = y - bx$$

将表 9.7 的数据结果代入公式有

$$b = \frac{\sum(x - \overline{X})(y - \overline{Y})}{\sum(x - \overline{X})^2} = \frac{4\ 670}{910} = 5.13$$

$$a = 330 - 5.13 \times 37 = 330 - 189.8 = 140.2$$

故得到回归直线方程

$$y = 5.13x + 140.2$$

这样,就可以对不同年龄的工人的收入进行预测。比如:年龄为 35 岁,则收入

$$y = 5.13 \times 35 + 140.2 = 319.8(\text{元})$$

年龄为 48 岁,则收入

$$y = 5.13 \times 48 + 140.2 = 386.4(\text{元})$$

当然,预测所得到的数值与实际数值之间肯定会有误差。这些误差是由于其他变量对因变量产生影响所造成的。在运用回归分析进行预测时,应注意下述两点:一是要注意时间条件,即回归方程往往反映的是一定时期内变量间的相互关系,当时期不同时,这种关系常常会发生变化;二是要注意预测不能超出资料所适合的范围,即回归方程的预测在变量取值上有一定的临界条件,忽视这一点,有时也会作出不合理的预测。

二、推论统计

在调查中,普查的机会是很少的。一般情况下是从要研究的总体中随机抽取样本，根据对样本的观测来推断总体的情况。简单地说，推论统计就是利用样本的统计值对总体的参数值进行估计的方法。其主要目的，则是从样本中所得到的数据资料来推断总体的情况。主要包括参数估计和假设检验两方面的内容，而假设检验是推论统计中最重要的内容。在假设检验中，研究者们主要关心的是从两个样本统计值的比较中得出的差异是否真正存在于样本所来自的两个总体之间。假设检验的方法很多，可以分为两类：参数检验和非参数检验。参数检验要求总体必须具备某些条件，它可以非常准确地进行估计；非参数检验不要求总体具备特殊条件，在教育研究中适用范围广，但计算的准确性不高。下面介绍区间估计、假设检验的基本步骤与常用的参数检验——Z 检验、t 检验和非参数检验——χ^2 检验。

1. 区间估计

区间估计的实质就是在一定的可信度（置信度）下，用样本统计值的某个范围（置信区间）来估计总体的参数值。范围的大小反映的是这种估计的精确性，而可信度高低反映的则是这种估计的可靠性或把握性。区间估计的结果通常可以采取下述方式来表述：“我们有 95% 的把握认为，全市职工的月工资收入在 182 元至 218 元之间。”或者“全省人口中，女性占 50%～52% 的可能性为 99%”。

区间估计总的可靠性或把握性是指用某个区间去估计总体参数时，成功的可能性有多大。常用的置信度分别为 90%、95% 和 99%，与它们所对应的允许误差（α）则分别为 10%、5% 和 1%。在计算中，置信度常用 $1-\alpha$ 来表示。

(1) 总体均值的区间估计

总体均值的区间估计公式为

$$\overline{X} \pm Z_{(1-\alpha)}^{\frac{S}{\sqrt{n}}}$$

其中，$\overline{X}$ 为样本均数；S 为样本标准差；$Z_{(1-\alpha)}$ 为置信度 $1-\alpha$ 的 Z 值；n 为样本规模。

当我们希望提高估计的可靠性时，就必须相应扩大置信区间。随着可靠性的提高，所估计的区间扩大了，但估计的准确性就相应的降低了。

(2) 总体百分数的区间估计

总体百分数的区间估计公式为

$$p \pm Z_{(1-\alpha)}^{\frac{p(1-p)}{\sqrt{n}}}$$

这里，p 为样本中的百分比。

2. 假设检验

假设检验是推论统计中最重要的内容。在假设检验中，研究者们主要关心的是从两个样本统计值的比较中得出的差异是否真正存在于样本所来自的两个总体之间。实际上，它就是先对总体的某一参数作出假设，然后用样本的统计量去进行验证，以决定假设是否为总体所接受。假设检验所依据的是概率论中的小概率原理，即“小概率事件在一次观察中不可能出现”的原理。

假设检验的基本步骤如下：

① 建立虚无假设 H_0和研究假设 H_1，通常是将原假设作为虚无假设。

② 根据需要选择适当的显著性水平 α（即概率的大小），通常有 $\alpha=0.05$，$\alpha=0.01$ 等，并根据检验的类型查出临界值。

③ 选择合适的统计检验量，根据样本数据计算出统计值，并根据显著性水平查出对应的临界值。

④ 将实得值与临界值比较，当实得值小于临界值时，则在 α 水平上接受H_0，拒绝 H_1；反之，则接受 H_1。

例如，某单位职工上月平均收入为 210 元，本月调查了 100 名职工，平均月收入为 220 元，标准差为 15 元。问该单位职工本月平均收入与上月相比是否有变化？

首先建立虚无假设（用 H_0表示）和研究假设（用 H_1表示），即有

$$H_0: \mu = 210$$

$$H_1: \mu \neq 210$$

选择显著性水平 $\alpha=0.05$，由标准正态分布表查得 $Z_{(0.05/2)}=1.96$[$Z_{(0.05/2)}$表示双尾检验]，然后根据样本数据计算统计值，其公式为

$$Z = \frac{\overline{X} - \mu}{\frac{S}{\sqrt{n}}} = \frac{220 - 210}{\frac{15}{\sqrt{100}}} = 6.67$$

由于$(Z=6.67)>[Z_{(0.05/2)}=1.96]$，所以，拒绝虚无假设，接受研究假设，即从总体上说，该单位职工月平均收入与上月相比有变化。

3. *Z* 检验

Z 检验是一般用于大样本（即样本容量大于 30）平均值差异性检验的方法。它是用标准正态分布的理论来推断差异发生的概率，从而比较两个平均数的差异是否显著。当已知标准差时，验证一组数的均值是否与某一期望值相等时，用 *Z* 检验。这种检验方法要求：样本必须是随机抽取的；变量必须是等距变量；总体应呈正态分布。（当样本容量相当大时，这一要求可以放松。）*Z* 检验分为单总体检验和双总体检验两种。单总体检验是检验一个样本平均数与一个已知总体平均数的差异是否显著，也就是考察样本是否来自该已知的总体。双总体检验是检验样本平均数所各自代表的总体的差异是否显著。在医学社会学研究中，根据需要可以选择独立样本和相关样本。独立样本是

指实验和调查的两个组不是同样的个体，两个样本彼此独立，没有任何关系存在。相关样本可以指一组被试在不同条件下形成的样本，也可以指两组被试在成对匹配下形成的样本。

4. *t* 检验

t 分布是小样本（$n<30$）的样本分布，随着自由度的变化而表现出不同的形式，因而有很多分布曲线。它与正态曲线的关系是：当自由度小时，两者区别明显；当自由度增大时，t 分布曲线与正态曲线类似。t 检验是用 t 分布来检验两个平均数之差的显著性，它要求：样本必须是随机抽取的；变量必须是等距变量。由于 t 分布随自由度不同而不同，所以同一显著性水平的检验，由于自由度不同，两端临界值 t 值也不同。t 检验也分单总体 t 检验和双总体 t 检验。单总体 t 检验是检验一个样本平均数与一个已知总体平均数的差异是否显著。双总体 t 检验是检验两个样本平均数与其各自代表的总体的差异是否显著。双总体 t 检验也分为独立样本平均数差异的显著性与相关样本平均数差异的显著性（其含义与双总体 Z 检验中介绍的相同）。

5. χ^2检验

χ^2检验是对样本的频数分布所来自的总体分布是否服从某种理想分布或某种假设分布所作出的假设检验，即根据样本频数分布来推断总体分布。χ^2检验与 Z 检验、t 检验的不同在于：后者使用的数据属于连续变量，而 χ^2 检验使用的数据属于点计而来的间断变量；后者要求数据所来自的总体呈正态分布，而 χ^2 检验使用的数据所来自的总体分布是未知的；后者是对总体参数的假设检验，而 χ^2 检验是对总体分布的假设检验。

χ^2的计算公式为

$$\chi^2 = \sum \frac{(A - T)^2}{T}$$

式中 A 为列联表中每一格的观察频数；T 为列联表中所对应的期望频数。

χ^2检验的具体步骤是：首先，建立两变量间无关系的假设；然后计算出 χ^2 值；再根据自由度 $\mathrm{d}f=(r-1)(c-1)$和给出的显著性水平即 P 值，查 χ^2分布表，得到一临界值；自由度计算公式中的 r 和 c 分别为列联表的行数和列数。将计算出的 χ^2值与查到的临界值进行比较，若 χ^2值大于或等于临界值，则称差异显著，并拒绝两变量独立的假设，也即承认两变量间有关系；若 χ^2值小于临界值，则称差异不显著，并接收两变量独立的假设，即两变量间无关系。

χ^2检验使用的是计数数据，所以对于 χ^2检验来说，在搜集数据时要注意样本的适当性，只有这样才能保证分析的可靠性，并由此做出正确的推论。这主要是由于 χ^2值的大小不仅与数据的分布有关，同时还与样本的规模有关。当样本足够大时，一些很小的分布差异也可以用 χ^2检验达到显著性水平。

各种社会现象之间的关系是错综复杂的，相互联系的两种现象之间的关系常常受到其他一些因素的影响。因此，在社会研究中，研究者还常常需要进行多变量分析。多变量统计分析的方法种类较多，比如阐释模式、复相关分析、多元线性回归分析、路径分析、因子分析、聚类分析、判别分析、对数线性模型等，其内容十分复杂，需要在专门的统计课程中深入学习。

（李连红　叶冬青）

第十章　医学社会科学研究报告的撰写

当完成了医学社会科学研究的资料收集和分析工作后，接下来的任务就是把研究结果以恰当的形式传播给其他人，不但让更多的人了解研究成果，同时也可以与他人进行交流，这就是撰写研究报告所要完成的工作。这里的研究报告，是指通过书面形式，以专业读者为对象的交流形式。对于一项医学社会科学研究来说，研究报告是其成果的集中体现。研究报告撰写的质量优劣，将直接影响社会科学研究成果的交流以及这一成果对社会所起的作用。因此，研究者必须重视研究报告的撰写，并根据不同的目标和要求，通过合适的形式将研究结果准确地表达出来。

第一节　研究报告的类型及撰写步骤

一、研究报告及其类型

研究报告(research report)是反映医学社会科学研究成果的一种书面报告。主要通过文字、图表的形式将研究的过程、方法和结果表现出来。它是医学社会科学研究者与该领域中其他研究者交流的工具。其主要目的是告诉读者，对所研究的问题是如何实施的，获得了哪些结果以及这些结果对认识和解决这一问题有哪些理论和实际意义等。研究报告依据不同的分类标准，主要有以下几种：

1. 描述性报告与解释性报告

根据研究报告的性质和功能的不同，可分为描述性报告和解释性报告。

描述性报告(descriptive report)着重于对所研究现象进行系统、全面地描述(描述既可以是定量的，也可以是定性的)。其主要目的是通过对研究资料和结果的详细描述，向读者展示研究现象的一般状况、发展过程和主要特点。描述性报告适用于那些以搞清现状、找出特点为目的的描述性研究。

解释性报告(explanative report)的着眼点有所不同，它主要是利用研究所得到的资料来解释、说明某种现象产生的原因，或者说明不同现象之间的关系。虽然这类报告中也有一些对现象的描述，但这种描述不像描述性报告中描述得那样全面、详细，而且，这种描述也仅仅是作为解释和说明现象的原因、解释和说明现象间相互关系的基础或前提的。简而言之，解释性报告是为了解释和说明而作必要的描述。

从撰写要求来看，描述性报告强调内容描述的广泛和详细，要求尽可能面面俱到。同时，它要求描述应清晰而全面，力图使读者从整体上认识和了解研究内容；而解释性报告则强调内容的集中和深入，力求说明的合理性和深刻性。

需要说明的是，研究报告的这种区分并没有十分严格的界限，或者说，研究者在实际撰写研究报告的过程中，往往难以把描述和解释截然分开或仅取其一。通常情况下，一份研究报告往往同时兼有描述和解释两方面的功能，只是不同的报告对其中某一方面侧重的程度不同而已。

2. 学术性报告与应用性报告

根据读者群体的不同，研究报告可以分为学术性报告与应用性报告。这两类报告在撰写要求及风格上亦有所不同。总的来说，学术性报告往往是在专业杂志上发表或在学术会议上交流，因此，这类报告的内容比较紧凑、严谨。需要详细地描述研究设计和科研方法，尤其是样本抽取、变量测量、资料收集等细节。资料分析部分在内容上相对广泛，但对结果的讨论部分则相对谨慎。应用性报告则是提供给政府决策部门或实际工作部门的研究报告，它对研究过程的介绍相对十分简短，而研究结果部分常常采用比较直观的统计图、统计表等表达出来，而根据研究结果所提出的政策建议部分则十分突出。

3. 定量研究报告与定性研究报告

根据研究的性质，研究报告还可以分为定量研究报告与定性研究报告。定量研究报告的主要内容是数据资料的统计分析结果及其讨论，数量化、表格化、逻辑性强是其表达的主要特征，报告的格式规范相对固定，各个部分之间界限清楚。与此相反，定性研究报告则主要以对文字材料的描述和定性分析为主要内容。在定性研究报告的结构上，既无严格的规范，也没有十分固定的格式。在内容方面，各部分的界限也不十分明显。一般来说，定性研究报告的篇幅比定量研究报告的篇幅要长，报告中所体现出的主观色彩比较浓重。根据上述特点，本章中的大部分内容主要是针对撰写定量研究报告的（如无特殊说明，文中研究报告均指定量研究报告），对于定性研究报告则专门列出一节进行讨论。

二、内容和结构

规范的医学社会科学研究报告往往有比较固定的格式，当然由于目的不同、场合不同，这些报告在形式上略有差异。一般情况下，研究报告都是从所探讨的问题开始，到研究所得到的结果、结论和意义结束。研究报告在内容和结构上通常可以分为导言、方法、结果、讨论、小结或摘要、参考文献以及附录几个部分。

1. 导言

说明要研究的是什么问题及为什么要研究这一问题，其中往往包括以下3个方面的内容：第一，研究背景和研究目的；第二，研究的问题及其界定；第三，研究意义。

2. 方法

说明研究采用何种设计、程序、方法手段、测量工具及研究程序等，主要包括以下4个方面的内容：第一，研究方式和研究设计；第二，研究对象；第三，研究总体、样本及抽样方法及过程；第四，研究的主要方法（包括资料收集方法、分析方法等）。

3. 结果

说明研究发现了什么。

4. 讨论

说明研究结果的意义，从研究结果出发，还能得到什么或还可以继续开展哪些工作。

5. 小结或摘要部分

采用简要的文字对前面4个部分进行概括。

6. 参考文献

在正文后列出研究报告中主要引用的书籍和文章的标题及来源。

7. 附录

列出研究过程中所使用到的问卷、量表及某些计算方式的推导、数据计算方法等。

三、研究报告的撰写步骤

1. 确立主题

研究报告的主题就是报告所要表达的中心问题，它是整个报告的灵魂。确立明确而适当的主题，是顺利撰写整个报告的前提。一般情况下，研究报告的主题就是该项研究的主题，即报告所要反映的中心问题为整个研究的中心问题，两者往往是一致的。例如，开展一项以中小学生身体发育问题为中心的研究，研究报告的主题就是中小学生身体发育状况、特点以及存在的问题。此时，确立报告的主题并不困难。

但有些时候，由于某些原因，报告的主题与研究的主题不能统一起来。例如，当一项研究涉及的范围和领域很广，其包含的内容也会很多时，在一份研究报告中难以容纳全部内容，这就需要从中选取部分内容形成报告的主题。显然，这时的报告主题比起研究的主题来，范围就缩小了。此外，由于某些因素的影响，研究所获得的资料与其最初的目标之间存在一定的差距，无法说明事先预定的研究主题，这时就要根据实际的资料和结果，重新确立新的研究报告主题。

2. 拟定提纲

主题明确后，不要急于马上动笔写报告，而应首先构思好报告的整体框架，并且将框架转变为具体的撰写提纲。如果说报告的主题是研究报告的灵魂，那么提纲就是研究报告的骨架。通常，研究报告结构中的导言、方法等部分的内容较固定，变化不大。因此，拟定提纲这一步骤主要是针对研究报告的结果和讨论部分而言的。

撰写提纲的主要目的是理清思路，明确报告内容，合理安排报告的总体结构，为实际撰写打下坚实的基础。拟定撰写提纲的方法是对研究结果进行分解，并将分解后的每一部分再具体化。例如，以中小学生身体发育问题研究的例子来说，可将研究结果分为"中小学生身体发育的现状"、"中小学生身体发育中存在的主要问题"、"关于中小学生身体发育问题的建议"等几大部分，然后将每一部分的内容具体化。例如，将第一部分内容具体化为：① 身高；② 体重；③ 皮下脂肪；④ 父母的营养状况、饮食习惯等因素与中小学生身体发育状况之间的关系。

3. 选择材料

一项科研所获得资料与研究报告最后真正应用的材料并不是一回事。研究资料通常都与研究主题有关，但不一定与研究报告的主题都紧密相连。也就是说，并非所有的研究资料都成为撰写研究报告时所应利用的素材。因此，写研究报告前，必须对所应用材料进行选择。首先，应以撰写提纲的要求为依据，即按照报告的"骨架"来选择填充的"血肉"，这样才能保证选取的材料与报告的主题密切相关。其次，还要坚持全面、精练、典型的原则，做到既不漏掉一些重要的材料，又使所应用的材料具有最大的代表性和最强的说服力。

报告所应用的材料通常有两种形式：一种是研究中所得到的各种数据、表格、图形等客观材料；另一种是在上述客观材料的基础上，通过分析、综合、概括所形成的观点、认识、建议等主观材料。这两者相互联系、相互依赖，共同构成填充报告"骨架"与"血肉"。

4. 撰写报告

当完成前三步工作后，就有了一个结构分明、材料齐备的报告雏形，最后所要做的就是采用适当的文字把它们组织在一起。撰写报告时通常是从头到尾一气呵成，不能经常地在一些小的环节上推敲修改，以免耽误过多的时间，便于整个研究报告的内容紧紧围绕所确立的主题展开，使得报告在整体思想、体系结构、内容形式、行文风格等方面都保持一致。当研究报告撰写完成后，再反复地从头到尾阅读、审查和推敲每一个部分，认真地修改每一个细小的环节，不断丰富和完善研究报告的内容，提高报告的质量。

当然，在实际撰写报告时也可能会出现这样的情况：在撰写过程中研究者又发现了新的问题或产生新的想法，而这种新的问题或想法又会促使研究者去重新分析、整理研究资料和数据。新的结果可能又会导致一些新的发现和新的结论，这些又将影响和改变研究报告的整个撰写过程。

四、研究报告的“沙漏”形式

撰写研究报告时，应明确一种指导思想或基本思路，可以用“宽—窄—宽”这种形式来概括。形象地说，就是按照“沙漏”的形式来撰写。

根据这种思路，研究报告应该从广阔的导言开始，然后逐渐集中到比较专业化的领域，接着过渡到提出研究者个人的研究领域和研究问题，这就是所谓的由“宽”变“窄”。接着介绍研究方法和实验方法，陈述研究所得出的主要结果，这就是“沙漏”的最狭窄部分。从转向讨论研究结果的内涵开始，研究报告又开始逐渐由具体的结论向更一般的领域扩展，即由“窄”变“宽”。广阔的导言可以向读者介绍问题形成的背景及其意义；狭窄的方法和结果可以使读者集中关注于本次研究成果和质量；讨论部分的拓宽，则是向读者展示研究结果所代表的丰富内涵，同时尽量发掘特定结果所具有的一般意义，提高本次研究的意义和价值，并给读者提供一种新的研究角度。当然，这里提出的“沙漏”式撰写形式，涉及的是内容范围的宽和窄，并不是指篇幅上的多和少。

第二节　研究报告撰写的写作要求

一、导言

导言又称引言或绪论，它是研究报告的第一部分，通常包括3方面的内容。

（一）研究问题及其背景

研究报告应以对所提问题的描述开始，包括所研究问题的性质和背景，即清楚地表达所研究的问题是什么,为什么要选择这一问题开展研究工作。无论研究的是有关人类行为的简单经验问题,还是探讨当前社会现实的问题,都必须将这一问题置于一个较大的背景中,便于读者了解研究这个问题的重要性及其研究意义。

例如,在一篇题为《短期持续胰岛素输注治疗对初诊 2 型糖尿病患者胰岛 β 细胞功能的影响》的研究报告中,其导言是如下面这样写的:

2 型糖尿病是一种缓慢进展性疾病,其发病的中心环节是胰岛素抵抗和胰岛 β 细胞功能缺陷。胰岛素抵抗贯穿在 2 型糖尿病发生发展的始终,β 细胞分泌功能的缺陷则是其发病的必要条件,而 β 细胞功能逐渐衰竭又是糖尿病病情逐渐进展的驱动力量。持续性高血糖为诱发和加重胰岛 β 细胞功能衰竭的最主要因素,还可进一步增加胰岛素抵抗。持续性皮下胰岛素输注(CSⅡ,胰岛素泵治疗)模拟生理性胰岛素分泌模式,提供持续的 24 h 基础输注量及餐前给予追加释放量,可在短期内获得理想的血糖控制,逆转高血糖的某些毒性作用。短期 CSⅡ 强化治疗可使部分口服降糖药继发失效者恢复对这些药物的反应性,个别报道用于新诊断的 2 型糖尿病患者,可以重建"对饮食治疗反应性",但并未探讨其发生机理,是否与 β 细胞功能明显好转有关也不清楚。

这篇研究报告的导言是如何按"沙漏"的形式撰写的呢?它先提出 2 型糖尿病的发病中心环节是胰岛素抵抗和胰岛 β 细胞功能缺陷,接着描述胰岛素抵抗和胰岛 β 细胞功能缺陷的关系,紧接着引出 CSⅡ 治疗,由此提出 CSⅡ 对胰岛 β 细胞功能的影响。

采用"沙漏"的形式撰写报告,首先应对所研究领域中的理论或概念的框架进行一个简单的小结。但需谨记,无论研究的多么理论化或深奥,都应做到能让一个有知识的非专业人员抓住问题的性质,同时理解关注该问题的重要性。此外,为帮助读者理解导言,应注意以下几条基本规则:

① 尽可能多的使用常用语言撰写,少用专业术语。

② 利用必要的叙述过程,逐步将读者引入到对特定问题的正式的、理论化的陈述中去,切忌开门见山地向读者介绍作者(研究者)想要表达的问题或理论。

③ 通过实例来说明理论观点,或者解释、介绍理论性或技术性的术语。

(二) 文献评论

在陈述所研究问题及其背景后,接下来的工作就是对该领域中已有的研究和结论进行总结和评论。应检索并考虑在这一特定领域内,先前的研究已做了哪些工作?对于这个特定的问题,是否存在相关的理论、有哪些理论?事实上在设计研究之前,研究者就必须了解和熟悉这一领域已有的研究及其成果。因此,在撰写研究报告之前，主要针对的是时间差文献，及时完成文献的查找和阅读工作。

文献研究的结果可以帮助人们了解这一研究领域的进展和最新研究成果，分析该领域主要在哪些方面存在争议，以提供新的研究线索。可以在一种与先前的研究不同的框架中重新安排自己的研究，探讨该问题的新的研究方向。在评论已有文献的工作中，不必逐一评价和所研究问题相关的每一项研究，因为这样的研究可能相当多。如何选择评论的文献呢？可以依据以下几个方面：

① 根据所研究的变量、使用的样本类型以及所依据的理论框架与自己研究的相似程度来选择。

② 根据发表的时间来选择。在其他方面类似的情况下，采用离当前较近的研究，因为这些研究一般已经考虑了更早一些研究的内容。这一原则来源于科学的累积性质。

③ 根据研究者或期刊在该领域中的影响力即权威性来选择。由于在每一个领域中，总有一些研究者具有一定的知名度，并已树立了一定的学术声望。这种知名度和声望常常使得他们的研究和那些较不知名的研究者所开展的研究相比，显得更为重要、权威。但是，这种考虑实际上也带有一种偏见和形而上学的观点，因为所有知名者都是从不知名经历过来的。因此，最重要的不是看名声大小，而是看其研究成果实际质量的高低。期刊的权威性可以体现在其收录论文质量的高低上，一般由影响因子这个指数来反映，影响因子越高，说明该期刊的影响力越大。如《中华流行病学杂志》可认为是国内流行病学领域的权威期刊。

④ 不要选用大众传播媒介（报纸、广播等）的文章，即使这些文章也涉及同样的社会科学研究内容。尽管可以从大众传播媒介中得到统计材料或是某些观点，但是决不能企望把自己的研究基于记者们的作品上。由于他们的工作属于另一个不同的领域，无论是他们收集资料的方式，还是分析资料、表达结果的方式，都和社会科学研究的方式大不相同。

⑤ 不要选用那些虽然涉及所研究问题，却对自己的研究毫无具体意义的文献。选择文献时应带着批判或评论的观点。如果阅读了一篇文章，却没有得到与自己课题有关的信息，那么这篇文章就不要选用。

文献评论应精心组织和安排，不能只是简单地将有关文章的摘要重新复述一遍，更不能将别人的文章直接拿过来逐字逐句地写在文献评论里。正确的方法是，首先仔细阅读每一篇相关的文章，找到那些与自己的研究紧密相关的部分，然后依据这些材料做出评论。特别要指出的是，要认真仔细地检查并比较其他研究中所使用的与你的研究相同的概念或变量。一定要明确在各个不同的研究领域中，同一名称的概念是如何操作的，又是如何测量的。经常会存在这样的情况，在不同研究者的研究中，同一名称的概念实际上却是两种不同的内容。因此，在研究中，应对那些和自己的研究进行比较的中心概念给予解释和说明。

文献评论部分的材料应该是恰当、相关,而且简单、明了和精确。文献评论通常是在对相关文献进行分析,同时对自己研究中出现的最关键问题有了明确认识后才进行的。在研究最初阶段查阅文献的时候,对文献作一些简要的评论,将有助于更好地实施文献评论工作。

(三)本研究介绍

在导言部分的最后,需要简要地介绍自己的研究,主要目的是提出本次研究的基本框架。例如,所要研究问题或准备检验的假设是什么,主要的自变量、因变量分别有哪些。根据情况还可以对研究模型进行描述,定义研究所涉及的主要理论和概念等。另一个目的就是自然地衔接到方法部分。如前文所列举的研究报告实例中,采取的过渡性介绍如下:

> 为此,我们选择较重的初诊2型糖尿病患者(空腹血糖>11.1 mmol/L,提示胰岛β细胞分泌功能严重受损)为研究对象,观察短期CSⅡ强化治疗的降血糖效果和对胰岛β细胞功能的影响,同时追踪观察这些患者,以进一步探讨改善胰岛β细胞功能与缓解糖尿病病情之间的关系。

二、方法

在研究报告中,方法的介绍是十分重要的部分。只有了解研究所采用的方法以及各种具体的操作步骤,读者才能对研究的科学性及其结果的价值做出正确评价。方法部分的主要目的是具体明确地告诉读者,如何开展这项研究的。需要说明的是,由于不同研究采用的方法各异,因此研究报告中介绍的方法内容也会有区别。方法部分可能涉及的主要内容如下。

(一)研究方法、研究设计的介绍

在方法部分,首先要说明的是采取哪种方法进行研究的,研究的基本设计是什么。医学社会科学研究的主要方法包括实验研究、调查研究、实地研究和文献研究。不同的研究方法常常有不同的资料收集方法、分析方法和特定的程序、技术组成,此外还包括不同的方法论问题。因此,介绍的内容和重点往往也有区别。如果采用的是实验研究,就要介绍其实验设计是现场实验,还是临床随机对照实验等;同时,还必须详细说明如何形成测试组和对照组等,实验刺激/干预是什么。若为调查研究,需要介绍的则是研究所采用的是定量调查还是定性调查,同时还要介绍研究总体、调查样本、抽样方法、调查方式(自填式问卷调查/访问员登门访谈)、调查工具、调查员培训情况及资料回收情况等。如果采用的是实地研究,则要详细描述进入现场的方式,或进行观察时所采取的角色等。而文献研究则是详细说明文献的类型、文献的选取、文献的质量以及文献资料的处理、分析方法等。总之,无论研究者采用何种研究方法,都应在研究报告的方法部分进行详细说明,使读者从总体上理解研究方法及其设计框架。

(二)研究对象的介绍

除了文献研究以外,其他几种医学社会科学研究方法都是以具体的人为研究对象。因此,这些研究报告中,必须对研究对象及其活动进行描述。特别是在实验研究或调查研究的研究报告中,应专门介绍研究对象的情况。以实验研究为例,方法中应介绍研究对象是些什么人,是如何被挑选到的,又是怎样被分配到测试组或对照组的,这两组研究对象在某些主要特征上是否存在差异等。而对于调查研究来说,则需要对调查样本进行一个全面的介绍,如研究总体是什么,如何从总体中抽取调查样本的,即具体抽样方法和过程以及实际调查的人数。一些研究者只在报告中写"在××市进行抽样调查",或"在××市抽取了300名学生进行调查",这些说明是远远不够的。因为通过这些说明并不能使读者了解到研究总体是什么,采用何种抽样方法即这些研究对象是怎么选择的。如果不能明确这些内容,读者就无法判断结论在多大程度上反映了真实情况,调查或实验结果到底有多大价值。只有当读者了解了样本的来源和特征后,才能评价研究结果的外推局限性。例如,如果样本全部由男性组成,结论外推到女性对象时可能就不能成立;如果样本都是从大学生中抽取的,结论在一般性的包含各种职业和教育程度的总体中可能就不能成立了。以下是介绍研究对象的一个例子:

> 病例分别来自南方医院、广医附一院、广医附二院、中山医肿瘤医院、广州市肿瘤医院和广东省人民医院,包括HBV相关性肝细胞癌(HCC)112例、慢性无症状携带者(ASC)129例、肝炎后肝硬化(LC)70例、慢性肝炎(CH)90例,共401份血清标本,所有病例均为HBV持续感染2年以上,并排除以下任一情况:自身免疫性肝病、代谢性肝病、淤血性肝病、药物性肝病、酒精性肝病以及合并其他肝炎病毒和HIV感染者。慢性肝炎和肝硬化的临床诊断标准均参照2001年《病毒性肝炎防治方案》,HCC诊断标准参照2005年美国肝病年会推荐的HCC指南中的诊断标准,无症状携带者为持续HBsAg阳性2年以上,没有临床症状和体征,同时肝功能检测结果正常。

（三）资料收集方法的介绍

前面有关章节中已介绍了各种资料收集的方法，而在实际研究工作中，人们对这些方法的具体应用常常不尽相同。由于资料是研究结论所依赖的重要基础，因此，在研究报告的方法部分必须详细说明研究资料的收集方法、收集过程和工具。

1. 主要变量的说明

对研究的主要变量进行说明，包括主要变量是什么，变量的可操作性定义是什么，用哪些指标来测量这些变量。例如，采用问卷调查时，应对问卷中用来测量某些变量的特定问题进行分析说明。即使在研究报告的附录中附有调查所使用的问卷，也应描述其中的主要变量。如果某一变量较为复杂，需要利用多个指标进行综合测量，此时就需要对这些指标进行综合评分的程序和方式进行说明，使读者既清楚变量是通过哪几个指标来测量的，又能明确具体的计分和计算方法。以下是介绍主要变量的一个例子：

症状自评量表（SCL-90）：SCL-90 属于心理卫生综合评定量表，由 L. R. Derogatis 编制于 1975 年。后来 Derogatis 以他编制的 Hopkin's 症状清单（HSCL1973）为基础制定 SCL-90。此量表有比较广泛的精神症状学内容，从感觉、思维、情感、意识、行为直至人际关系、饮食、睡眠等均有涉及。独立评估自我躯体、情绪、认知、社会功能及精神等方面的状态。SCL-90 共有 90 个条目，分为 5 级评分（从 1～5 级），即无、轻度、中度、偏重、严重 5 级。包括 9 个因子，分别为躯体化、强迫症状、人际关系敏感、抑郁、焦虑、敌对、恐怖、偏执、精神病性。每个因子反映出受检者某方面症状程度，通过因子分可了解症状分布特点。因子分是组成某一因子的各条目总分除以组成这一因子的条目数。总分≥160 分，或阳性项目数超过 43 项，或任一因子分≥2 分者为阳性，提示有轻度或以上心理问题，得分越高提示心理问题越严重。阳性项目数是指评为 2～5 分的项目数，总分是 90 个条目所得分之和。得分越高提示心理问题越严重。

2. 资料收集过程的说明

对资料收集的过程进行说明，即如实地告诉读者，研究者是如何进行实验操作或实施调查的工作过程。

在实验研究的资料收集过程的描述中，应具体介绍实验实施的步骤，以及要测量的各个指标等，使读者能够了解实验开展的具体步骤，同时也体现了实验的可重复性。下面是一项实验研究的过程的描述：

所有病人均住院治疗，饮食控制 1～3 d 后，次晨空腹抽血检测血糖、糖化血红蛋白 A_{1c}(GH－bA_{1c})、胰岛素原。以 50%葡萄糖 50 ml 进行静脉葡萄糖耐量试验(IVGTT)，检测 0 min、1 min、2 min、4 min、6 min、10 min 胰岛素、C 肽。随即对患者进行 CSⅡ治疗，用微量血糖仪监测全天血糖，以空腹血糖(FPG)＜7.0 mmol/L，餐后 2 h 血糖＜10 mmol/L 为血糖控制目标。根据血糖调整胰岛素基础输注量及追加量，记录达到良好血糖控制的时间、胰岛素用量。治疗期间坚持饮食和运动治疗，不加用口服降糖药、降脂药。治疗 2 周后停止 CSⅡ，单纯给予饮食及运动治疗，次晨空腹重复前述检查。记录 CSⅡ治疗前 1 天及停止治疗后第 2 天(即 IVGTT 后 1 天)FPG、早餐后 2 h 血糖(2 h PG)及体重。

对于调查研究来说，需要介绍的内容可能会更多。包括如何进行抽样；调查问卷是如何制定的，包括哪些内容；调查方式是采用自填式问卷还是派调查员上门调查；如果是自填式问卷，问卷是如何发到调查对象手中的，是如何回收问卷的，其回收率是多少，问卷有效率又是多少，未能回收问卷的主要原因是什么；如果是调查员上门访谈，那么调查员是由哪些人组成，其访问调查经历如何，是否以及如何对他们进行培训的等。下面是一项调查研究中对资料收集方法的介绍：

(1) 联系沟通　首先对 4 所大型综合医院的有关领导进行联系，在得到他们的高度重视和大力支持后，与抽取到的医护人员的相关科室领导进行了沟通，并在他们的全力支持和帮助下，对急诊科医护人员的心理健康状况进行了调查研究。

(2) 建立档案　档案内容包括调查工具：症状自评量表(SCL-90)、应付方式问卷(CSQ)、自编一般情况调查表。按分层整群抽样的原则抽取急诊科医护人员共 298 人，由科室领导配合，统一发给调查表问卷。

(3) 实施方法　由一名主试对参加测评的医护人员进行集中统一培训，之后在同一时间内采用统一的指导语，被试者当场独立完成，并当场交卷。资料整理存档。

而在文献研究中，则要详细介绍文献形式、获得途径、抽样方式、内容摘录或编码方式等方面内容。如果是多人共同开展此项研究，同样也要介绍文献摘录、编码人员的专业经历、培训情况与相互间评审、判断的一致性程度等内容。

3. 研究所用工具的说明

资料收集方法中也要对研究所用的工具进行说明。无论是实验时所用的实验仪器、材料，还是测验时所用的量表，调查时所用的问卷等，都应对读者进行描述。前述的《急诊科医护人员心理健康状况调查分析》一文中，需要对调查表中使用的各种量表的信度、效度、主要内容及其意义作一简单介绍，帮助读者了解使用这些量表的目的。对于调查问卷，在学位论文或是学术专著中常将其附于论文或书后，但一般来说，发表的研究报告往往由于篇幅的限制，不能这样做。因此，只需将其问题的数目、形式、制作过程等情况向读者介绍，例如，问卷包含多少个问题，主要的是封闭式还是开放式问题，是否进行了预调查，在何地对哪些对象进行了预调查，其结果如何等。

（四）有关资料统计分析方法的说明

由于研究方法、样本规模、资料收集方法等不同，每项具体的研究所采用的分析方法也有区别。有的是以定量的统计分析为主，有的则以定性分析为主，有的只进行一般化的描述分析，有的则应用深入的、复杂的统计分析，如相关分析、因果分析等。因此，在方法部分，还要对研究者实际采用的分析方法作一说明。

例如，所有数据均应用 SPSS 13.0 统计软件进行分析。计量资料采用"均数±标准差"进行统计分析，两均数比较采用两独立样本 t 检验，计数资料采用 χ^2 检验，多个样本均数比较采用单向方差分析，筛选影响因素采用二分类 Logistic 回归分析，各因素之间的相互关系采用最优尺度分析（OPTIMAL SCALING），使用直条图描述各类变量中各项指标值的大小，所有结果均采用双侧检验，当 $P<0.05$ 时，差异有统计学意义。

此外，根据情况对资料的处理、整理及分析过程，也应作一些说明。如说明资料是手工整理或统计的，还是在计算机上录入完成的。如果是手工整理或统计的，则需说明是由哪些人员实施统计学分析及其具体统计方法等。如果是上机处理资料的，则要介绍资料输入的人员及输入质量、所应用的软件（如 SPSS，SAS 等）及其版本、计算机机型等。

（五）研究质量控制方法的说明

在方法的最后部分，通常应对研究程序、样本、资料等各个方面的质量控制措施进行说明。在医学社会科学研究中，任何一项研究都不可能做到十全十美，在某些方面总会存在这样或那样的问题。一个研究者的科学态度不但体现在研究工作中扎扎实实、认认真真的精神上，还体现在对研究质量实事求是的态度上。

以上讨论了方法部分的各项内容，虽然不是每一项具体的研究报告都要介绍以上全部内容，但它们遵循的宗旨却是一致的，那就是告诉读者采取了什么科研方法，使用了什么工具，实际过程又是如何进行的。

三、结果

在结果的表达上，应遵循的总原则是："先给出森林，然后再是树木"。也就是说，无论是对整个研究结果的陈述，还是对各个具体部分结果的陈述，都应先给出总体的、一般性的陈述，然后再就个别的、具体的方面进行陈述。在对整个研究结果的陈述中，应该先给出中心的结果，然后再扩展到外围的结果。在对各个部分结果的陈述中，也是先陈述基本的结果，然后再在必要的环节和细节上详细地阐述或描述。具体做法是从研究的最主要结果开始，依照下列步骤逐步展开：

① 再次向读者提出导言部分所提出的概念性问题。目的是让读者顺着导言部分即开始的有关研究问题的思考及思路，按照"问题—结果"的线索继续下去。

② 提示读者在研究中实际完成的操作或者实际测量的行为。即对所研究问题的操作性陈述(在方法部分已对这一方面的情况做过详细说明)，目的是使研究问题与研究结果靠近，可以以疑问句形式出现，为后述结果的提出打下基础。

③ 紧接着告诉读者答案。至于这种结果是如何得到的，以及有哪些证据支持你的结论，这些均会在后面部分的内容中陈述。

④ 通过数字、图形、表格、材料等形式向读者展示各种详细的、具体的数据和结果，并对这些数字、图形、表格等进行必要的说明和解释。这一部分应注意的是，不仅要使读者通过阅读说明和解释部分，精密围绕研究的主要结果，还要让他们通过查看图形或表格来了解主要结果。各种图表都必须有清楚完整的标题。同时，通过说明和解释的文字可以使读者找出图表中的主要结果。

⑤ 在每个分支结果的末尾部分，应对该结果所处的位置作一简要的小结。

⑥ 通过一个平滑的转折句，把读者引向结果的下一个部分。边列结果边小结，以帮助读者不断地把到目前为止的信息储存在头脑中，而不是让读者回过头去查找并取回刚才叙述的线索中的那些关键点。

下面是《急诊科医护人员心理健康状况调查分析》结果中的部分内容(表 10.1)：

表 10.1 不同从业时间的急诊科医护人员 SCL-90 结果比较

	1～3 年	3～5 年	5～8 年	8 年以上	F
躯体化	1.77 ± 0.47^{c}	1.74 ± 0.47^{c}	1.62 ± 0.42^{abd}	1.72 ± 0.45^{c}	4.30^{**}
强迫	1.80 ± 0.60^{c}	1.80 ± 0.61^{c}	1.58 ± 0.58^{abd}	1.76 ± 0.61^{c}	10.27^{*}
人际关系	1.77 ± 0.58^{c}	1.74 ± 0.63^{c}	1.59 ± 0.57^{abd}	1.80 ± 0.69^{c}	6.08^{*}
抑郁	1.66 ± 0.44^{c}	1.65 ± 0.48^{c}	1.55 ± 0.44^{abd}	1.69 ± 0.53^{c}	3.25^{*}

续表

	1～3 年	3～5 年	5～8 年	8 年以上	F
焦虑	1.66 ± 0.44^{c}	1.63 ± 0.49	1.55 ± 0.43^{a}	1.64 ± 0.49	2.20
敌对	1.77 ± 0.54^{c}	1.72 ± 0.58	1.62 ± 0.54^{ad}	1.78 ± 0.64^{c}	4.54^{**}
恐怖	1.63 ± 0.53	1.62 ± 0.50	1.58 ± 0.46	1.66 ± 0.45	1.26
偏执	1.71 ± 0.70^{c}	1.69 ± 0.72^{c}	1.53 ± 0.65^{abd}	1.71 ± 0.79^{c}	6.08^{**}
精神病性	1.63 ± 0.40^{c}	1.62 ± 0.44^{c}	1.53 ± 0.39^{abd}	1.67 ± 0.51^{c}	3.55^{**}
总均分	1.71 ± 0.44^{c}	1.69 ± 0.73^{c}	1.57 ± 0.44^{abd}	1.71 ± 0.49^{c}	5.178^{**}

$^{*}P<0.05$；$^{**}P<0.01$；^{a}vs 从业 1～3 年 $P<0.05$；^{b}vs 从业 3～5 年 $P<0.05$；^{c}vs 从业 5～8 年 $P<0.05$；^{d}vs 从业 8 年以上 $P<0.05$

从表 10.1 可以看出，不同从业时间的急诊医护人员 SCL-90 总分及各因子分经方差检验、方差齐性检验后，除焦虑、恐怖因子外，结果显示各组 SCL-90 总均分及各因子分的差异有统计学意义，其中总均分及躯体化、强迫、人际关系、敌对、偏执各因子的分值，各组比较差异具有统计学意义；抑郁、精神病性因子在各组间的差异亦有统计学意义。4 组总均分及各因子均分的两两比较（LSD－t 检验）显示，从业 1～3 年与从业 3～5 年、从业 1～3 年与从业 8 年以上、从业 3～5 年与从业 8 年以上的总均分及各因子均分的差异无统计学意义（$LSD_{总均分}$：0.447 2～2.201 7，$LSD_{各因子分}$：0.002 6～0.076 1，$P>0.05$）；从业 5～8 年与从业 1～3 年总均分及各因子分（除恐怖因子外）的差异有统计学意义（$LSD_{总均分}=12.673\,8$，$LSD_{各因子分}$：0.102 9～0.220 7，$P<0.05$ 或 $P<0.01$）；从业 5～8 年与从业 3～5 年、从业 5～8 与从业 8 年以上总均分及各因子分（除恐怖因子、焦虑因子）的差异亦有统计学意义（$LSD_{总均分}$ 和 $LSD_{各因子分}$ 为 0.089 8～0.223 3，$P<0.05$ 或 $P<0.001$）。

为了更清楚地显示上述差异，分别将研究中不同从业时间的急诊科医护人员的 SCL-90 各因子分绘成折线图，见图 10.1。

表 10.1、图 10.1 说明：

① 各组 SCL-90 总均分及各因子分差异有统计学意义，其中总均分及躯体化、强迫、人际关系、敌对、偏执各因子在各组比较差异有统计学意义；抑郁、精神病性因子各组比较差异亦有统计学意义。说明不同从业时间的急诊科医护人员，其所存在的心理问题各不相同。

② 从业时间为 5～8 年的急诊科医护人员在躯体化、强迫、人际关系、抑郁、焦虑、敌对、恐怖、偏执、精神病性、其他因子上的得分均低于其他群体，且在精神病性因子上的差异具有统计学意义，这在一定程度上说明这一从业时间内的急诊科医护人员的心理问题较其他 3 个从业时间段的急诊科医护人员要少一些。

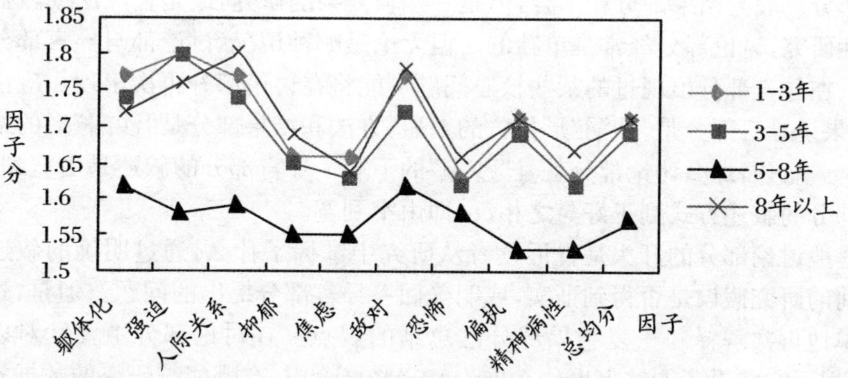

图 10.1　不同从业时间的急诊科医护人员 SCL-90 结果比较

③ 从业 1～3 年与从业 8 年以上的急诊科医护人员总均分及各因子分差异虽无统计学意义，但在躯体化、强迫、人际关系、抑郁、焦虑、敌对、恐怖、偏执、精神病性、其他因子上的得分均高于从业时间为从业时间为 3～5 年、5～8 年的急诊科医护人员，这也在一定程度上说明处于这两个从业时间的急诊科医护人员心理问题较多，心理健康状况相对差一些。

④ 从业时间为 3～5 年的急诊科医护人员的心理健康状况介于上述两者之间。

虽然写作要求将结果和讨论分成两个部分，但结果表述中并不是完全避开评论性语句。由于在结果部分不仅要将数据、表格等提供给读者，而且希望他们能把这些数据表格一直记着，直到后面的讨论部分。实际上，结果和讨论还是有所区别的，即结果部分主要侧重于表达各个方面的结果；而在讨论部分，则着重于分析和讨论研究的整体结果。在前面的结果部分已对各个分支方面的结果作了表达和讨论，这就为在讨论部分仅从整体上陈述和讨论研究结果奠定了基础。

在较简单的研究报告中，一般把结果和讨论两部分结合在一起，作为“结果与讨论”部分。在这种情形下，结果在表达的同时也被讨论。在这一部分结尾的两三个段落中，通常分别陈述研究所获得的结论，研究实施、资料分析过程中所包括的问题或带来的限制以及对进一步研究的建议等。在刊物上发表的许多研究报告常采用这种形式。

四、讨论

对于研究所获得结果表达结束后，接下来的工作就是采用比较容易理解的术语来讨论这些结果，并把这些结果与研究设计时的假设联系起来。在前面提到过，讨论部分一般与结果部分相结合，但是一些较复杂的研究，或是较广泛或较抽象的应用性研究，讨论部分经常是单独的。但无论是哪种情况，讨论都与导言部分紧密相关。在导言部分出现过的某些核心问题可能将在讨论部分再次出现。应注意的是，如果说导言部分是“沙漏”形报告的上瓶，方法和结果部分是“沙漏”形的最狭窄部分——瓶颈，那么讨论部分就是“沙漏”的下瓶。导言部分的叙述是由宽到窄，而讨论部分的叙述方式则正好与之相反，即由窄到宽。

一般讨论部分的开头是告诉读者从研究中掌握了什么，通过明确的叙述来说明之前的研究假设是否得到证实，或明确回答导言部分提出的问题。但是，这里不是简单地再次解释和重复结果部分已总结的观点。在讨论部分主要针对以下问题：根据研究结果还能够得出什么推论？这些推论中，有哪些与研究的数据资料结合紧密？哪些与理论更加相关？从研究结果来看，其理论内涵和实践内涵又是什么？

在讨论部分，还可以把自己的研究结果与在文献评论中列举的那些研究结果进行比较，分析是否能够验证它们的结论或正好相反。同时，还可以讨论自己的研究存在哪些缺陷以及将自己的结论推广时所必须具备的条件及受到的限制等。此外，还要提醒读者注意以下问题：① 研究所用样本的特点，理解这一样本与希望外推的其他总体之间出现差异的可能性。② 可能对研究结果有影响的某些特定方法，或某种方法的个别特殊性质，或者任何其他可能对结果产生影响的因素。③ 特别要注意的是，应接受阴性的或未意料到的结果，不要用歪曲的意图来解释它们，而应如实地陈述和详细地讨论这些结果。

除了上述内容，讨论部分还包括：本次研究仍未能回答的相关问题；在研究中新出现的问题以及对有助于解决这些问题的研究建议等。在实际发表的研究报告中，相当一部分是以对进一步研究的建议来结束整个研究报告的。但按照“沙漏”的形式，研究报告的结尾部分应是关于人类行为或整个社会的一般性陈述，而不是只有少数研究人员感兴趣的具体细节。

一般情况下，研究报告的讨论部分不宜太长，有社会学家认为讨论部分的长度通常与研究结果的清晰程度之间存在负相关。即讨论部分越长，读者对研究结果越不清晰。

五、小结、摘要、参考文献、引文、注释及附录

（一）小结和摘要

研究报告往往还包括一个非常简要的小结，目的是再次对整个报告的各个部分进行一个纲要式的总结。因此，其涉及总的问题的陈述、先前已有的研究结果、

研究设计的描述、资料收集方法、抽样程序、主要的结果、各种结论和推论以及更广泛意义上的讨论等。

许多专业杂志上发表的研究报告常以摘要来取代小结。摘要是一种更为简明扼要的小结，通常它作为一个单独的部分置于研究报告的开头。一般来说，摘要只有100～200字，但却能使广大读者能够很快地对研究目的、主要内容、研究方法、结果和结论有一个总的了解，并决定是否继续阅读整个报告的具体细节内容。由于篇幅所限，摘要极不容易写好，需要字斟句酌，以突出关键内容、省略次要内容。

研究报告《新时期城镇化进程中的农民工问题与对策》的摘要如下：

在新时期城镇化进程中，农民工的流动具有新的特点：农民工基数大、集中度高，造成流向偏差进而引发“大城市病”，面临组织化程度低、社会地位被“边缘化”、经济贡献与利益分享上的失衡，并且新生代农民工和返航农民工正从农民工群体内部分化出来。在这种情况下，应增强中小城市的吸引力，加强城乡劳动力市场一体化建设，为进城农民工提供必要的公共服务和社会保障，加强职业技能培训，合理引导农民工“返航”潮流，帮助新生代农民工融入城市，防止“拉美陷阱”的出现。

（二）参考文献

参考文献指列出在研究过程和论文撰写时所参考过的有关文献的目录。在研究报告的结尾处，需要将整个研究报告中引用过的所有著作和文章的目录一一列出来，并用“参考文献”作为标题将它们集中成一个单独的部分。列出文献目录不仅是对科学负责，也是向读者提供进一步研究的线索。因此，研究报告中列出的文献应设计科学、方法可靠、论证水平高、结论正确。参考文献的格式如下：

1. 专著(其文献类型标识符为[M])

[序号]　编著者.专著名称[M].版次(第1版可省略).出版地:出版者，出版年:起页-止页(起止页也可不写).示例如下：

[1]　林果为，沈福民.现代临床流行病学[M].上海:复旦大学出版社，2002:102-103.

[2]　LILIENFELD AM, LILIENFELD DE. Foundations of epidemiology [M]. 2nd ed. New York: Oxford university press, 1980.

2. 期刊中论文(其文献类型标识符为[J])

[序号]　作者(前3名，用逗号分开，其余作者加“，等”).题名[J].刊名，年，卷(期):起页-止页.示例如下：

[1] 陈璐璐.胰岛素类似物及其临床应用[J].中国实用内科,2005,25(11):1048.

[2] PURRELLO F, RABUAZA AM. Metabolic factors that affect beta-cell function and surviva [J]. Diabet Nutr Metab, 2000, 12(1): 84-91.

(三) 引文、注释

研究报告中有时还需要援引他人的论述、结果、数据,以支持、佐证或说明自己的观点或结论。需要注意的是,凡是报告中引用他人的资料,一定要注明其来源,决不能将他人的工作和成果不加说明地放在自己的报告中使用。引用的具体方式主要有两种:一是引用他人的原话、原文时,用引号引起来,然后再用注释注明;二是只援引他人的观点、结论,但不是其原话、原文时,则不用引号,只需在其后面用注释注明即可。

对于研究报告中引用的他人的资料以及有些不易理解的概念或内容,常常需通过加注释来说明。注释的作用主要有:指出引用资料的来源,供读者参考并查证;遵守学术道德,不把别人的成果占为己有;既可以帮助读者解释报告中的疑难问题,又不会使报告中断和显得过于冗长。

注释的形式主要有3种,即夹注、脚注和尾注。夹注就是直接在所引用的资料之后,用括号将其来源或有关的说明括起来,对引文进行注释或提示。示例如下:

流行病学是研究人群中疾病与健康状况的分布及其影响因素,并研究防制疾病及促进健康的策略和措施的科学(李立明,2003)。

我国15~24岁青年中,有82.3%的人已经就业。(参见《中国青年报》,1986-04-10)

前一个夹注的形式常与报告最后的“参考文献”相呼应。在参考文献中,一定要列出一条与此夹注相呼应的文献,即应有下列文献:

李立明.流行病学[M].北京:人民卫生出版社,2003:1-575.

脚注即在所引用资料处只标注一个注释号,例如,在该资料后的右上角用①、②、③等来标明,然后在该页的最下端,用小一号的字体说明引文的出处、时间等,或做出有关的解释。

尾注则是将所有的注释都移到文章的结尾处,一并列出,并冠以“注释”的标题,而不是排在各页之下。目前学术刊物上发表的研究报告中,这3种注释形式都在使用,不过不同的刊物各有其特定要求。

(四)附录

研究报告的最后部分是附录,一般包括以下材料:问卷、态度量表、实验中的刺激材料以及实验设备或研究背景的照片和草图等。这些材料由于篇幅太长而不适合置于研究报告的正文部分。附录内容可以帮助读者了解研究的各个细节,或者可以回答在报告的正文部分由于省略某些内容而可能导致的某些疑问。此外,某些数据表格或者附加的数据分析,由于分量太大或与主题关系不密切等也可放在附录中。

由于专业杂志的篇幅有限,所以,绝大部分杂志上发表的研究报告都没有附录。如果读者对某一研究的数据资料有疑问,或者希望重复这一实验,可以直接与原作者进行联系和交流。但硕士学位论文、博士学位论文及学术专著通常需要包括附录。

六、关于撰写研究报告的几点建议

1. 语言简单、平实

一篇高质量的研究报告在撰写上应遵循的最重要标准是准确、清楚、客观、严密。研究报告的撰写与新闻报道和文学作品不同,后者往往注重文学性和可读性等,而研究报告十分强调报告的准确性、客观性、严密性和简洁性。因此,在行文时,尽量用平实的语言撰写,以简单明了的陈述、科学严谨的内容为标准,清楚明确地表达研究的结果。

2. 客观陈述事实,避免使用主观色彩较浓的语句

叙述中最好用第三人称或非人称代词,尽量不要用第一人称。例如,用“作者发现……”、“研究者发现……”、“笔者认为……”,或者用“这个结果表明……”、“这些数据说明……”等,而不用“我认为……”、“我们发现……”等。

3. 行文时,应以向读者报告的口气撰写

撰写研究报告时不要表现出那种力图说服读者同意某种观点或看法的倾向,更不能将自己的观点强加于人。因为读者阅读研究报告时,关心的主要是研究得到的客观事实以及研究结果和发现,而不是作者个人的主观看法。虽然在研究结论的阐述中离不开作者的主观分析和思考,但这种结论的得出是研究资料和客观事实的逻辑分析结果,而不是作者个人的主观看法的延伸。

第三节　定性研究报告的撰写

前面介绍的各节内容主要为定量研究报告的撰写，本节补充介绍定性研究报告的特殊之处。

一、撰写要求

定性研究报告没有十分固定的格式，不同的定性报告其结构不同，在撰写方法上也无特定规则可循。可以说，定性研究报告在撰写上最重要的可能就是资料与分析的有机连接。因为定性研究报告受到资料性质的限制，必须用较大的篇幅、较多的文字语言来表达资料和证据；同时，研究者的分析也必须与这些材料相互印证和配合。在撰写定性研究报告的过程中，初学者常犯的主要毛病就是材料的表达、描述与其分析相互脱节。例如，大段地描述实地研究过程中收集到的特定人物或特定事件的细节资料，描述具体现象的微观过程，却很少对这些资料的具体内涵进行分析和阐述。

同时，在撰写定性研究报告时还存在一个恰当地缩减资料的问题。一般来说，无论是实地研究还是历史比较研究，研究者所得到的资料都是十分丰富的。有的实地研究者可能会记下几万、十几万，甚至是几十万字的实地记录。然而，在一篇研究报告极其有限的篇幅中，研究者实际利用的资料可能只占全部资料的5%～20%。如何恰当地、有效地精简资料，成为撰写定性研究报告时的一个主要问题。在撰写定量研究报告时，对大量的数据资料进行统计分析后，往往可以将其简化成少数几个表格甚至是几个数字。但在定性研究报告中，尚无这种高效的压缩工具。

二、撰写方式

在具体撰写方式上，定性研究报告（尤其是实地研究报告）与定量研究报告之间具有一个十分重要的差别：即报告者的语气。在定量研究报告中，研究者往往用比较客观的、正式的、旁观者的语气来描述和表达整个研究。一般采用第三人称如“笔者”、“研究者”，或者是用非人称的“研究结果”、“数据”等来表述。与此相反，在定性研究报告中，研究者却往往采用十分主观的、非正式的、参与式的，甚至个人化的语气和方式来进行研究的描述和表达。此外，定性研究报告常常是从“我”的角度来进行描述、分析。这或许是由于定性研究者常常直接卷入所研究现象的背景中,并直接与研究对象打交道,尤其是他的观察、感觉和认识,常常是其研究过程的一部分的缘故。

在实地研究报告中,研究者也需要对研究方法、研究过程进行介绍、说明。当然,这种描述和说明不像定量研究报告那样格式化,而是一种研究过程中自然的记录和描述。在历史比较研究报告中,通常看不到作者对研究方法的说明,而只有一些对所用资料的说明以及很大篇幅的文献目录和注释等。

（苏虹）

第十一章 医学社会科学研究评估

第一节 医学社会科学研究评估概述

一、医学社会科学研究评估的概念

所谓医学社会科学研究的评估(evaluation),是指运用社会学研究方法的原理,按照社会学研究过程的逻辑,从社会学研究方法的技术性角度,对已经取得的医学社会科学研究结论及其研究报告进行有效性检验,判断该项研究结论的可靠性程度和可以推论的范围,从而确定其可信程度,并对结论的解释和其对社会学理论的贡献作出评估。由此可以看出,评估的过程其实也是一种对医学社会科学研究的系统分析,或者说是对医学社会科学研究报告的解析。

20 世纪 50 年代,美国著名的社会学家、社会学方法专家 P·拉扎斯菲尔德首先倡导并系统地创建了社会学研究评估的方法和技术。

当时的社会学研究主要面临着两方面问题:

其一,是建立在社会统计学基础之上的社会学定量研究方法被越来越普遍地运用。社会学研究人员发现,在设计好的研究方法和运用这些方法到研究的实施过程之间,总是存在着许多不同程度的技术性差距。如研究方法提供了如何保证抽样合理性的一套原理和技术,但实际研究过程中,由于研究者缺乏运用和执行方法原理的实际能力,导致样本的有效性程度与理论上的要求总是存在着一定的差距,这种误差必然会对研究结果的有效性产生影响。所以,当社会学研究方法体系已渐趋完善时,研究人员的实际操作能力就比掌握研究方法的各种理论知识更为重要。而要尽可能地控制上述问题的出现,就必须对研究的每个技术性环节进行评价。

其二,对社会学研究结论进行正确评价意义重大,是所有新开展研究的基础。任何一项社会学调查研究之初,研究者都需要大量搜集、阅读及分析各种相关的文献,包括该领域内已做过的研究报告。但研究人员必须判断并评价这些研究报告的可靠性。否则，无论是进一步的研究，还是在此基础上去做理论上的推论，都会存在很大风险，甚至可能将新的研究引入歧途，并造成极大的浪费。因此，如何正确评价一份研究报告，也是意义重大的方法论问题。

正是基于上述两方面的原因，评估方法和技术发展很快，并逐步形成了一套相对独立、日渐完善的技术体系。至今，社会学研究的评估越来越发挥出其不可替代的学科功能和社会功能，也是现代社会学研究者，包括医学社会科学研究者必须掌握的方法和技术。

医学社会科学研究的评估所关注的不是一项研究应该怎样设计和实施，而是一项已经完成的研究是如何设计和实施的。它要通过阅读和评价研究报告来回答研究的设计和实施过程是否合理、有效。也就是说，评估者不仅要注意理解研究报告，更重要的是要注意分析研究报告的程序和技术要素，如研究者使用了哪些资料、数据、表格；选择了哪些研究方法和手段；这些要素与研究结论之间的联系怎样等。因此，医学社会科学研究的评估实质上就是对其研究结论加以验证。

二、医学社会科学研究的类型

任何一项医学社会科学研究，无论其具体运用了哪种研究方法，最核心的技术性问题都是怎样有效地将证据与理论联结在一起，即如何更好地获取所需证据，并运用这些证据来解释、检验理论或者构建一种新理论。

按照理论与证据联结的性质不同，医学社会科学研究可划分为两大类型，即理论检验（theory testing）和理论构建（theory constructing）。

1. 理论检验

所谓理论检验，是指通过调查研究对已有的医学社会科学研究理论加以验证，即确定理论的正确性程度，并对理论的错误及疏漏进行修正和完善。此类型研究中，理论—证据联结的性质表现为：搜集资料获取证据的目的是为了验证理论，评价理论的正确性程度，同时引申出需要进一步研究的问题。

2. 理论构建

所谓理论构建，是指研究人员通过调查研究对那些还缺乏理论上解释的医学社会学问题，来建立关于该类社会现象问题的理论。此类研究中，理论与证据联结的性质表现为：搜集资料获取证据的目的是为了构建理论，为了对某一社会现象作出社会学意义上的归纳、概括和合理解释。

不过需要注意的是，事实上，在许多医学社会科学研究中，上述两种类型往往是互相包含，互为基础的。因为这种形式上的划分是相对的，从一个比较长远的研究进程来看，它们常常构成前后相继的不同研究阶段。

三、医学社会科学研究资料的性质

医学社会科学研究搜集到的用以分析的资料可分为定性资料和定量资料。

一般来说,以理论检验为目的的医学社会科学研究所依据的多是定量资料,即统计学资料。相应地,在理论检验的调查研究中,多采用结构性调查,即事先设计好标准化问卷,按照一定的标准选取样本,运用统计学原理处理资料数据,再通过各种数据分析来确定检验理论的证据。

而以理论构建为目的的医学社会科学研究所依据的多是定性资料。研究者在调查过程中多采用非结构性调查,如观察法、访谈法等。研究的程序不是预先明确制定的,而是在实际调查过程中随研究进展逐步展开形成的。调查资料的形式也多样,包括数据和各种文字、视频、音频资料。研究人员从上述这些资料的分析中获取有价值的信息,根据这些信息提炼出概念,然后上升到理论的概括。

不同类型的研究特点决定了对资料性质的不同要求。理论检验研究其目的是通过调查研究来对理论加以验证,需要精确的统计资料来进行数量分析,以检验一种理论解释的可靠性程度。同时,社会学理论的实证性特点也决定了其可检验性。相反的,理论构建研究其目的是为了建立理论,起初只有现象问题,没有理论,需要从经验事实中进行归纳概括,因此不可能预先设计出严格的研究程序。同时,由于研究的目的注重在总体上把握研究对象的基本特征,就没有必要进行大规模的精细的统计学分析。而正是因为研究资料性质的不同,才造成理论检验研究和理论构建研究在理论—证据联结方式上的差异。

四、医学社会科学研究的构成要素

所谓构成要素,是指研究实施过程中不可缺少的基本技术环节,自然也是评估任何一项医学社会科学研究时必须给予特别关注的内容。它主要包括下列内容:

1. 选择合适的样本

包括样本合理的分布、样本具有代表性、科学的抽样过程、抽样误差的控制等。

2. 操作化

包括将理论命题转化为经验命题、测量指标对概念的有效性、定义经验变量、确定分析单位等。

3. 资料分析

包括对各种调查研究资料的分类、处理和解释以及确认资料对经验命题的有效性等。

第二节　医学社会科学研究评估的基本程序和方法论依据

一、评估的基本程序

对任何研究进行评估，其整个过程都要围绕理论—证据联结的可靠性程度展开，重点考察其研究过程各基本要素间联系的有效性。

评估的基本程序，也即基本分析框架，是根据研究过程中各个环节的有机相继关系获得的。其基本原理是：按照社会学研究方法体系和研究过程的基本逻辑规则，将每一步骤中的核心要素抽取出来，按照他们内在的逻辑关系组成一个模型，也即理论—证据联结的基本形态，这一模型就是评估的基本程序。

1. 理论检验研究

任何一个理论检验研究过程都可抽象为下述逻辑关系：

A 理论→B 假设（理论命题）→C 操作化（研究方法及研究设计）→D 现场调查（研究的实施）→E 研究结论。

(1) A 理论　是任何一项研究的基本出发点或终点，它是关于社会现象内在关系的解释性陈述。

(2) B 假设（理论命题）　研究过程中具体问题的命题形式，同时也是理论中所有基本概念要素间的逻辑关系。

(3) C 操作化（研究方法及研究设计）　是指具体研究过程的设计，即通过操作化将抽象的理论命题转化为可以度量的经验命题及量化指标。它包括：决定研究的程序；选择收集资料的方法；概念与指标的确定；选择抽样方法和样本；确定变量和分析单位等。

(4) D 现场调查（研究的实施）　实施操作化的设计程序，主要是资料的收集和处理。

(5) E 研究结论　分析研究资料的结果，提出对研究对象的合理解释，并反馈到上述 C、B、A 阶段。

通过上面的分解，就能清楚地从技术上对研究报告的各个部分及其逻辑关系给予把握。对任何一份理论检验研究报告所作的评估，都可以按照上述模型，对其中各个环节的所有要素加以有效性验证。

2. 理论构建研究

由于一项理论构建研究起初并没有理论及命题，而是要通过研究来建立理论，因此，上述评估的基本程序显然并不适合理论构建研究报告的评估。

考虑到理论构建研究是逐层由经验层归纳到理论层，而不是从理论层演绎到经验层，因此，评估理论构建研究的基本程序在理论检验研究评估程序的基础上调整为：

(1) C 操作化　根据研究问题的要求，在一定的理论范式的指导下，确定研究的起点，主要解决的问题包括：确定抽样方法及样本；确定研究者进入现场的方式及在现场的角色作用，也即研究者的身份是完全参与者还是作为观察者的参与者；或是作为参与者的观察者还是完全的观察者；确定现场记录的方式等。

(2) D 现场调查　由于理论构建研究过程的展开，既始终贯穿着研究步骤的设计，同时又贯穿着资料的分析，故可将研究过程称为"研究的自然历史"。因此，它要求研究人员具有较高的素质，现场调查比理论检验具有更高的技巧性，所有的分析资料必须依靠研究人员的亲身参与获得。同时，随着研究的进展，研究者还必须随时对已获得的资料进行概括和总结，以确定下一步计划。

(3) E 得出结论　主要包括如何摘编资料，从对资料的分析中产生与研究课题相关的概念。

(4) B 形成理论命题　包括对概念的解释，并说明过去已有的概念及新产生的概念；参与概念及研究者的理论概念；各概念之间的关系等。

(5) A 形成理论　包括研究的结果，对研究对象作出理论的因果关系解释。

二、评估的方法论依据

怎样判定"我们所获得的证据就是研究本身所需要的并且能够说明理论的证据"？从评估的角度看，理论—证据联结的可靠性问题实质上也就是理论—证据联结"有效性"问题，即证据对于理论来说是否有效，有效程度多大。这就需要引入"效度"的概念。其意义在于：如果研究者所获得的证据越是所需要的证据，就说明理论—证据联结有效性越高，研究所取得结论的可靠程度就越大。因此，对医学社会科学研究的评估可以通过对研究效度的检验来展开和完成。

将上述的评估程序分解，"ABCDE"程序由两部分组成：

其一，A→B→C，其任务是把抽象的理论转化为可度量、可实施的经验命题和指标。

其二，C→D→E，其任务是把经验命题和指标通过研究的实施转化为研究本身所需要的证据。

从中可以看出，C 阶段在整个研究过程中起着非常重要的承上启下作用。以它为界限，将研究过程可分为理论层次和经验层次。这两个层次在研究过程中的可靠程度分别是由两个效度来测定的，即“内部理论效度”和“内部经验效度”。“内部理论效度”是指一项研究在理论层次上理论命题和经验命题之间的有效程度，“内部经验效度”是指在经验层次上经验命题和结论（证据）之间的有效程度。因此，理论—证据联结的可靠性在评估中可具体转化为“内部理论效度”和“内部经验效度”。这就是对研究进行评估的基本依据。

当然，如果想在一个更大范围内来考虑一份研究报告的可靠性，还应该分析其外部效度，即它与其他相关的理论文献和研究结论之间的关系。

第三节　医学社会科学研究评估的方法和技术

一、对理论检验研究报告的评估

一般来说，对理论检验研究报告的评估可按下列步骤展开：

① 按照“ABCDE”模型的要求，将研究报告中的所有要素分别在A、B、C、D、E共5个步骤上罗列出来，这样一来研究报告的内在逻辑和各个要素之间的关系就非常清晰。在此过程中评估者不能曲解作者的原意，要准确地将作者的观点及研究过程表达出来。同时，如果有些作者未详细提供一份正规的研究报告所应该包含的材料，评估者必须通过自己的理解和分析将模型所要求的各要素从研究报告的描述性语言中“离析”出来，并作出必要的说明。

② 对操作化过程所包含的各要素进行评价。内容包括：所选定的资料收集技术是否符合研究的需要；抽样方法的确定及样本量大小是否合理；分析单位是否准确；设立的变量是否可靠；整个研究过程的设计是否完整科学等。

③ 对研究报告中所采用的资料进行再整理并作出细节性描述，必要时核实资料的来源及相关的各种文献和要素。整理出报告中的所有资料表格，理解其含义，并适当地去进行检验，从中发现可能存在的问题。

④ 内部经验效度评估。着重考察研究报告对经验层次上的资料所做的分析和描述的可靠性程度，主要从两方面：考察研究报告中对C、D、E三阶段的论述，对三阶段联系的有效性进行评价；考察研究报告中从E阶段向C阶段推论的表述，对结论和操作命题及所有变量的联结的有效性进行评价。在此过程中，要严格检查所有的表格及作者对它们作出的解释。

⑤ 内部理论效度评估。着重考察在理论层次上作者所提出的理论及命题理论的可靠性，即理论是否准确反映了研究课题的宗旨；理论命题是否准确代表了理

论的内涵。其次,还要着重评价理论命题(概念)和操作命题(指标)之间联结的有效性,如指标是否能真实表达理论命题的要求。同时,还要考虑抽样方法是否恰当,样本的代表性如何等。这有助于认识该项研究的应用范围。

⑥ 总体评价。对整个评估作出结论性的阐述,对研究报告及其理论价值和应用价值进行总体评价。

二、对理论构建研究报告的评估

一般来说,以定性资料为基本特征的理论构建研究,其核心问题是关于研究对象的概念及相应指标的产生过程,即研究者是如何通过实地考察提出概念和建立理论的。对理论检验研究报告的评估也分为两部分,一是分解研究过程的各基本要素并作出初步解释,二是应用社会学方法论的知识给予评价。

1. 分解分析部分步骤

① 操作化部分:着重关注研究的最初目的是什么;它以何种理论作指导;研究进行的时间地点;研究者的身份及其对研究本身的影响等。

② 现场调查部分:着重考虑研究者搜集资料的具体方法及资料本身是否合理恰当。

③ 抽样部分:如何确定抽样方法及样本量大小,代表性如何等。

④ 资料整理分析部分:整理分析方法如何,如何使用它们等。

⑤ 结果产生部分:研究者最后提出了什么概念和范畴;哪些是原有的,哪些是新获得的;哪些是参与概念,哪些是理论概念;相对应这些概念建立了哪些指标;最后,提出了什么理论和假设。

2. 评价部分步骤

① 评价概念—指标联结的效度:首先,检验每一个概念和相应资料的联系。需要注意的是,概念和指标的联结是通过若干个例证来达到的,因此要考虑所引证例证的有效性。其次,关注作者是怎样证明概念—指标联结的可靠性的,即在使用所获得的资料去说明概念—指标联结关系时证明是否合理。

② 评价理论命题的效度:结合对理论命题有关的经验证据的检验,进一步评价概念之间的关系。

③ 评价抽样方法及样本的代表性:关注由样本推及调查总体和一般总体,即作者是否分析了抽样本身对推论的影响,以及推论时是否对推论的可靠性作了证明。

④ 总体评价:方法与理论检验研究一样。

(周雨生)

第十二章　医学社会科学研究案例

第一案例　突发公共卫生事件的调查与控制

历史上，无数突发的灾害和事故导致了巨大的社会和经济损失，影响着人类的健康和幸福，引起了社会的动荡。随着社会和经济的发展，突发事件发生越来越频繁，如何避免突发事件的发生，或对已发生的突发事件进行处理，减少损害，已成为许多国家重要的公共卫生问题。

一、突发公共卫生事件的定义

突发公共卫生事件是指突然发生，造成或者可能造成社会公众健康严重损伤的重大传染病疫情、群体性不明原因疾病、重大食物和职业中毒以及其他严重影响公众健康的事件。突发公共卫生事件影响范围广，产生的危害严重，可对社会各方面产生暂时和长远的影响。因此，对突发公共卫生事件进行调查，分析突发公共卫生事件的时间、地点和人群分布及其影响因素，有助于尽快查明突发公共卫生事件的发生原因、发展规律，迅速建立应急反应体系和制定援救措施。

二、突发公共卫生事件调查方法和步骤

调查是突发公共卫生事件研究的起点，也是处理好某一具体突发公共卫生事件的关键一步，决定着后续工作的成败。突发公共卫生事件通常起初原因不明且发展迅速，调查人员应根据现场的具体情况，采取一定的调查方法和步骤，才能收集到较为完整的信息，有针对性提出特异的控制措施。但突发公共卫生事件现场复杂多样，在每次现场调查中这些调查步骤并不是必须固定的，而且在实际工作中也不可能完全按照固定的步骤顺序进行，这些步骤可以同时进行，也可以根据现场实际情况进行适当的调整。其一般步骤如图 12.1 所示。

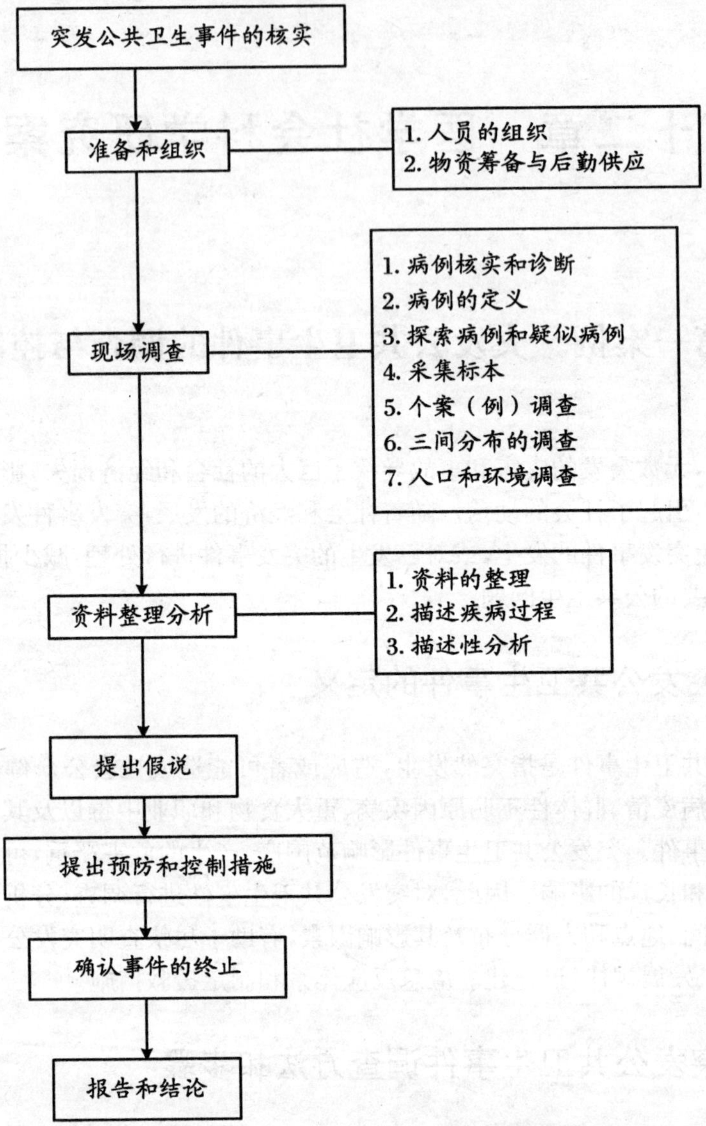

图 12.1　突发公共卫生事件调查步骤

三、四川省部分地区人—猪链球菌综合征疫情的调查与控制

2005 年 6 月下旬以来，四川省某市相继发生了以急性起病、高热、伴有头痛等全身中毒症状，重者出现中毒性休克、脑膜炎等主要临床表现。7 月 16 日起，发病

明显增多,22 日达到高峰,19～25 日发病稳定在较高的水平,7 月 28 日开始下降,累计发生病例 204 例,死亡 38 例。这些病例临床上起病急,多为突起高热,肢体远端部位出现淤点、淤斑,早期多伴有胃肠道症状、休克,病情进展快,很快转入多器官衰竭,如呼吸窘迫综合征、心力衰竭、弥漫性血管内凝血和急性肾衰等,预后较差,病死率极高。事件经新闻媒体报告后,引起社会群众的恐慌。

四川该地区疫情发生后,迅速上报到省卫生部门,卫生部门迅速召开各部门会议,讨论如何开展疫情调查以及到现场所要采取的初步措施,并迅速组织流行病学、实验室和食品卫生等专业人员赶赴疫点,进行疫情调查和处理。奔赴现场前充分准备了必要的资料和物品,包括:调查表、调查器材、现场预防控制器材、采样设备、试剂、电脑、照相机、个人防护用品和适合的交通工具。

(一) 突发事件的核实

到达现场后,迅速从多个渠道收集此次疫情的信息,并对不同来源的信息进行了分析。召集当地卫生防疫(现为疾病预防控制中心)和收治患者的医院的相关医护人员进行座谈和访谈,了解此次疫情的情况和各病例的具体症状和体征。并派遣经验丰富的公共卫生医师进行快速的现场访问,同时开展流行病学调查。根据座谈和现场调查表明,从 6 月 24 日到 7 月 21 日四川省某市几所医院陆续收治了 20 例不明原因疾病病人,病人发病初期均出现高热、乏力,伴有恶心、呕吐,后出现皮下淤血、休克等症状。截至 7 月 21 日,有 9 例病人经抢救无效死亡,1 例病人出院,10 例病人仍在住院治疗中,其中 6 例病人危重。调查还发现,该地及周边地区在此之前已有多例类似病例发生,均经抢救无效而死亡。据群众反映,该地区有大量的病猪死亡。这些病例临床表现复杂,病情凶险,都表现为多器官损害,确认疫情存在。

(二) 现场调查

现场调查是突发公共卫生事件调查的核心,是建立病因假说的基础。主要内容和步骤如下:

1. 病例核实和诊断

调查组到达现场后,先到收治患者的医疗机构了解情况,收集病人的基本情况,如年龄、性别、地址、职业、发病时间和发病前后的活动情况等。

2. 采集标本

血清学检测和病原体的分离和鉴定对于探明突发公共卫生事件的发生原因具有重要意义,发生原因的查明有助于找到针对性的防治和控制措施,因此现场调查常常需要采集标本。调查人员对病人血、尿、粪便和咽拭子等标本进行了采集,采集后迅速送检，并进行妥善地保存。

3. 个案流行病学调查

对所有发生的病例均按统一标准进行个案调查，主要内容有一般情况、发病情况、主要临床表现、实验室检验情况、治疗情况、预后情况、近日饮食情况、饮水情况、与病死牲畜接触史、病人家周围环境、病人家周围类似病人发生情况、病人家周围猪等动物的病死情况等。

4. 流行病学调查

在实际的爆发调查中，很少只用一种流行病学方法进行调查，往往在一次爆发调查中可能运用多种方法进行调查。

① 刚开始可用现况调查和生态学研究，对疾病的人群、时间和地区分布进行了流行病学调查。三间分布的调查有利于描述所研究疾病的流行规律和探索所研究疾病的病因基础。因为，疾病的分布特征受病因所左右，所以它可提供病因、问题或假设的线索。另外，可以认识疾病流行的基本特征，并且为合理地制定疾病的防治、保健对策及措施提供科学依据。

② 随着调查的深入，需要对建立的假说进行检验，这时可以运用分析性研究进行调查研究，通过对发病和未发病的人群、有暴露和无暴露的人群进行比较，探讨和验证爆发的原因。

③ 病因比较明确后，针对爆发采取了适合的预防控制措施，这时可用实验性研究，比较采取措施前后发病是否减少或爆发是否终止了，来验证病因和判断预防控制措施是否合适。

5. 人口和环境调查

调查发病人群的总人口数，人群的人口学特征，尽可能获得当地有暴露危险人员的名单、发病单位的情况等资料。收集当地所有可能与发病有关的水、食物、空气等样本的基础资料，并据调查结果提出最初的病因假设。

（三）资料分析

1. 实验室诊断

对病人血、尿、粪便和咽拭子等标本进行相关实验室检测，排除了炭疽、流行性出血热、伤寒、疟疾和钩端螺旋体病等传染病。根据病人症状、体征和实验室资料，结合描述性流行病学资料信息，经专家会诊，初步诊断为“感染性中毒休克综合征”。

2. 三间分布

(1) 空间分布特征

① 发病区域相对集中，主要发生在四川资阳、内江等地，如图 12.2 所示。

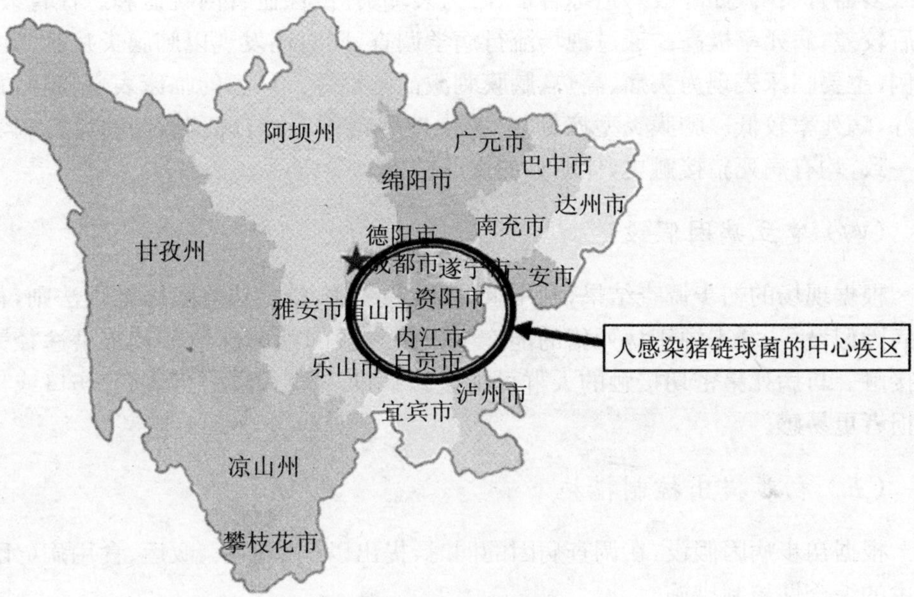

图 12.2　发病区域

② 疫情呈点状散发：调查表明，所有疫情均发生在农村、地处偏远、经济条件较差的地区。动物疫情也只发生在散养户，且大都为养殖场地卫生条件差、圈舍通风不良、阴暗潮湿的。卫生条件相对较好的养殖大户和规模化养殖场未见疫情报告。

③ 从流行病学角度分析，疫点之间无直接相关性。据实验室检测和现场流行病学调查表明，人感染病例均因私自宰杀、加工病死猪而得。大部分动物疫点所处区域相对独立，只有少数疫点靠近交通主干道，各疫点间相隔较远，彼此之间无直接流行病学相关性，说明疫点间相互传播的可能性不大。

(2) 时间分布特征　调查表明，6～8 月份疫情区域的气候属湿热多雨季节。其中疫情最严重的资阳、内江平均气温较去年同期高近 2℃，湿度高 2～5 个百分点。

(3) 人群间分布特征　病例均为男性农民，年龄在 30～70 岁之间，以青壮年为主。病人间无直接联系，无可疑饮食饮水史和外出史，但均有病死猪接触史，有明显的皮肤破损史。密切接触者中无人发病，没有发现人传染人的现象。动物疫情中，发现同群猪发病概率较小。

3. 主要临床特征

多数病例发病初期均出现高热，全身不适，眩晕。临床上起病急，多为突起高热，肢体远端部位出现淤点、淤斑，早期多伴有胃肠道症状、休克，病情进展快，很快转入多器官衰竭,如呼吸窘迫综合征、心力衰竭、弥漫性血管内凝血和急性肾衰等,预后较差,病死率极高。通过现场流行病学调查,同时还发现以脑膜炎症状为主的病例,主要临床表现为头痛、高热、脑膜刺激征阳性等。该型的临床表现较轻,预后较好,病死率较低。脑膜炎型病例与"感染性中毒休克综合征"病例的流行病学特征一致,均有病死猪接触史,伴明显的皮肤破损。

(四) 建立病因假设

根据现场的初步调查结果,利用求同法、共变法、排除法等病因推理法则,得出其病因假设——"来源于病死猪的能产生较强毒素的细菌感染",其感染途径为直接接触。与病死猪密切接触的人群可能是该病的高危人群,尤其以有伤口或皮肤破损者更易感。

(五) 初步提出控制措施

根据初步病因假设,在调查病因的同时,提出以严禁宰杀、贩运、食用病(死)猪为主的综合性控制措施。

1. 宣传教育

采取多种形式向村民宣传,如村民发现自家的猪精神萎靡、食欲不振,要及时向兽医报告;一旦猪患病死亡,要立即报告畜牧兽医部门;村民要做到不私自宰杀、贩运、销售、购买、食用病猪和死猪;对死猪尸体不许乱扔,对其实行火焚或加双层漂白粉远离水源深埋。

宰杀、贩运、加工人员应穿长袖工作衣服,戴手套,穿高靴,加强个人防护,皮肤有伤者暂不要从事此工作。

2. 主动进行传染源监测

疾病控制机构主动与当地畜牧兽医站联系,建立猪间疫情通报机制;在炎夏高温季节每周一次主动到当地养猪专业户,养猪场调查了解猪病情况;通过各种途径,随时随地收集猪病信息。

3. 主动病人监测报告

医院应密切注视疑似就诊病人,一旦发现,及时报告当地卫生局和CDC。

(六) 寻找病区

在实施控制措施的同时,各专业专家积极寻找此次疾病的病因。在疫情初期,由于缺乏病原学结果,其诊断标准主要围绕流行病学和临床特征来制定。但随着实验室检测不断深入,病原学结果的线索逐步清晰。在排除了炭疽、流行性出血热、伤寒、疟疾和钩端螺旋体病等传染病后,无菌操作采集患者血液、脑脊液和病死猪的内脏(心、脾、肝、肾、淋巴结)等标本,直接接种于血平板等培养基,或增菌培养,菌落经革兰染色后从形态学鉴定,同时进行微量生化试验和API生化试验。从病人标本中分离到的高度可疑菌为链球菌,从猪标本中分离培养到链球菌和巴斯德杆菌。

病例的临床表现与国外20世纪90年代后报道的链球菌中毒性休克综合征(STSS)相似。通过现场流行病学调查,同时还发现以脑膜炎症状为主的病例,主要临床表现为头痛、高热、脑膜刺激症阳性等。

现场流行病学调查还发现,1976～1982年间,四川省内江地区(现资阳市和内江市)、自贡、成都、绵阳等地生猪曾发生猪链球菌病,发病率为0.1%～0.4%。本次疫情严重的8个地市中,资阳、内江、自贡、成都均为历史疫源地,病死猪占全部病死猪的98.3%。四川历史上未发生过疫情的地市此次均未发生疫情。6～8月份疫情区域的气候属湿热多雨季节。其中疫情最严重的资阳、内江平均气温较前一年同期高近2℃,湿度高2～5个百分点。本次疫情始于6月24日,集中发生在7月份,与1976年四川原内江地区疫情发生时间一致,与1998年江苏南通地区疫情发生的时间与气候特征也相似。

(七)加强疫情防控措施

在明确此次可能是由于接触病死猪导致的人—猪链球菌感染综合征的爆发。各级政府迅速制定下发了《人感染猪链球菌病的临床表现、诊疗要点和防控措施》、《人感染猪链球菌病的诊断和核实程序》和《猪链球菌病应急防治技术规范》,并确保各项防治措施得到实施。

1. 建立应急工作体系

各级疾病控制机构建立完善、高效的应急工作体系。

① 制定好应急预案。

② 准备好追踪、调查、消毒、处理、采样、化验的物资。

③ 成立应急组织:包括疫情搜集分析传递小组、流行病学追踪调查小组、现场消毒处理小组、采样化验小组和综合调配材料小组。

严格疫情监测和报告制度,提高疫情预警预报和早期应急反应能力,及时制定和修订各种技术方案,指导防治工作科学、规范的开展,如制定人感染猪链球菌病流调方案、病例报告程序、疫情核实诊断流程和《猪链球菌Ⅱ型感染疫情调查与监测方案》,规范了监测及临床判定标准;二是动员各方力量,充分发挥专业机构和人员的作用,开展拉网式疫情普查,及时发现和处理人间和动物疫情。

2. 疾病监测与生猪检疫

主动病人监测报告:疾病控制机构接到报告后,要启动本机构应急预案;发现病人后立即开展追踪调查，并作疫情分析，控制疫情的扩散。流行病学调查的重点是病人一周内的情况：

① 病人从事的劳动与活动，去过的地方。

② 病人家庭养殖情况，周围养殖情况。

③ 病人与家畜家禽接触情况，家畜、家禽发病情况。

④ 病人接触家畜家禽时的接触方式和穿戴情况。

⑤ 病人皮肤是否有破损、挠痕。

⑥ 病人是否吃过畜禽肉，是否煮烂熟透，加工过程是否生熟分开。

⑦ 病人是否接触过其他患者，接触方式。

⑧ 其他情况和临床表现。

建立、健全生猪疫情报告制度，对病、死猪取其病灶部位、脓灶、血液、淋巴结和各组织脏器等进行压片镜检以及病原分离与鉴定。实行生猪集中屠宰制度，统一检疫，严禁屠宰病、死猪；同时加强上市猪肉的检疫与管理，禁售病、死猪肉。

3. 临床病例诊断标准

只有确立诊断标准之后才能明确病例和疑似病例，对病人进行恰当的治疗，对病人的密切接触者进行医学观察，掌握爆发的疫情，采取恰当的防治措施。参考美国 CDC1993 年制定的链球菌中毒性休克综合征（STSS）诊断标准，并结合本起疾病的特点修正制订诊断标准为：

① 链球菌中毒性休克综合征（STSS）：

i 检出链球菌：从无菌部位如血液、脑脊液等处分离到链球菌。

ii 临床表现：血压降低，成人收缩压在 12 kPa（90 mmHg）以下，伴有下列两项以上的多脏器功能不全：A. 肾脏功能不全；B. 血液凝固障碍；C. 肝脏功能不全；D. 急性呼吸窘迫症；E. 全身性淤点、淤斑；F. 软组织坏死、筋膜炎、肌炎、坏疽。

iii 有与病、死猪接触史：在发病前几天有与病、死猪密切接触史，如屠宰、销售等。

同时符合 i、ii 项，或者 ii、iii 项者，并排除其他疾病，即可诊断。

② 脑膜炎型综合征：

i 链球菌检出。同上。

ii 临床表现：a. 脑膜刺激症状；b. 脑脊液改变。

iii 与病、死猪接触史。同上。

同时符合 i、ii 项，或者 ii、iii 项者，并排除其他脑膜炎，即可诊断。

4. 疫点和疫源地处理

疾病控制机构对于追踪调查出的传染源存在的猪场，在农牧部门处理病死猪后，对于场院、舍、圈，使用 5 000 mg/L 有效氯的漂白粉溶液进行喷洒、喷湿消毒，对排泄物等用生石灰覆盖混拌，进行终末消毒。对发现与链球菌病死猪接触的屠宰、加工、饲养、贩运者，进行医学观察7天，主要观察指标为：发热、皮疹、头痛、呕吐等其他生命指征。

对病死猪要用有效消毒剂喷洒尸体表面，并用浸有0.2%过氧乙酸的棉球塞住口、鼻、耳等处后深埋（2 m），坑底铺一层漂白粉，最好集中消毒深埋，且远离饮用水源50米以上。

对于发生人感染猪链球菌病的家庭，对地面、墙壁、门、窗使用5 000 mg/L有效氯的漂白粉溶液进行喷洒、喷湿消毒。病人的呕吐物、排泄物使用5 000 mg/L有效氯的漂白粉溶液混泡消毒，对使用过的餐具、生活用品使用5 000 mg/L有效氯的漂白粉溶液浸泡消毒。病人尸体要消毒后火化。对病人的密切接触者予以7天的医学观察。

5. 落实综合措施

在当地政府的领导下，全面落实防治措施。

① 加强卫生监督，做好生猪疫情与人间疫情的监测与报告。

② 全面清理外环境，加强饮用水源的保护。

③ 重点加强屠宰人员的管理，落实以禁宰病、死猪为主的综合性防治措施。

④ 由公安、工商等部门牵头，各级政府派出监督员，分村包干，逐一落实各项措施。

截止8月4日12时，四川省累计发生人感染猪链球菌病204例。病例分布在资阳、内江、成都等12个市，37个县（市、区），131个乡镇（街道），195个村（居委会）。累计病死生猪647头，发生在资阳、内江、成都、绵阳、自贡、泸州、南充、德阳等8个地市、21个县（市、区）、88个乡镇、149个村。从8月4日到8月20日，四川省已连续16天无人新发病例，累计204例病例中，死亡38例，已治愈出院146例，现住院病例20例，病情稳定。从8月7日至8月20日，已连续13天无生猪新发病例。

（八）体会

本次突发公共卫生事件是由于养猪场地卫生条件差，圈舍通风不良，阴暗潮湿导致生猪感染了猪链球菌，人因私自宰杀，加工病死猪而感染发病。整个事件在各级政府的领导下，开展流行病学调查，积极寻找原因，启动应急机制，按照应急预案，采取一系列有效措施，使此次突发公共卫生事件得到有效的控制。此事件的处理，体会有以下几点：

① 运用流行病学方法对突发公共卫生事件进行调查，分析突发事件的时间、地点和人群分布及其影响因素，有助于尽快查明突发事件的发生原因、发展规律，

迅速建立应急反应体系和制定援救措施。

② 对突发事件的控制，既需要运用医学的力量，也需要运用社会的力量。政府部门进行领导，卫生行政部门进行指挥、协调，组织各方面社会资源，群众人人参与，使疾病得到有效的控制。

③ 突发事件对社会的影响，如造成的社会心理的影响，对社会经济的影响，对疾病预防产生的影响等，这些都是医学社会科学所应该关注的。

（九）后记

链球菌是一种革兰氏阳性球菌，根据血清学反应不同，分为20个血清群。不同血清群对不同的动物宿主有不同的致病性。近年来国外报道了数起 *R* 群的猪链球菌Ⅱ型感染人的事件，但每起报告病例数不多，一般为1～2例。人感染Ⅱ型猪链球菌通常表现为化脓性脑膜炎，伴有耳聋、运动功能紊乱，严重的病例发生中毒性休克综合征，导致多脏器衰竭及死亡。猪链球菌病多发生在屠夫、养殖厂工人、生肉加工和销售人员中，也有盗猎野猪者发病的报道。病人发病前均有和猪或猪肉的密切接触史。因此，国外有学者认为人感染猪链球菌是人类的动物源性职业病。

1. 传播途径

(1) 主要经过破损皮肤传播　屠宰、加工、饲养、贩运感染（病/死）猪过程中，通过破损皮肤接触，感染猪Ⅱ型链球菌。炎热潮湿天气，皮肤多有裸露，时有搔挠，造成皮肤抓痕，接触病猪后感染。

(2) 消化道辅助　食入没有煮烂熟透的病死猪肉感染。尽管未发现人传人的证据，但猪作为主要传染源，像其他人畜共患传染病一样，在缺乏有效干预下，疫情会不断扩散蔓延，病猪流向哪里，哪里的人群就有可能暴露于猪链球菌中。在屠宰、加工、贩运、饲养等过程中，遇有皮肤破损或食入，即可发病。在感染过程中，猪带菌量大，细菌毒力强，感染人后发病凶险。

2. 临床表现

(1) 猪发病的临床表现　猪发病的临床表现为呼吸急促，体温高达到42℃，四肢呈游泳状爬动，眼结膜充血，颈下、耳根、腹部皮肤出现紫红色出血斑，全身发抖，口吐白沫，并于1～2天内死亡。

(2) 人猪链球菌病的临床表现　从皮肤破损接触或食入病肉起到发病，最短数小时，最长7天，平均2～3天。

① 链球菌中毒性休克综合征（STSS）：STSS病例的主要临床表现：突起高热（占100%），最高体温达42℃；伴有头痛（占56.25%）及腹泻等胃肠道症状（占68.75%）；随后出现皮肤淤点、淤斑（占81.25%），淤点主要分布于四肢与头面部，不高出皮肤，无溃疡等；迅速出现少尿、肾衰（占81.25%）及肝功能损伤等多种器

官受损的表现，最终休克（占 100%）而死亡（占 81.25%）。

病例的潜伏期均在 2 日以内，STSS 的潜伏期，最短者从接触病死猪到发病只有 3 个多小时。

② 脑膜炎型综合征：链球菌性脑膜炎综合征主要表现为头痛（占 100%），高热（占 55.56%），均表现为脑膜刺激症状（占 100%），颈项强直，克氏征阳性（占 71.43%）和布氏征阳性（占 42.86%）等。但未见腹泻等胃肠道症状，也未见淤点、淤斑、休克、少尿等症状或体征。

链球菌脑膜炎型综合症病例潜伏期更短一点，均在 1 日内发病，最短者只有 1 小时。

【附录】

人感染猪链球菌病流行病学调查表

一、一般情况

1. 病患姓名：________
2. 年龄：________（岁）
3. 性别：1. 男　2. 女
4. 职业：1. 农民　2. 屠夫　3. 兽医　4. 生肉销售人员　5. 厨师　6. 饲养员 7. 医务人员　8. 民工　9. 工人　10. 学生　11. 干部职员　12. 家务 13. 待业　14. 其他
5. 住址：______市______县（区）______乡（镇、街道）______村______
6. 发病时间：____年____月____日____时，发病地点：________
7. 诊断：1. 是　2. 否
   何种诊断：1. 临床诊断　2. 实验室确诊
   诊断分型：1. 中毒性休克型　2. 脑膜炎型　3. 混合型
8. 疾病转归：1. 死亡　2. 痊愈出院　3. 治疗中

二、临床资料

（一）临床症状与体征

1. 是否发热？　1. 是　2. 否

就诊体温：______℃，最高体温______℃

2. 入院体检：脉搏____次/分，呼吸______次/分，血压_____/_____mmHg

3. 是否有以下临床表现？（在框内打“√”表示）

畏寒□ 咳嗽□ 咽痛□ 咽红□ 恶心□ 呕吐□

腹痛□ 腹泻□ 如有腹泻，每日大便次数：3～5次□ 6～10次□

头痛□ 全身酸痛□ 淋巴结肿胀□ 关节肿痛□ 昏迷□ 抽搐□

淤点淤斑□ 眼结膜充血□ 外周性面神经瘫痪□ 眼球震颤□

听力减退□（单侧□ 双侧□） 克氏征□ 布氏征□ 颈项强直□

呼吸困难□ 低血压□ 最低血压：____/____mmHg

其他临床表现：__________

(二) 临床检验(如相关项目的单位不一致，请在表中注明)

1. 血常规：

编号	检验日期	WBC(10^9/L)	淋巴细胞	中性粒	血小板(10^9/L)
1			____%	____%	
2			____%	____%	
3			____%	____%	
4			____%	____%	

2. 脑脊液：浑浊：1. 是 2. 否

潘氏球蛋白试验：1. 阳性 2. 阴性

白细胞计数：____/μL 葡萄糖：____mmol/L(____mg/dl)

氯化物：____mmol/L

3. 粪常规：性状：1. 软便 2. 稀便 3. 水样便 4. 脓血便 5. 黏液便

6. 血便 镜检：红细胞____/HP，白细胞____/HP

潜血试验：1. 阳性 2. 阴性 粪胆素：1. 阳性 2. 阴性

粪便胆红素：1. 阳性 2. 阴性

4. 肾功能：

编号	检验日期	血肌酐(μmol/L)	血尿素氮(mmol/L)	血尿酸(mmol/L)
1				
2				
3				
4				

5. 肝功能检查：

谷草转氨酶 AST：______U/L　　谷丙转氨酶 ALT：______U/L

总胆红素 TBLL：______μmol/L　　胆汁酸：______

直接胆红素 DBLL：______μmol/L　　间接胆红素：______μmol/L

碱性磷酸酶 ACP：______U/L　　γ-谷氨酰转肽酶 γ-GT：______U/L

总蛋白：______g/L　　白蛋白：______g/L

球蛋白：______g/L　　白球比例 A/G：______

三、家禽、家畜养殖及接触情况

1. 居所环境卫生状况：1.很好　2.较好　3.一般　4.较差　5.很差

2. 猪舍定期喷雾消毒：1.是　2.否

是否养殖家禽、家畜？　1.是　　2.否

种类	数量	喂养方式		粪便堆放		商品饲料应用		饲料生产厂家	饲料购进来源	备注
		圈养	放养	集中	散放	是	否			
猪*										
牛										
羊										
鸡										
鸭										

注：养殖猪数量，填写近期病死猪疫情发生前数量。

3. 猪舍环境：猪舍面积______m^2

猪舍卫生条件：1.好　2.中　3.差

通风条件：1.好　2.中　3.差

4. 近一月内家中有无家禽家畜死亡(详填每一只病死动物情况)？

1.有　2.无

编号	动物种类	养殖时间	屠宰	处理方式				
				食用	销售	丢弃	深埋	焚烧

5. 病前一周内是否有与病、死猪等家畜及其制品接触史？1.有 2.无 3.不详

(1) 一周内初次接触时间：______年______月______日______时

方式：1.喂养 2.屠宰 3.销售 4.洗清 5.切割 6.搬运 7.深埋 8.食用 9.其他

如果参与屠宰，则所做工作？ 1.主要人员 2.协助人员

具体操作：1.用口直接吹气 2.刮毛 3.开膛 4.分割 5.清洗 6.蒸煮 7.其他

接触物品：1.毛皮 2.内脏 3.猪血 4.粪尿 5.生肉 6.熟肉 7.屠宰时污水

(2) 一周内最近接触时间：______年______月______日______时

方式：1.喂养 2.屠宰 3.销售 4.洗清 5.切割 6.搬运 7.深埋 8.食用 9.其他

如果参与屠宰，则所做工作：1.主要人员 2.协助人员

具体操作：1.用口直接吹气 2.刮毛 3.开膛 4.分割 5.清洗 6.蒸煮 7.其他

接触物品：1.毛皮 2.内脏 3.猪血 4.粪尿 5.生肉 6.熟肉 7.屠宰时污水

6. 接触后是否及时洗手？ 1.是 2.否

是否用洗涤剂或肥皂？ 1.是 2.否

7. 如一周内有接触史，则暴露部位是否存在肉眼可见皮肤破损情况？1.是 2.否

编号	伤口部位	何时产生	伤口类型	出血与否	备注
1					
2					
3					
4					

* 按以下选项填表：

伤口部位：1.手 2.前臂 3.上臂 4.脚 5.小腿

何时产生：1.宰杀1天前 2.宰杀前1天内 3.宰杀时

伤口类型：1.表浅划痕 2.片状皮损 3.深度伤口

出血与否：1.结痂封闭 2.开放未出血 3.开放出血

9. 其他

(1) 发病前一周内是否食用过肉类？　1.是　2.否　3.不详

如食用，则种类为：1.牛肉　2.羊肉　3.猪肉　4.鸡肉　5.鸭肉　6.其他　7.不详

(2) 发病前喝未煮沸的牛、羊奶？　1.有　2.无　3.不详

(3) 1周内是否参加过聚餐？　1.有　2.无　3.不详

其他同聚餐者有无腹泻？　1.有　2.无　3.不详

(4) 饮水类型：1.自来水　2.井水　3.河水　4.湖水　5.塘水　6.其他

(5) 喝生水习惯：1.经常　2.偶尔　3.无　3.不详

调查员签名：________　调查日期：________

审核员签名：________　审核日期：________

（黄芬）

第二案例　头脑风暴法在制定青少年控烟策略和措施中的应用

烟草对人类健康的威胁与伤害及其所造成的损失已被全世界所重视。研究表明，包括肺癌和其他癌症、心脏病及肺部疾患在内的25种危及人们生命和健康的疾病均与吸烟有关。世界范围内每年死于与吸烟有关疾病的人数高达350万，若不及时采取行动，预计到2030年，每年死于与吸烟有关疾病的人数将增至1 000万。中国作为世界人口大国，也是世界上最大的烟草生产及消费国，吸烟人数约3.2亿，占全球总吸烟人数的1/3。预计到2050年，每年将有300万人死于与吸烟有关的疾病。有统计结果显示，在美国，每出售一包香烟，国家就要支付7.19美元的医疗费和生产力损失费。世界银行的研究报告表明，烟草消费导致全球每年净损失2 000亿美元，其中50%以上的损失是在发展中国家。更令人担忧的是，目前在很多国家，青少年吸烟问题非常严重，不仅阻碍了青少年的健康成长，而且可能引发严重的社会问题。烟草的消费与其说是一种成年人的健康祸首，莫如说是一种“青少年的流行病”，大多数吸烟者是在青少年时期就开始使用烟草的。

我国青少年吸烟率近年来亦有上升趋势，开始吸烟的年龄大为提前。1996年全国吸烟行为流行病学调查显示：15～19岁青少年吸烟率为9.7%，开始吸烟年龄从1984年的22.4岁提前到19.7岁，据此估计全国15～19岁青少年吸烟人数已达900万，尝试吸烟人数有1800万。WHO预计，按照现有趋势发展，中国目前20岁以下青少年与儿童，将有2亿会变成吸烟者，其中至少有5千万人将因吸烟而早逝(35～69岁死亡)。此外，孕妇吸烟或被动吸烟的婴儿，更易出现婴儿猝死综合征、低体重、发育迟缓等；而且被动吸烟也可导致儿童多种疾病的发生，如肺炎、支气管炎、咳嗽、哮喘加重、中耳炎等，并造成儿童学习困难、行为与言语障碍等。美国每年仅因治疗儿童暴露于烟草所致疾病的花费就高达10亿美元。WHO估计全球有7亿儿童，接近儿童总数的50%生活在有吸烟者的家庭里。为了保护和提高儿童青少年的健康水平与生命质量，降低烟草危害，世界各国都在为控烟而付出各种努力。

为了在青少年群体中实施有针对性的控烟策略和措施，卫生行政部门决定召开一次能让头脑卷起风暴的座谈会，即以头脑风暴法，来解决那些比较简单并被严格确定的问题。

一、准备阶段

1. 确定议题

卫生行政部门的工作人员事先对所议问题进行相应的研究，并定下讨论内容，例如，“分析青少年吸烟的原因”、“如何推迟青少年吸烟的年龄”、“控烟困难的原因”、“何种形式的控烟策略和措施更适合青少年”。同时设定解决问题所要达到的目标，例如，提出具体的有针对性的青少年控烟策略和措施。一般而言，比较具体的议题能使与会者较快地产生设想，会议主持人也较容易掌握；而比较抽象或宏观的议题引发设想的时间较长，但设想的创造性可能也较强。本次拟解决的主要问题是采取何种策略和措施能够有效控制青少年吸烟。

2. 确定人选

选定参加会议的人员，一般以8～12人为宜，也可略有增减(5～15人)。参会者人数太少不利于交流信息、激发思维；而人数太多则不容易控制进程，并且每个人发言的机会相对减少，也会影响会场气氛。本次会议拟定10人，由不同领域的专家、学者组成，包括疾病控制部门、环境监测部门、相关学校的负责人等。会议时间拟定在1小时左右。将本次会议的时间、地点、所要解决的问题、可供参考的资料和设想、需要达到的目标等事宜一并提前通知参会成员，让大家做好充分的准备。

3．明确分工

确定1名主持人,1～2名记录员(秘书)。主持人的作用是在头脑风暴畅谈会开始时重申讨论的议题和纪律,在会议进程中起到启发引导参会者发言和掌握讨论进程的作用。例如,通报本次控烟策略和措施会议的进展情况,及时归纳参会者发言的核心内容,并提出自己的观点,活跃会场气氛;也可以在适当条件下请大家静下来认真思索片刻,组织下一个发言高潮等。记录员应及时将参会者提出的所有关于控烟的策略和措施进行编号,并简要记录,也可以写在黑板等醒目处,让参会者能够清楚地看见。在讨论中,记录员也应随时提出自己的想法,切忌持旁观态度。

二、热身阶段

这个阶段的目的是创造一种自由、宽松和祥和的氛围,使大家得以放松,进入一种无拘无束的状态。工作人员宣布开会后,首先说明本次活动的规则,然后可以随便谈点有关青少年吸烟的话题或问题,让参加者的思维处于轻松和活跃的境界。

为了营造气氛,激发参会者的创造性思维,可以从以下3个方面入手:一是会议室的桌椅可摆设成马蹄型(图12.3),马蹄型是目前被普遍认可的最具向心力的小组讨论格局;二是会议中应大量使用激励性的语言;三是在头脑风暴会正式开始前,还可以提出一些有关创造力的测试题,供大家思考,目的是活跃气氛,促进思维。

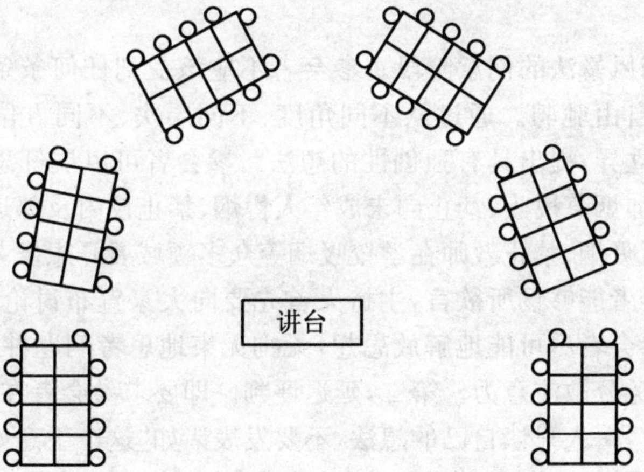

图12.3　马蹄形小组讨论格局

三、明确问题

工作人员简单扼要地介绍有待解决的关键问题。介绍时语言须简洁、明确，没必要过分周全。否则，过多的信息会限制参会者的思考，干扰其创新思维的发挥。例如，主持人可进行简单介绍，提出本次会议主要讨论如何推迟青少年吸烟年龄，采取何种策略和措施能够降低青少年的吸烟率等。

四、重新表述问题

经过一段时间的讨论后，参会者对要讨论的问题已经有了较深程度的理解。大家的发言主要集中在烟草获得性和烟草广告等方面。这时，为了使参会者对控烟问题的表述能够具有新角度、新思维，主持人或记录员可记录大家的发言，并对发言记录进行及时整理，并通过对记录的归纳，提出富有创意的见解以及具有启发性的表述，供下一步畅谈时参考。例如，如果前期讨论较少涉及环境因素，此时，主持人可以提出环境许可也可能是青少年吸烟的一个影响因素。于是大家纷纷发言，针对这一方面提出学校、青少年活动场所应设定无烟规定及标志、应制定禁止青少年吸烟的政策和规定等多条措施和策略。

五、畅谈阶段

畅谈是头脑风暴法的创意阶段。参会者不应该受到任何条条框框的限制，解放思想，让思维自由驰骋。通过从不同角度、不同层次、不同方位，大胆地展开想像，尽可能标新立异，提出具有独创性的想法。参会者可以展开思维，提出各人独特的想法，从增加烟草税收、禁止向未成年人售烟、禁止校内及邻近街区零售香烟、禁止在公共场所吸烟、禁止教师在学校吸烟等众多领域展开想像。

为了使参会者能够畅所欲言，主持人首先要向大家宣布讨论规则：第一，自由思考。即要求参会者尽可能地解放思想，无拘无束地思考问题并畅所欲言。但不要私下交谈，以免分散注意力。第二，延迟评判。即要求参会者在讨论会上不妨碍及评论他人发言，每人只谈自己的想法，不要发表诸如“这个主意好极了，我觉得对控烟有效！”、“这种想法太离谱了！”之类的“捧杀句”或“扼杀句”。至于对设想的评判，可以保留在会后组织专人进行分析。第三，以量求质。即鼓励参会者尽可能多而广地提出设想，以大量的设想来保证质量较高设想的提出。发表见解时要简单明了，一次发言只谈一种见解。第四，结合改善。即鼓励参会者积极进行智力互补，在增加自己提出设想的同时，注意思考如何把两个或更多的设想结合成另一个更完善的设想。

在讨论会上主持人积极引导参会者自由想像、自由发言、自由发挥，使彼此间的设想相互启发、相互补充，真正做到知无不言、言无不尽、畅所欲言，注意及时将活动发言记录进行整理和归纳。

按照这种会议规则和程序，参会者积极议论起来，有人建议学校应该开展预防吸烟的健康教育课；有人建议在工作场所和公共交通设施内应严禁吸烟；有人建议卷烟零售商不得把卷烟制品出售给 18 岁以下的青少年，违者将被处以重罚；有人提出应在电视上播放禁烟广告，在学校、医院等场所张贴禁烟广告；有人建议禁止在媒体、公共场所播放烟草广告，特别是针对青少年的广告宣传；也有人提出禁止烟草企业参加各种文体赞助活动，禁止与烟草的产品、标志的售卖活动有关的软广告。在不到 1 小时的时间里，参会者共提出近百条有关青少年控烟的策略和措施。

集体讨论结束后，主持人和记录员及时检查记录结果，并对各种措施和策略进行评价。检查这些记录的时候，要求寻找任何重复或者相似的答案，将相似的概念聚集在一起；剔除明确不合适的记录。例如，将有关增加烟草税收、禁止向未成年人售烟以及禁卖散装烟等归纳为烟草的获得性。在精简记录清单以后，继续采用小组讨论的方式，讨论其他的记录内容。

六、筛选阶段

活动结束后的一两天内，卫生行政部门工作人员应向参会者了解大家会后的新想法和新思路——例如，学校可以制订开展预防青少年吸烟的培训计划，禁止或减少播发影视人物的吸烟镜头——以此补充头脑风暴法讨论活动的记录。同时，组织专家对讨论会中获取的提议进行论证。专家们认为吸烟是一个公众问题，持续的教育、交流和合作对解决吸烟问题十分必要，但不赞成在烟草控制方面采用单一的方法。有关青少年控烟问题，专家们根据头脑风暴法讨论的结果，提出可以从多层面、多角度开展控烟工作，如从烟草获得性、成人榜样、烟草广告、环境许可和健康教育等多方面开展青少年控烟活动，抑制青少年烟草消费，减少烟草对青少年的诱惑，提高青少年对吸烟危害的认识和重视程度，提高预防烟草使用的基本知识、信念与技能，促使青少年理解吸烟非社会大多数人的习性以及减少烟草作用的环境压力，创立无烟环境等。

（苏虹）

第三案例 库鲁病研究——病因不明疾病研究的经典案例

1976年12月10日，诺贝尔医学奖被颁给了53岁的美国科学家D. Carleton Gajdusek博士。正是这位科学家为了探求疾病的奥秘，曾离开高度文明的世界，只身来到南太平洋新几内亚的莽莽丛林，重返原始的石器时代。冒着染病死亡的危险，在原始土著部落中生活研究，进行了大量艰辛的工作，终于揭开举世罕见的库鲁病之谜，从而被誉为人类慢性病毒感染研究的先驱。

1957年，Gajdusek博士应澳大利亚免疫学家Burnet的邀请，以客座研究人员的身份去澳大利亚墨尔本进行短期的工作访问。访问期间，他从澳大利亚北部澳属领地的一名卫生官员的报告中，获悉巴布亚新几内亚东部地区的部落中流行着一种古怪奇特的疾病。该病被当地佛尔族人称为“库鲁（Kuru）”病。在佛尔语中，“库鲁”一词含义是因寒冷或恐惧引起的震颤。

Gajdusek博士经了解初步认为，库鲁病是一种以小脑变性为特征的中枢神经系统疾病。患者最初感到头疼和关节疼，数周之后出现行走困难，并伴随着肢体颤抖。库鲁病发展到晚期阶段，病人会丧失记忆，认不出他的家人和朋友。有时候，病人会不由自主地发出莫名其妙的笑声，因此库鲁病也曾经被称为“笑病”。不过，这种大笑也意味着，病人离死亡不远了。当时，该病死亡率极高，以致从20世纪20年代开始，仅有35 000人口的佛尔族居民，竟先后有2 500人死于该病，大有使佛尔族人灭绝之势。

科学家勇于探索、勇于献身的精神使Gajdusek博士决定冒险前往实地考察研究。Gajdusek博士知识渊博、研究经验丰富并通晓包括几内亚语在内的12种语言，因而能有效地利用各种医学手段来进行调查研究。他不怕脏、不怕累，更不怕染上怪病的巨大危险，在一年多的时间里辗转出入于各个佛尔族人的村落和茅舍，对佛尔族人的衣食住行以及各种生活习惯进行了细致的流行病学观察。

Gajdusek博士首先注意到，库鲁病发病地区非常孤立，它仅仅局限于佛尔族人集居的一个非常狭小的地区。和佛尔族人通婚或有来往的其他部落也有少量人发病，但和佛尔族人无任何来往的附近其他部落则不发病。本病发病和死亡没有季节性变化。另外，本病还有一个特征，就是女性发病率明显高于男性，儿童发病率也较高。而且随着年龄增长，女性患者比例越来越大，男性患者却越来越少。根据本病高度人群局限性和主要是“脑病”的表现，Gajdusek博士最初试图从人种学角度研究,便自费"收养"了十多名佛尔族部落儿童,带回美国接受教育和观察智力发育情况。

Gajdusek 博士在研究过程中,最先提出库鲁病是传染性疾病的假设,但由于本病没有季节变化,采用常规技术从病人中分离病毒也告失败,因此放弃了这一假设。他也曾提出过中毒性病因假说、营养缺乏病因假说,但测定病人体液、分泌物、死亡者尸检标本及厨房的灰尘和蔬菜的锰、汞、锌等重金属含量,都在正常范围内。是否为遗传病呢?但对数百例患者的谱系调查,均未发现特殊的遗传病的遗传规律。尽管如此,Gajdusek 博士毫不气馁,仍紧紧地抓住妇女、儿童发病率高这条线索不放,继续深入进行调查。结果他发现,库鲁病可能与当地佛尔族人落后的食尸葬仪有联系。

原来,佛尔族人的文化仍处于原始的石器时代,其葬仪也很落后。某个佛尔族人家庭若有人死亡,其家人及亲属都要参加葬仪并食用死者身上的肉以表示对死者的哀悼。参加葬仪的人主要是妇女及不分性别的 5 岁以下儿童,稍大一点的儿童及成年男子则较少参加。出殡时,妇女们一般随身带着磨得非常锋利的刀斧。在向死者悼念完毕后,她们将尸体斩成碎块,打开死者颅腔,取出头脑、脊髓涂抹调制。然后,参加葬仪的人再将半生不熟的肉分食掉。整个葬仪过程中,成年男子只扮演次要角色,不参与供应及煮人肉的工作,也几乎不吃尸肉。因为按规定,人脑、尸肉均由妇女和儿童吃掉。另外,由于葬仪是在一个大土坑中进行的,调制过程中,死者的体液及脑浆等不可避免地要溅到参加葬仪者的眼睑、口腔、面部与体表,而且参加调制的家属从不洗手,而是只将黏糊糊的脏手在自己的腋窝下、头发上及皮肤上涂擦,致使参加葬仪的许多人受到污染。

Gajdusek 博士怀疑葬仪与库鲁病有联系的观点从另一方面也得到了支持。那就是随着现代文明输入几内亚,再加上 Gajdusek 研究成果的介绍,库鲁病病区食尸葬仪在当地政府的干涉下逐步被取缔。因而自 1957 年起 15 年间库鲁病发病率与死亡率明显下降。最初是青春前期及青春期年龄少年儿童发病日益减少,随后其他年龄组的发病也明显下降,以致库鲁病逐渐接近灭绝。

然而 Gajdusek 博士并不满足其推论。他设想,库鲁病发病率在性别和年龄上的差异,是否与妇女、儿童和男人在葬礼上对死人肉的接触机会和进食人脑的数量差别有关呢?死人肉和人脑组织中是否含有某种传染性因子呢?若存在传染性因子,其本质又是什么?因此,为了彻底探索库鲁病的病因和传染方式,他决定着手进行动物实验。

Gajdusek 博士利用与土著人建立起来的友好亲密关系,用斧头和马铃薯等换得病死者的大脑,拿回美国的实验室进行培养和分析。他和同事把库鲁病死者的脑组织取出磨碎,再制成无菌、无原虫的悬液,经颅腔注射于两只黑猩猩体内。不知疲倦的 Gajdusek 便日夜对黑猩猩进行观察。注射后数日内未见黑猩猩发病，又经过6个月、1年、1年半，黑猩猩依然健康如故，安然无事。有些人沉不住气了，就是连 Gajdusek 博士自己也有些动摇。然而到了第 20 个月，预想的事终于发生了！其中一个猩猩果真发病了！因为当研究人员把香蕉放在地上逗引黑猩猩时，它再不能像过去那样用爪抓食，而只能弯颈伸头用嘴就地啃食，提示库鲁病最常见的颤抖及运动失调等早期症状已经出现。到第 30 个月，另外一只黑猩猩也同样发病。随后他又用长臂猿和 10 多种不同类的猴子试验，都能复制出库鲁病。但他始终未能培养和分离出致病的细菌或病毒。后来受其他科学家的启发，他认定这是一种人类尚未认识的病原体，称之为"慢病毒"。至此，Gajdusek 博士终于发现了库鲁病的传染性。原来，库鲁病是一种由慢病毒感染所致的中枢神经系统损害，其中以脑组织中病毒含量最为丰富。该病潜伏期很长，可达数年之久，主要引起小脑退行性海绵样病变。发生在人身上主要表现为库鲁病等，在羊为羊瘙痒症，在牛则是疯牛病。一旦出现症状，多为进行性亚急性过程，并以死亡而告终。

Gajdusek 博士的发现，在医学史上的深远意义在于：他首次发现并证实了病毒感染的一种新类型——慢性病毒感染，并启发了其他医学家对人类慢病毒感染的研究工作。因此，Gajdusek 博士在其揭示库鲁病病因 10 年后荣膺诺贝尔医学奖是当之无愧的！

当然，医学科学也是在不断发展进步的。Gajdusek 最初认为，库鲁病的致病因子是一种慢病毒，但是美国科学家 Stanley B. Prusiner 后来的研究表明，变异的普里昂蛋白（朊蛋白）才是库鲁病等神经系统疾病的病原体，因此 Stanley B. Prusiner 获得了 1997 年的诺贝尔生理学或医学奖。

（周雨生）

中英文索引

（按中文拼音顺序排列）

A

按容量比例概率抽样法　probability proportion to size，PPS

D

调查研究　investigation research

E

二次分析　secondary analysis

F

分析单位　unit of analysis
分层随机分组　stratified randomization

G

观察法　observation research

H

户内抽样　within-household sampling

J

解释性报告　explanative report

K

开放式编码　open coding

L

连续接近法	successive approximation
理论检验	theory testing
理论构建	theory constructing

M

描述性报告	descriptive report

N

内容分析	content analysis

S

实验室实验	laboratory experiment
实地实验	field experiment
三盲	triple blind
深入访谈法	in-depth interview

T

头脑风暴法	brain storming
统计资料文献分析	analyzing existing statistics

W

问卷	questionnaire
文献	literature
文献研究	document study

X

现况研究	existing circumstances research
选择式编码	selective coding

Y

研究问题	research question，research problem
研究主题	research subject，research topic

依从性 compliance
研究报告 research report
研究类型 research type
研究方法 research methods

Z

轴心式编码 axial coding
扎根理论 grounded theory

参 考 文 献

[1] 张永青,陆伟,叶冬青.数量特征敏感问题调查技术[J].疾病控制,2003,7(6):542-4.

[2] 张泮洲.敏感问题调查技术新探[J].统计研究,2001,11:48-50.

[3] 周泽宇,吴尊友.随机应答技术原理及其在敏感问题调查中的应用[J].医学研究,2007,36(5):102-103.

[4] 王春平,王志锋,张光成.属性特征敏感问题的设计、分析及评价[J].中国卫生统计,2006,23(1):60-62.

[5] 郝大海.社会调查研究方法[M].北京:中国人民大学出版社,2005.

[6] 袁方.社会研究方法教程[M].北京:北京大学出版社,2004.

[7] 王建华.流行病学[M].5版.北京:人民卫生出版社,2001.

[8] 梁万年.医学科研方法学[M].北京:人民卫生出版社,2002.

[9] 龚幼龙.社会医学[M].北京:人民卫生出版社,2000.

[10] WILLIAM C COCKERHAM.医学社会学[M].杨辉,张拓红,等,译.北京:华夏出版社,2000.

[11] BABBIE E.社会研究方法[M].10版.邱泽奇,译.北京:华夏出版社,2005.

[12] 叶冬青.医学科研方法与临床流行病学[M].合肥:安徽大学出版社,2003.

[13] 风笑天.社会学研究方法[M].2版.北京:中国人民大学出版社,2005.

[14] 郭永松.医学社会学的研究对象、内容和基本观点[J].医学与社会,2000,13(2):27-29.